中华人民共和国科技部重点研发计划（2017YFC1308500/504）资助

KANGFU YISHI
ZHUANKE PEIXUN JIAOCAI

康复医师

专科培训教材

——从经验到精湛

名誉主编　何成奇

主　编　屈　云

副主编　何红晨　王　谦　刘　珂　郭　华

编　者（按姓氏笔画排序）

马　睿（四川大学华西医院）
王凤英（四川大学华西医院）
王　谦（四川大学华西医院）
王婷婷（四川大学华西医院）
兰纯娜（中南大学湘雅二医院）
朱守娟（成都市第一人民医院）
任　玲（四川大学华西医院）
刘　岩（四川大学华西医院）
刘　珂（南京大学医学院附属鼓楼医院）
刘思佳（四川大学华西医院）
刘祚燕（四川大学华西医院）
许惊飞（四川大学华西医院）
杜春萍（四川大学华西医院）
李利娟（四川大学华西医院）
李凌鑫（四川大学华西医院）
何成奇（四川大学华西医院）
何红晨（四川大学华西医院）
何　竟（四川大学华西医院）
余　曦（四川大学华西医院）
张渟婷（四川大学华西医院）
林义钧（四川大学华西医院）
罗卓夫（四川大学华西医院）
周　梅（四川大学华西医院）
屈　云（四川大学华西医院）
高　强（四川大学华西医院）
郭　华（四川大学华西医院）
谢　薇（四川大学华西医院）
雷中杰（四川大学华西医院）
潘虹霞（四川大学华西医院）
魏　全（四川大学华西医院）

四川大学出版社

特约编辑：马　佳
责任编辑：蒋姗姗
责任校对：许　奕
封面设计：墨创文化
责任印制：王　炜

图书在版编目(CIP)数据

康复医师专科培训教材：从经验到精湛 / 屈云主编.
—成都：四川大学出版社，2018.8
ISBN 978-7-5690-2329-9

Ⅰ.①康…　Ⅱ.①屈…　Ⅲ.①康复医学-技术培训-教材　Ⅳ.①R49

中国版本图书馆 CIP 数据核字（2018）第 205004 号

书名　康复医师专科培训教材
——从经验到精湛

主　　编	屈　云
出　　版	四川大学出版社
地　　址	成都市一环路南一段 24 号（610065）
发　　行	四川大学出版社
书　　号	ISBN 978-7-5690-2329-9
印　　刷	四川五洲彩印有限责任公司
成品尺寸	170 mm×240 mm
插　　页	2
印　　张	18.5
字　　数	400 千字
版　　次	2018 年 8 月第 1 版
印　　次	2018 年 8 月第 1 次印刷
定　　价	98.00 元

◆读者邮购本书，请与本社发行科联系。电话：(028)85408408/(028)85401670/(028)85408023　邮政编码：610065
◆本社图书如有印装质量问题，请寄回出版社调换。
◆网址：http://press.scu.edu.cn

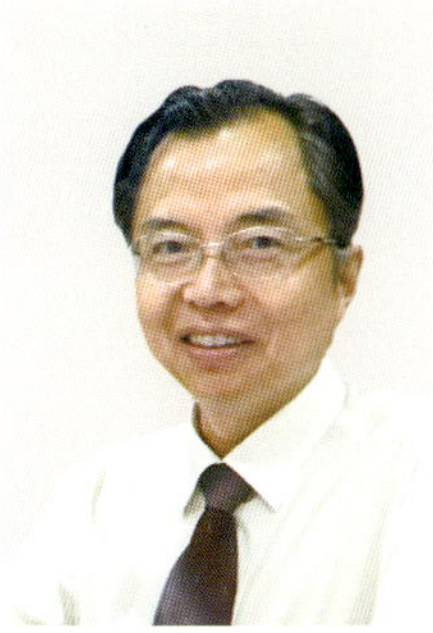

何成奇，教授，医学博士，主任医师，博士生导师，四川大学华西医院康复医学中心主任，康复医学四川省重点实验室主任。中国康复医学会第五届运动疗法专委会主委，中国医师协会康复医师分会骨科康复专委会副主委，中华医学会物理医学与康复专委会候任主委，四川省学术技术带头人、四川省卫计委首席专家，华西医院一级专家，四川省医学会物理康复专委会候任主委，四川省医师协会康复医师分会会长，成都康复医学会会长。四川省首任康复专业博导，西部首任康复专业博士后导师。《中国康复医学杂志》《中华物理医学与康复杂志》等五种期刊的编委。主持国际项目 5 项、国家自然科学基金项目 4 项、863 子课题 2 项、其他项目 11 项。发表第一作者 SCI 收录论文 53 篇、中文统计源期刊论文 223 篇。作为负责人先后获得华夏医学科技一等奖、教育部科技进步二等奖、中国医师奖、中国优秀科技工作者、中国宝钢优秀教师奖、香港理工大学荣誉教授等，获得专利 11 项。主编出版著作 16 部、副主编 9 部，参编 16 部。主要从事骨关节炎、骨质疏松、骨折的物理治疗基础与临床研究。

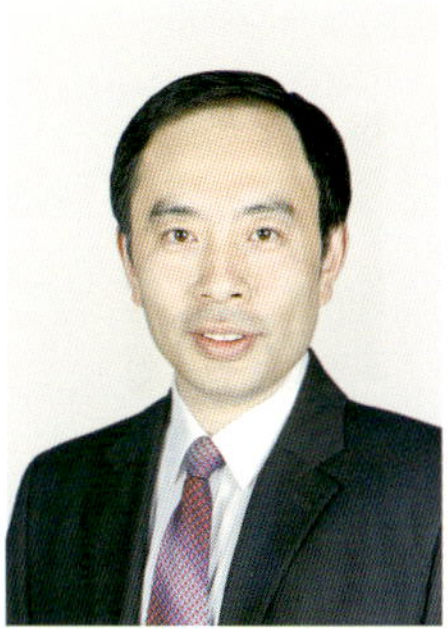

屈云，教授，医学博士，主任医师，研究生导师。四川大学华西医院神经康复病房主任，华西医院康复大数据研究室主任。美国罗玛琳达（Loma Linda）大学硕士毕业，四川大学博士毕业。主要从事康复医学临床、骨科和神经科疾病的康复作业治疗技术研究，以及大数据、远程康复与人工智能研究。全国远程智慧康复联盟的发起人及推广者。中华物理医学与康复学分会第 11 届青委会副主任委员，中国康复医学会脑血管病康复专委会委员，中国老年协会骨质疏松委员会委员，中国康复医学会技术转化与产促专委会首届委员，中华物理医学与康复学会骨科学组委员，四川省康复学会教育专委会副主任委员（第二届），四川省物理医学与康复学会副主任委员（第七届），四川省医学会高压氧专委会副主任委员，四川省医师协会康复专委会委员，中国骨质疏松杂志编委等。近年来，获得国家“十五”“十一五”和“十二五”攻关课题、“十三五”国家重大科技专项课题资助，以及省、部级课题基金资助和国家食品与药品监督局 GCP 中心临床药理研究 30 余项资助。

《康复医师专科培训教材——从经验到精湛》部分编委（按姓氏笔画排序）

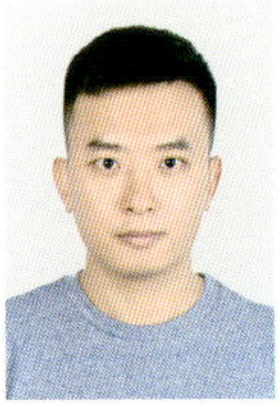
马睿

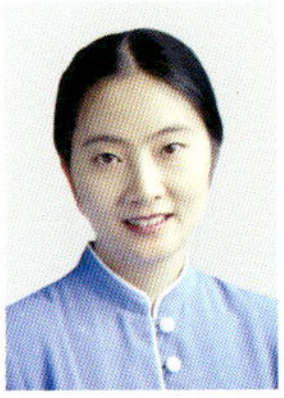
王凤英

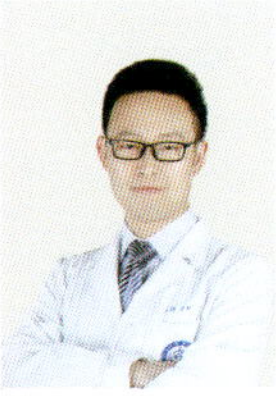
王谦

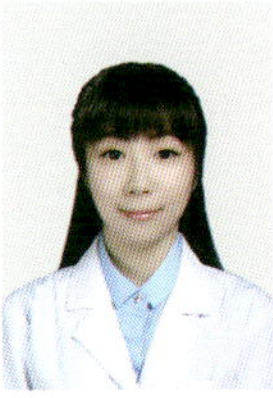
王婷婷

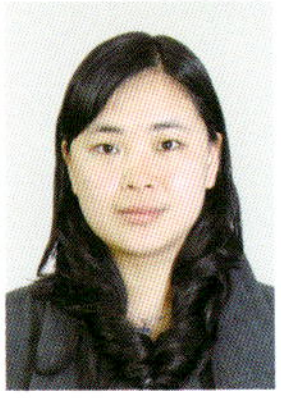
朱守娟

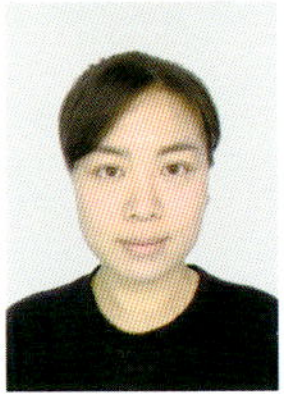
任玲

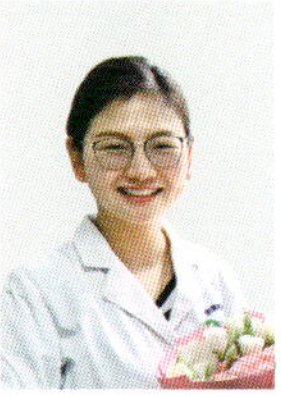
刘珂

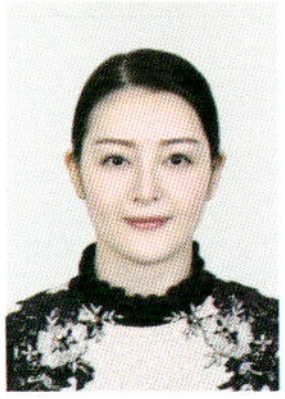
刘思佳

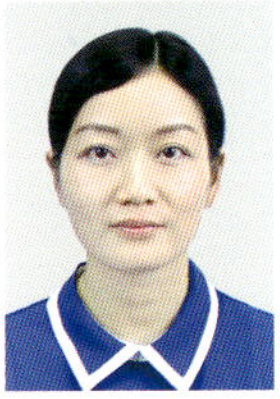
刘祚燕

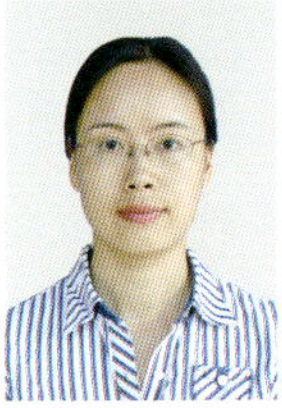
许惊飞

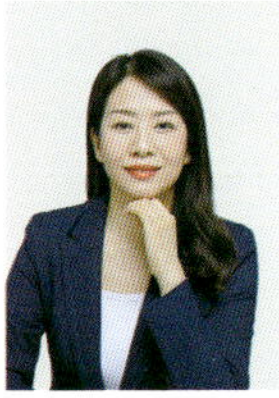
杜春萍

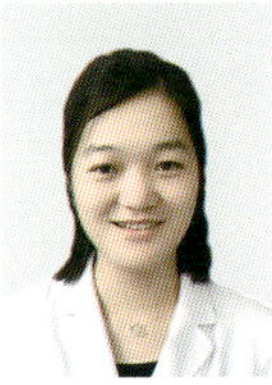
李利娟

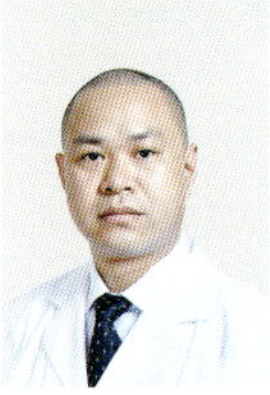
李凌鑫

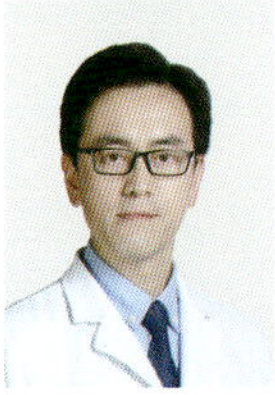
何红晨

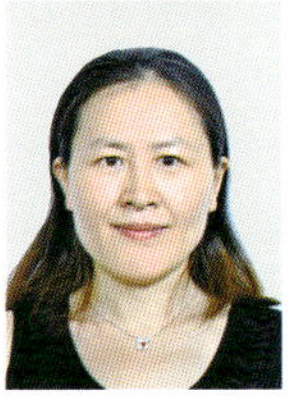
何竟

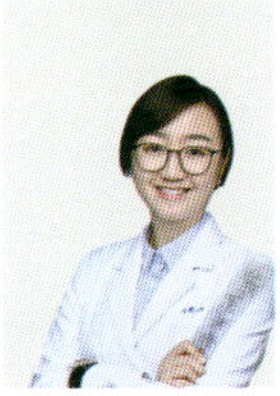
余曦

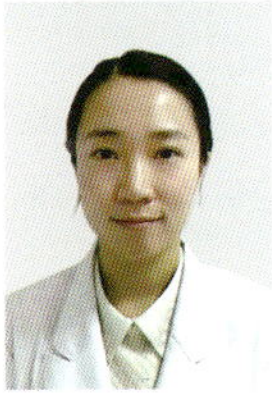
张淳婷

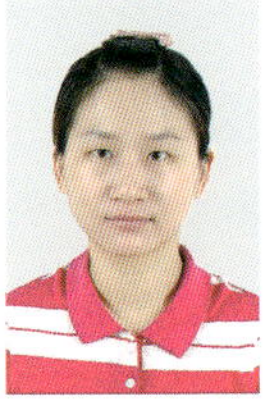
周梅

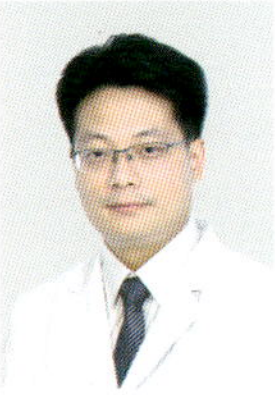
高强

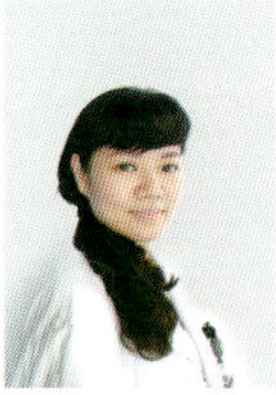
郭华

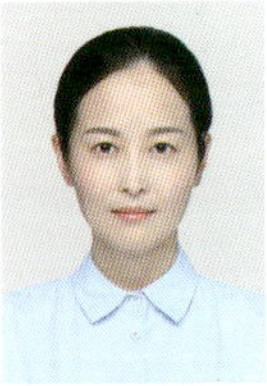
谢薇

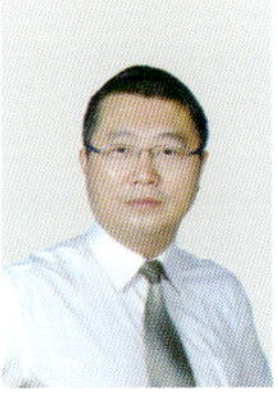
雷中杰

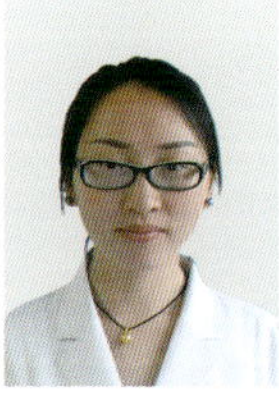
潘红霞

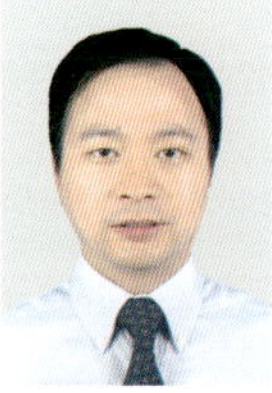
魏全

序

四川大学华西医院的前身——成都仁济、存仁医院于 1892 年在成都创建，在此基础上于 1914 年成立了华西协合大学的教学医院。华西医院与康复医学结下的不解之缘可追溯到 1929 年华西协合大学教学医院开始采用物理因子治疗疾病。1933 年，华西协合大学教学医院开设了临床理疗课程，由来自美国的包维尔负责教学。1989 年医院正式成立康复医学科，在中华医学基金会（CMB）资助下，于 1997 年开始招收全日制康复本科学生，并于 2001 年成立康复医学与理疗学硕士学位授权点。2004 年，四川大学华西医院康复医学中心开始正式培养五年制康复专科医师和三年制康复专科治疗师。2014 年，华西康复医学院正式成立。

四川大学华西医院康复专科医师/治疗师培训基地于 2006 年通过卫生部（现更名为国家卫生健康委员会）评审，成为中国最早的培养康复专科医师/治疗师的国家级基地之一。经过十多年的不懈努力，华西康复专科医师规范化培训日臻完善，建立了科学的长效培训机制，为康复医师、康复治疗师、康复护士提供系统培训，并成为中国住院医师规范化培训精英教学医院联盟单位。

华西康复的康复专科医师培训从建立之初即以为全国各级医疗卫生机构培养合格的临床康复专科医师为目标。至 2017 年底已累计培养住院医师 1880 人，培养专业人员 4000 余人。然而，在康复专科医师培训过程中，我们发现现有的专业培训教材过于偏重康复治疗的操作技术，缺乏康复医师所需的系统化的临床知识和相关技能，特别是临床相关的通识教育非常薄弱。在总结既往经验教训的基础上，华西康复的屈云教授借鉴北美临床医师培养中住院医师/专科医师的规范化培训制度，组织专家将具有“华西特色”的康复专科医师培训内容总结成册，敬奉杏林，这无疑会对康复专科医师的规范化培训产生十分重要的影响。

《康复医师专科培训教材——从经验到精湛》作为入门培训教材，完成了从通识到专科、从理论到实践的跨越，可作为康复专科医师规范化培训教材、康复进修医师的基础教材，也可供康复专业及其他专业的研究生、临床医师学习和参考。

何成奇

中华医学会物理医学与康复专委会候任主委
中国康复医学会第五届运动疗法专委会主委
中国医师协会康复医师分会骨科康复专委会副主委
四川省医学会物理康复专委会候任主委
四川省医师协会康复医师分会会长
四川省学术技术带头人
四川省卫计委首席专家
成都康复医学会会长
华西医院一级专家

2018年5月
四川成都

序

华西康复医学院作为中国首个康复治疗本科培养单位和首个专科治疗师培训单位，长期致力于康复医学人才的培养和培训。2001 年，何成奇教授领导的华西医院康复医学科团队建立了康复医学与理疗学硕士学位授权点，并于 2006 年成立博士学位授权点，2008 年建立博士后流动站。2012 年以来，物理治疗、作业治疗及假肢矫形三个专业先后通过国际认证。

借鉴欧美的现代康复技术与模式，结合中医康复手段，华西康复形成了以专科为方向、专病为核心、专项技术为手段的华西康复特色。在十多年康复专科医师/治疗师培训中，华西医院康复医学科团队一直将华西康复特色融入培训中，并特别关注了系统化临床知识的教学和相关技能的培养。康复与临床脱节现象普遍存在，限制了康复自身的学科发展和实际应用。我们在培训中帮助学员深刻理解临床和康复的关系，强调加强康复与临床的合作和联系的重要性，也将这种理念融入培训教材的编撰中。

教材从实用性与科学性出发，较为全面地介绍了康复专科医师急需的临床基础理论和应用技能。全书共分 5 章，主要内容包括康复医师通识教育、康复医学评估、康复医学技术、常见疾病的规范化康复、康复医师临床思维训练。全部章节由四川大学华西医院康复医学中心专业人士及华西康复医学中心研究生毕业并开展临床实践的执业人员编撰，充分体现了华西康复专科医师培训的培养思路和华西康复的学科特色。

由于水平有限、时间仓促，错漏与不当之处难免，我们真诚地欢迎各位专家、老师以及读者不吝赐教斧正。

屈云

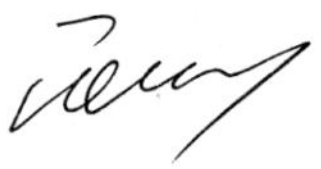

中华物理医学与康复学分会青委会副主任委员（第八届）

中国康复医学会脑血管病康复专委会委员

中国老年协会骨质疏松委员会委员

中国康复医学会技术转化与产促专委会委员（第一届）

中华物理医学与康复学会骨科学组委员

四川省康复学会教育专委会副主任委员（第二届）

四川省物理医学与康复学会副主任委员（第七届）

四川省医学会高压氧专委会副主任委员

四川省医师协会康复专委会委员

2018 年 5 月

四川成都

目　录

第一章　康复医师通识教育

第一节　康复医学概论

一、概论

按照世界卫生组织（World Health Organization，WHO）对康复的定义，康复（Rehabilitation）是通过综合、协调地应用各种措施，消除或减轻病、伤、残者身心、社会功能障碍，达到和保持生理、心理、智力和社会功能上的最佳水平，使其能回归家庭、重返社会，提高其生存质量。

康复医学（Rehabilitation Medicine）是研究康复的基础理论、评定方法、治疗技术的独特医学学科，也是研究病、伤、残者康复的医学，属于医学的一个重要分支。康复医学研究相关功能障碍的预防、评定和治疗等问题。与保健医学、预防医学、临床医学共同组成全面医学。康复医学是人类卫生系统不可缺少的部分，缺少康复医学意味着卫生保障系统的缺失。

二、功能障碍与残疾预防

临床医学诊断是基于 ICD-10（International Statistical Classification of Diseases & Related Health Problems，10）的标准，而康复医学目前的基础则是 ICF（International Classification of Functioning，Disability and Health）。因此，临床医学是以疾病为主导（Disease-oriented），康复医学是以功能障碍为主导（Disability-oriented）。

在中国，一般采用六类残疾标准，包括视力残疾标准、听力残疾标准、言语残疾标准、智力残疾标准、肢体残疾标准、精神残疾标准等。

残疾预防应在疾病发作的不同时期进行，包括以下内容：

（一）一级预防

一级预防又称为临床前预防，以减少各种病损的发生，包括优生优育、遗传性疾病的咨询、预防接种、防治老年病、防治慢性病、防治职业病损、合理用药、合理饮食，注意卫生等。

（二）二级预防

二级预防又称为临床前期预防，即在疾病的临床前期采取早发现、早诊断、早治疗的“三早”预防措施。

（三）三级预防

三级预防又称为临床后期预防，三级预防防止残疾转化为残障和再次发病，包括康复治疗、康复教育和社区康复。

三、康复医学的相关基础理论

（一）运动学理论基础

运动系统由骨骼肌、骨和骨连结组成，共同完成人体的运动。可将其形容成“骨骼肌为动力、骨为杠杆、骨连结为枢纽”。

1. 骨骼肌的物理特性

（1）伸展性：在受到外力牵拉或负重时，骨骼肌可被拉长。

（2）弹性：当外力或负重取消后，骨骼肌的长度又可以恢复。

（3）黏滞性：骨骼肌肌浆内各分子之间相互摩擦产生黏滞性。

2. 骨骼肌的收缩形式

（1）等长收缩：骨骼肌收缩时，肌力明显增加，但肌肉长度基本无变化，不产生关节运动的收缩。

（2）等张收缩：骨骼肌收缩时，肌肉长度明显改变，但肌力基本无变化，可以产生关节运动的收缩。

（3）等速收缩：骨骼肌收缩时，肢体的运动速度（角速度）保持不变的肌肉收缩形式。

（4）向心收缩：骨骼肌收缩时，肌肉起、止点相互靠近，导致肌肉的长度缩短，因而引起肢体运动。

（5）离心收缩：骨骼肌收缩时，肌肉起、止点相互远离，导致肌肉的长度增加，在运动中起制动、减速、支撑和克服重力的作用。

3. 骨的作用

（1）支撑作用：全身骨借助骨连结构成骨骼，形成人体的支架，支撑人体的重量。

（2）保护作用：骨骼形成的颅腔、胸腔、腹腔和盆腔等体腔，可对脑和内脏器官起到重要的保护作用。

4. 骨杠杆

在人体运动中，骨在肌拉力作用下围绕关节轴转动，其作用和杠杆原理相同，称为骨杠杆。人体的骨杠杆有三种形式：平衡杠杆、省力杠杆、速度杠杆。

5. 关节的运动

（1）屈、伸运动，即在矢状面内，绕额状轴的运动。两骨之间角度变小的运动为屈，两骨之间角度变大的运动为伸。但肩、踝关节屈曲的定义较为特殊。

（2）外展、内收运动，即在额状面内，绕矢状轴的运动。远离躯干正中线为外展，靠近躯干正中线为内收。

（3）回旋运动，即绕垂直轴或自身的长轴旋转的运动。骨向前内侧旋转称内旋（或称为旋前），骨向后外侧旋转称为外旋（或称为旋后）。

（4）环转运动，即以近侧端为支点，绕冠状轴、矢状轴以及其中间轴进行连续的圆周运动。

6. 影响关节运动幅度的因素

关节的稳固性和灵活性是关节运动的两个重要特征，两者之间又是相互矛盾的。一般来说，稳固性好则灵活性就差，灵活性好则稳定性差。各关节的灵活性与稳固性主要受其本身结构的制约。主要的影响因素有下列几点：①关节面积差；②关节囊的厚薄和松紧度；③韧带的多少和强弱；④肌肉的伸展性和弹性；⑤关节周围的骨突起；⑥其他因素。

（二）神经学理论基础

1. 姿势反射

（1）牵张反射：当骨骼肌受到外力牵拉时，该肌即产生反射性收缩，这种反射称为牵张反射。

（2）屈肌反射：在皮肤受到伤害性刺激时，受刺激一侧的肢体出现屈曲的反应，关节的屈肌收缩而伸肌弛缓，称为屈肌反射。

（3）对侧伸肌反射：在皮肤受到伤害性刺激时，如刺激强度过大，则可在同侧肢体发生屈肌反向的基础上出现对侧肢体伸直的反射活动，称为对侧伸肌反射。

（4）状态反射：头部在空间的位置改变时，诱发四肢肌肉张力重新调整的一种反射。状态反射包括迷路紧张反射与颈紧张反射两部分。

（5）翻正反射：当人的头部和躯体处于不正常体位时，通过一系列协调运动将体位恢复至正常的一种反射活动。

2. 脑的可塑性

脑的可塑性就是中枢神经系统的可塑性，包括结构的可塑性和功能的可塑性。

（1）结构的可塑性。结构的可塑性是指通过外界环境强化和不断刺激训练，可使脑的结构发生一些有利于功能的变化。典型的发育研究是指对音乐家的研究，如有研究发现，那些从小开始接受系统训练的职业钢琴家，其大脑中主管手指运动的皮层厚度是普通人的5倍。

(2) 功能的可塑性。功能的可塑性是指通过学习和训练可以促使获得以前不具备的一些功能，也指通过学习和训练可以促使获得已经丧失的一些功能。大脑功能的可塑性是学习和记忆的生理基础。人类只有通过不断刺激强化大脑、不断学习才能使脑功能不断提高。

四、康复医学的服务与组成

（一）康复服务

世界卫生组织提出的康复服务有三种：

1. 康复机构的康复服务

康复机构的康复服务（Institution-based Rehabilitation Service，IBRS）包括各种综合医院中的康复医学科、康复门诊、康复医院、专科康复中心以及特殊的康复机构等提供的康复服务。它们一般有较完善的康复设备，有经过正规训练的各类专业人员，有较高的康复专业技术水平。其康复服务用于各种病、伤、残者的功能障碍，以回归家庭为目标。

2. 上门康复服务

上门康复服务（Out-reaching Rehabilitation Service，ORS）是由具有一定水平的康复综合治疗人员到病、伤、残者的家庭或社区上门的康复服务，以适应家庭为目标。

3. 社区康复服务

社区康复服务（Community-based Rehabilitation Service，CBRS）依靠社区医疗点或社区康复专业人员对本社区病、伤、残者就地服务。要求整合社区康复资源，发动社区、家庭和患者共同参与，以回归社会为目标。

三种服务是相辅相成的，共同减轻或消除病、伤、残者的功能障碍，以回归家庭、重返社会为最终康复目标。

（二）康复医学的组成

康复医学包括康复医学理论基础、康复评定和康复治疗技术。

1. 康复医学理论基础

康复医学理论基础包括康复和康复医学的基本内容、康复医学的基础知识以及康复医学与其他临床医学的联系等，如残疾学、功能解剖学、社会学、生理学、运动学、物理学、内科学、外科学、精神神经科学等。

2. 康复评定

康复评定（Rehabilitation Evaluation and Assessment）是康复治疗的基础，

没有评定就无法发现功能障碍，无法进行治疗和了解治疗的效果。评定不同于临床的医学诊断，远比临床的医学诊断复杂。康复评定不单是确认疾病的病因和诊断，更是要准确评定功能障碍的原因、性质、部位、范围、严重程度、发展趋势、预后和转归，以及影响功能恢复的家庭因素、社会因素和环境因素。

3. 康复治疗技术

康复治疗方案的完成，需要协调运用多种治疗技术。康复治疗技术大类包含：物理治疗（Physical Therapy）、作业治疗（Occupational Therapy）、言语治疗（Speech Therapy）、康复工程、文体治疗、社会服务、心理治疗、康复护理、中国传统治疗。

4. 临床康复

根据临床各科疾病的特点，康复治疗已经形成多个临床亚专业，包括神经康复（Neurorehabilitation）、骨科康复（Orthopedic Rehabilitation）、儿科康复（Pediatric Rehabilitation）、妇科康复、精神科康复、心肺康复、职业病康复等。

五、康复医学的目标、工作方式与流程

（一）康复医学目标

康复医学的目标分为基本目标、终极目标、高级目标。基本目标是改善病、伤、残者的身心能力。终极目标是改善病、伤、残者的身心能力和社会能力，使其回归家庭和社会。高级目标是改善病、伤、残者的身心、社会、职业和休闲活动能力，使其回归社会，实现劳动就业，经济自立，在某种意义上像正常人那样过着积极的、生产性的生活。

（二）康复医学的工作方式

康复医学需要多种专业的服务，所以常采用多专业联合治疗的方式，组成“三位一体”的工作方式，即医师、治疗师、护师共同组成康复治疗组（Teamwork）。康复治疗组成员包括康复医师（Physiatrist）、物理治疗师（Physical Therapist，PT）、作业治疗师（Occupational Therapist，OT）、言语治疗师（Speech Therapist，ST）、心理治疗师、假肢与矫形师或康复工程师（Prosthetist and Orthotist，Rehabilitation Engineer，RE）、文体治疗师（Recreation Therapist，RT）、社会工作者（Social Worker，SW）、康复护师（Rehabilitation Nurse，RN）等。

（三）康复医学的流程

康复医学的流程也包含治疗的流程。这些临床步骤是确保康复治疗得以顺利实施的关键，有必要了解其具体的临床步骤以便应用于治疗之中。

1. 初期评定

初期评定包括基本资料的收集及整理。

2. 确定目标

在评定中将各种有价值的信息综合在一起，运用康复技能和临床经验，对可能恢复的最大限度进行判定、预测，确定康复的目标。

3. 制订计划

根据评定时所掌握的各种有价值的信息，按照确定的康复目标，制订一个临床确实可行的、尽可能详尽的治疗计划。由康复医师根据计划确定各专科治疗师的治疗处方。

4. 实施治疗

根据处方和确定的治疗目标，各专科治疗师密切合作，按照总的治疗方针并运用各自的专业技术，进行相关的专科治疗。在治疗过程中，各专科治疗师可依照评定结果和临床经验选择最佳治疗手段。

5. 再评定

根据处方和确定的治疗目标，在各专科治疗师进行治疗之后，患者可能逐渐恢复，可进入下一流程。也有可能与预期不同，并未达到治疗目标，则需要再次评定，根据评定结果返回到上面的第二个步骤，重新确定目标，以便再次制订计划、实施治疗。这个流程可以反复进行，以达到治疗目标进入下一流程为止。

6. 决定回归

通过反复再评定，确认患者的恢复已达到最大康复限度，功能已固定之后，则可决定患者日后的去向。

六、康复医学的治疗原则

修复重建（Remediation/Restoration）原则：针对经过评定后有可能恢复的功能潜力，康复治疗将提高患者损伤部位的生理、心理和社会活动等功能，适应设定的活动，提高患者的生活质量。

补偿适应（Compensation/Adaptation）原则：针对经过评定和治疗后不可能恢复的功能，康复治疗将通过改变任务形式或/和采用自助器、辅助器具等来达到活动的独立性。此外，必要时需要改变环境来适应患者的功能状态。

（屈云）

参考文献

[1] 陈立典，励建安. 发展中的中国康复医学 [J]. 康复学报，2015，25 (1)：2-5.

[2] 陈仲武. 我国现代康复医学事业的发展历程 [J]. 中国康复理论与实践，2001 (3)：5-8.

[3] 李建军. 中国康复医学发展的回顾与展望 [J]. 中国康复理论与实践，2011，17 (1)：1-4.

[4] 励建安. 中国康复医学发展的机遇与挑战 [J]. 实用医院临床杂志，2010，7 (1)：1－3.
[5] 郭明，李建军. 我国康复医学发展的新思路 [J]. 中国康复，2005 (6)：371－373.
[6] 乔志恒，郭明. 康复医学发展现状与未来 [J]. 中国康复理论与实践，2009，15 (1)：96－98.
[7] 屈云，盛敏. 地震后四川农村社区中康复现状的问卷调查 [J]. 中国康复理论与实践，2009，15 (9)：887－888.
[8] 屈云，刘鸣. 作业疗法常用临床技术及治疗策略 [J]. 中国临床康复，2005 (33)：148－150.
[9] 屈云，盛敏. 脑卒中的作业治疗：国外临床研究现状、问题与展望 [J]. 中国临床康复，2005 (29)：144－146.
[10] 屈云，唐娜·安在依. To Treat the Whole Person：the First Spirit of Occupational Therapy [J]. 中国临床康复，2002 (18)：2824.
[11] 屈云. 美国作业治疗师培训前要求与课程设置 [J]. 中国康复理论与实践，2002 (10)：56－57.
[12] 屈云. 地震后基层现代康复医学的现状和挑战 [J]. 华西医学，2009，24 (3)：551－553.
[13] 屈云. 环境和康复 [J]. 中国临床康复，2003 (03)：476－477.
[14] 屈云. 脑卒中生存质量健康因素康复现状问题与展望 [J]. 中国实用内科杂志，2013，33 (8)：591－594.
[15] 卓大宏. 中国当代康复医学发展的大趋势 [J]. 中国康复医学杂志，2011，26 (1)：1－3.

第二节　康复医师的岗位胜任力

康复医师属于我国急需的高级人才，康复医师的岗位胜任力是指评估康复医师所具备的专业知识、技能和发展特质。近年来，在康复医师的培养中已将岗位胜任力提升到全新的模式及高度，许多学科的亚专业都面向各级医疗卫生机构，结合岗位胜任力来计划培养人才，从国际化视野和思维角度培养高素质的专业技术技能复合型人才。

一、康复医师岗位胜任力的内涵

“医师岗位胜任力”由 Epstein 等提出，在临床工作中，用基本技能、临床推理、患者管理、专业性、时间管理、学习策略、团队合作以及完成临床工作的可靠性和有效性来评价医师岗位胜任力。近年来，教育部、卫健委共同组织实施的“卓越医生教育培养计划”培养了许多适应发展需要和社会需要的高层次、国际化医学人才。

基于康复医学的多元化和多学科交叉特点，康复医师岗位胜任力主要从 8 项能力来评估，即康复医师临床能力、康复医师人文素养、康复医师沟通能力、团队合作能力、自主学习能力、科研创新能力、公卫服务能力和信息技术的运用能力。康复医师不仅需要具备临床内科、外科医师的一般专业能力与技术能力，还需要具备康复专科的知识与技术能力。

二、康复医师的发展演化史

美国医学系统对康复医学所使用的描述是“物理医学与康复”，将专科医师称为物理医学与康复的专科医师（Physiatrist）。美国的康复医师最初由骨科、神经科、儿科医生转变而来，一般以师承方式培养出第二代康复医师，而临床医学则始终是康复医师的基础技能。在这一点上，我国的情况与之类似。康复医师需要对康复理论知识与专业技术进行系统学习，以建立完整的康复医学知识结构，形成康复思维。随着康复治疗师队伍的壮大，康复专科医师越来越亚专业化，包括骨骼肌肉康复、心肺康复、神经康复、儿童康复与妇产康复等。

国内外康复医师的教育差异显著。De Lisa 教授指出，世界各国尚无一致的康复医师培训课程，培训时间或要求方面缺乏统一性，也缺乏统一的物理医学和康复（Physical Medicine and Rehabilitation，PMR）医师的认证。各国康复医师培养是多元化、标准各异且不统一。尽管如此，各国的康复医师培养仍与时俱进，在现代技术的发展与应用中不断革新。在我国，根据国情与社会需求，康复住院医师、专科医师培训模式已形成，拟定教学大纲和培养计划是培养康复医师职业能力的基本要求。

美国的康复住院医师已有超过半个世纪的历史，其中住院医师阶段培训为 5 年（第 1 年在综合医院的骨科、神经科、内科、急诊科、老年科、疼痛科等轮转，第 2～5 年在康复科内部轮转），培养重点为临床工作能力及康复医师的各种技能（如会诊、临床管理、肌电图检查、肌骨超声检查、康复评定、康复方案制订等），经过严格培训并通过考核者方能获得康复专科医师资格。住院医师毕业后，还有人申请专科医师培训（Fellow），以便完成专科化培训。

三、康复医师的职业现状与发展

据中国康复医学会的统计显示，我国老年人口正以每年不少于 1000 万的速度增加，其中 60%～70%的老年人需要康复服务。然而，我国康复医师的人群比例为 0.4∶10 万，远远低于发达国家的 30～70∶10 万。与国际康复医疗水平相比，我国康复医疗面临专业人员的缺口，因此应从国家及政府层面重视康复医疗对老年康养和全民健康的重要作用，加快康复专业人才培养，提高患者生活质量和自理能力。在学科内部，也需要通过严格培训，增强专业性，为患者提供能更能满足需求的康复服务。

此外，全球老龄化、灾害、战争等均增加了对于康复医疗服务的需求。截至 2016 年，我国康复市场的规模约为 200 亿元人民币，美国为 200 亿美元；我国人均康复相关支出为 15 元人民币，而美国为 800 美元。若按照基本满足我国康复服务需求的水平测算，国内康复市场尚存在 800 亿人民币的空间，而按照发达国家的标准，则市场空间在 6000 亿人民币以上。医疗保健资源服务分配不均，患者对治疗效果和生存质量的要求提高，康复专业人员成为稀缺人才。

四、各国的康复体系对康复医师的不同要求

（一）美国

美国的康复体系以医院康复、门诊康复、社区康复和家庭康复为主体，根据患者需求进行住院、门诊、社区或家庭康复治疗，形成完善的临床康复医疗体系。康复科除配备固定的工作空间和现代化治疗设备，还将业务渗透到各个科室中，为有需要的患者提供服务，如骨科、神经内科、神经外科、呼吸内科，心血管内科、肿瘤科、ICU 等。这就要求康复医师与康复治疗师、康复护士合作，由医师制定整体规划及治疗方案，通过“医－护－治”合作对患者的身体功能、心理、日常生活能力、职业能力等进行全方位的协作治疗。康复医师的执业水平是治疗团队业绩及发展的核心，各亚专业的细化与专业化使学科内涵更深、影响力更大。

（二）英国

近年来英国的康复体系在“生理－心理－社会”医疗模式的引导下产生了巨大的变化。康复治疗采用社会模式，“综合医院－专科康复医院－康复诊所－社区康复机构”形成流程化管理，患者可以很快从急诊医院转入社区康复。流程化管理要求各级康复机构的康复医师熟悉专业治疗、心理辅导、康复宣教、支具使用等多种知识和技能，康复医师需要与康复治疗师和康复护士形成统一的协作团队，帮助患者重返家庭及社会。作为团队的精神领袖，康复医师需要有一定的沟通能力和管理能力，从流程化任务的分配、各机构的沟通与协调，到对患者疾病的管理，都要求康复医师具有高度的协作意识和大局观。

（三）日本

日本的康复机构由康复中心、综合医院的康复科、疗养院、社区康复组成，为残疾人、老年人或慢性疾病的患者服务。康复中心是最重要的康复人才训练和培养基地，包括医院、训练所、学院和研究所 4 个部分。除专业训练外，康复医师还为患者提供生活照料、心理咨询服务，教会患者如何长期调养。日本作为全球人均寿命最长的国家，其人文关怀技巧和先进的康复医疗水平是值得肯定和学习的。

（四）中国

中国的康复医学起步较晚但发展迅速，已跻身全球先进行列。国内的康复主体为综合医院的康复科和康复中心，逐渐兴起的康复专科医院、康养机构、康复诊所/社区康复、家庭康复是中国康复的机构发展趋势。各级康复机构的交流、合作促进了中国康复的发展，学科联盟的成立促进了各级医疗资源的共享，打破了以往地域医疗的局限性，较好地解决了患者在功能障碍、健康与环境等方面的问题。

五、康复医师岗位胜任力的能力体系构架

作为与保健医学、预防医学、临床医学并列的学科，康复医学已成为人类医疗卫生事业体系中不可或缺的部分，广泛而深入地整合了多个学科的临床知识、技能和服务。康复前移部门（会诊、治疗、转诊）、康复住院部、康复门诊（专科门诊、网络门诊）等与各临床科室通过多方位的合作，成为多学科综合诊治（Multi Disciplinary Team，MDT）和特需门诊的枢纽。康复医学相关学科的开放性与兼容性，要求康复医师除掌握基础临床技能外，还需要具备特定的岗位胜任力。以临床知识与技能为基础，良好的领导力、职业素养、沟通能力、学习能力、科研能力、团队合作能力为权重，康复专业知识与新技术为核心，方能全面展现康复医师的岗位胜任力。

根据临床医师的岗位胜任力以及康复医学的专业特色，康复医师岗位胜任力可概括为以下方面：

（一）康复医师的临床能力

康复医师临床能力包括：①基本诊疗能力；②病历书写能力；③业务管理能力；④康复医师专业技能。

（二）康复医师的人文素养

康复医师人文素养包括：①行医动机：热爱医生这一神圣职业，追求卓越，治病救人；②职业道德：生命至上、审慎行医、敬业精神、人道主义精神。

（三）康复医师的沟通能力

康复医师沟通能力指有效运用沟通技巧，做到有效沟通，其不仅包括医患沟通，还包括医生与医生、技师、护士、辅助人员之间的沟通。

（四）团队合作的能力

康复医师团队合作能力包括：①团队组建能力：形成梯队、明确职责、善于协调、避免冲突，以团队合作的方式制定患者的康复计划、分析解决康复中的问

题；②多学科协作能力：与其他科室建立良好的合作关系，共同为患者制订最合理的治疗方案。

（五）自主学习的能力

康复医师自主学习能力包括：①持续学习能力：掌握科学的学习方法并能用于指导未来的学习，不断学习和更新必要的人文社会科学知识、数理化知识、生物学知识、预防医学知识和临床医学知识及技术，保证知识结构的完整性和内容的先进性；②自我完善能力：有效规划自己的职业生涯，不断纠正自己的缺点，完善自我。

（六）科研创新的能力

康复医师的科研创新能力包括：①临床科研能力：探索创新，积极参与本领域的科研和技术创新活动，积极撰写学术论文；②基础科研能力：掌握实验室基本技术、分子生物学技术等进行基础科学研究。

（七）公共服务的能力

康复医师公共服务能力包括：①基本公共卫生服务能力；②社区服务能力。基层机构的康复医师还需承担社区常见病康复任务，需具有开展心理康复、健康教育、康复保健，以及指导家庭康复的能力。

（八）信息技术运用的能力

康复医师信息技术运用能力包括：①电子病历系统的书写与相关应用的能力；②信息检索能力，通过检索信息、甄别信息，恰当、正确、循证地做出科学决策。

六、展望与总结

国外的康复体系已趋于成熟，国内的康复体系也通过特色化的构架形成和发展成为独特的矩阵。不仅能够提供一般临床内、外科的基础治疗，也弥补了其治疗前后功能问题的缺口，消除了以往医疗矩阵中的诸多障碍，促进了医学体系完整性与统一性的建立。康复虚拟矩阵为患者提供了各科、各亚专业治疗的灵活转换，使患者的治疗流程得到闭链式优化，使患者的机体、心理功能得到更好康复。一流的康复机构需要一流的康复专业人才，博士化的人才培养已成为必然趋势。康复医师的岗位竞争力体现在持续的学习能力、熟练的信息处理能力、强大的沟通能力、新技术的开发能力。新技术的引入和再创新对提高康复医疗水平至关重要。康复医师在基础化、信息化、联合化过程中形成的综合能力是其职业生涯发展的关键。

（罗卓夫、刘岩、刘思佳、何红晨）

第三节 康复医学艺术

一、概论

艺术是通过捕捉与挖掘、感受与分析、整合与运用，将感受（看、听、嗅、触碰）到的形式展示出来的过程。艺术的表达形式包括语言、声音、文字、绘画、眼神、呼吸、肢体动作等。也可以说，艺术就是人类对美的追求，是心灵的医学；而医学则是对人类健康的追求，包括对人类身体状态和心理状态的美好追求。可以认为医学也是一门艺术，一门不断追求完美却最终又无法达到完美的艺术，因为死亡一定是人类的终点。关于医学和艺术的关联，自古就受到医界的广泛关注，医学和艺术密不可分。把艺术和医学关系表现得淋漓尽致的，首推达·芬奇。这位天才把自己对人体的见解完全融入艺术创作，包括对人体“解剖”视角的临摹、对构图制作按比例的探索，超越了整个时代。新时代的医疗强调医学的艺术化，强调医学艺术的人文化，这无疑具有十分重要的意义。康复医学是与生活质量和生活品位直接相关的医学学科，对人文艺术的追求也是不遗余力的。因此，康复医学在本质上是科学与艺术的高度融合。

二、方法

在康复医学实践中，要让医学完美达到艺术的境界，可以从以下几方面着手。

（一）提高个人修养

修养，即人的综合素质。可这“素质”到底是什么呢？“素质”二字在古代指人的道德品质。在商务印书馆 2001 年修订版的《新华词典》中，对素质的解释如下：①人或事物本来具备的性质，特指人的神经系统和感觉器官的先天特点；②素养，人的全面品质；③完成某类活动必须具有的基本条件。高素质的人就是有道德、有品质、有文化、有良好工作能力的人，即德才兼备。

1. 障碍提高康复医务人员修养的重要性

在现代社会，一个行业的平稳发展必须要有高素质、高修养的成员不断涌现。个人修养伴随着人的一生，并随着年龄的增长而日渐完善。成员的修养良好与否，在一定意义上对行业良好发展有决定性的作用，如个人诚信也会影响行业诚信。对医疗行业而言，将“诚信比作生命”毫不为过，其重要性表现在以下几个方面：

（1）锤炼自身，抵制腐蚀。

医务人员首先是社会人，要有社会道德的底线。当前，在政治、经济、文化多元化发展的影响下，人们对于思想道德修养的认识也呈现出多元化的特点。面对这样的大背景和大环境，只有强化自身修养，才能抵制社会不良风气的影响，以身作则，率先垂范。树立正确的世界观、人生观和价值观，要坚决地同个人主义、拜金主义、享乐主义等腐朽思想做斗争。

（2）增强底蕴，勇于担当。

个人虽然是社会的人，对物质与精神都有追求，但医务人员必须培养社会责任感，以实际行动回馈社会，担当相应的责任与义务，敬业爱岗，珍惜工作机会，多为社会做贡献。

（3）包容差异，建设团队。

医疗行为从来不是个体任务，稍复杂的医疗方案都需要团队的配合才能顺利完成。团队里人与人之间的互动，最重要的一点就是包容，不能强求每个人都在思想、观点、行动上完全一致，应该允许差异性的存在，需要改变个人英雄主义的思维模式，打破束缚，强化团队意识，提高团队协作能力。

（4）务实创新，踏实果断。

康复医学的学习和实施是终身学习、终身创新和终身抉择的过程。一方面，必须讲究实干、讲究实效，始终坚持一切从实际出发、从细节做起、从小事做起、从现在做起、从自己做起，克服形式主义，杜绝浮躁，老老实实做人，踏踏实实做事，树立全心全意为社会群众服务的思想。另一方面，必须以求真务实的态度探求真理，敢于创新，不断开展突破性的工作，才能进一步提高工作水准、提升工作效能、提炼工作特色。

2. 提高康复医务人员修养的内容

康复医务人员的修养内容包括在道德、情操、理想、意志等各个方面能够保持良好的状态，持之以恒，才能终身受益。康复医务人员个人修养的内容主要包括，但不仅仅包括以下几个方面：

（1）坚定信念。

康复医务人员要坚定自己的职业信念，坚定自己的行为信念。把自己的意志表现在行为上，坚持按原则做事。在小事当中坚守大原则，不能丧失坚持的精神，才能到达职业的巅峰。

（2）培养勇气。

康复医务人员要有勇气和担当。在医疗实践中会不断地发生意外事件，康复医务人员要有意识地进行勇气培养，如针对恐惧的勇气之修养、针对困难的勇气之修养、针对痛苦的勇气之修养等。

（3）珍惜名誉。

名誉是康复医务人员的第二条生命。要自觉地维护自身名誉，但不能受名誉心驱使做事，更不能受名誉心驱使而采用卑劣手段。只要坚定自身正确的行事原则，不懈追求人生目标，才能实至名归。

（4）对抗逆境。

逆境中的选择也是康复医务人员艺术修养的体现。医学往往伴随着失败，顺境和逆境之间也许仅一步之遥，任何医务人员都随时面临着身处逆境的困难。逆境是考验人格的试金石，即使达不到目标也要把理想置于高处，要善于随时总结、改进，才不会自暴自弃。

（二）善于沟通

医患沟通的技巧也体现出医务人员的修养水平和沟通艺术。医患沟通是医疗方案中非常重要的组成部分，好的医患沟通可以促进医患达成一致目标，通过共同努力达到事半功倍的效果。医患沟通的技巧是一门艺术，需要医务人员在工作中不断地总结、体会。但是，对一些沟通技巧进行提前学习，也可以促进医患沟通的顺利开展，康复医师与患者沟通的技巧如表1－1所示。

表1－1　康复医师与患者沟通的技巧

1	选择合适的环境，与患者或家属在安静的地方进行交流
2	尽量给患者提供座位，人坐着时更容易控制愤怒的情绪
3	与患者保持一定的距离，这一措施也可以防止患者产生不舒服或受威胁的感觉
4	患者有怒气时，让其尽可能地发泄，不要打断他们
5	用恰当的语调、语速和音量，安抚患者的情绪
6	对患者的痛苦情绪及时做出回应，感同身受，如表示“我能够理解你的感受”
7	豁达地表达歉意，如表示“对于发生在您身上的事情，我表示十分抱歉”
8	使用共情语言，如表示“这样的事情发生在我身上，我也会有这样的感觉”；使用肢体语言，如点头、眼神交流等，表达出忧虑
9	切合实际地说明发生的情况以及表示将会努力去解决问题
10	不要采取防守姿态或使用尖刻的话语
11	不要受对方语调、语速或肢体语言的影响
12	不要批评你的同事，可以回应“因为我不清楚其他医生做过怎样的治疗，所以我不能草率地对医疗细节做出任何评价，但是我会尽力查明情况”
13	不要受患者情绪影响，如果感觉控制不住自己，可以暂时离开，并且在离开前告知患者，如表示“对不起，我有些事情要忙，咱们过一会儿再聊”
14	面对患者或家属说要投诉时，不应结束谈话，而应真诚地与患者或家属进行交流

（三）行为

行为的艺术包括两个方面，一方面是康复医务人员的仪态、谈吐。有艺术修养的人，在谈吐举止之间，会自然地流露出一种高雅，给人以文质彬彬的感觉。另一方面是日常举止的体现，具体包括以下内容：

1. 站姿

站立是人最基本的姿势，完美体现了一种静态的美。站立时，应抬头，双目向前平视，动作平和自然，双肩放松，稍向下沉，躯干挺直，收腹、挺胸、立腰，身体应与地面垂直，重心放在前脚掌上，双腿并拢立直，脚跟靠紧，脚掌分开呈“V”字形，脚尖分开大约呈 60 度。男子站立时，双脚可分开，但不能超过肩宽。站立时不要歪脖、斜腰、屈腿等。

2. 坐姿

坐，也是一种静态造型。坐姿通常指人体坐着时候的姿态。正确的坐姿，除了保持头居中央、挺胸含背、双肩放松、半身挺直的姿势，也就是颈、胸、腰都要注意平直外，还应时时保持双手双脚的正确位置。正确的坐姿为：女性两膝并拢，男性膝部可分开一些，但不要过大，一般不超过肩宽，双手自然放在膝盖或椅子扶手上。端庄优美的坐姿，会给人以文雅、稳重、自然、大方的美感。在正式场合，即使身后有靠背时，也不能随意把头向后倾靠，以免显得懒散。入座时要轻柔和缓，起座时要端庄稳重，不可猛起猛坐，弄得桌椅乱响，造成尴尬气氛。无论采取何种坐姿，上身都要保持端正，如古人所言的“坐如钟”。若坚持这一点，那么不管怎样变换身体的姿态，都会优美、自然。

3. 走姿

行走是人生活中的主要动作，走姿是一种动态的美。“行如风”就是用风行水上来形容轻快自然的步态。正确的走姿应注意：轻而稳，胸要挺，头要抬，肩放松，两眼平视，面带微笑，自然摆臂。

（屈云）

参考文献

［1］曹健丽. 医学与艺术教育跨界探索及成果转化研究［J］. 美术大观，2016（9）：152－153.
［2］陈慧玲，高文远. 生物—心理—社会医学模式下医患沟通艺术之管见［J］. 中国农村卫生事业管理，2017，37（11）：1338－1339.
［3］杜华，刘理. 医学院校公共艺术课程的现状与思考［J］. 西北医学教育，2010，18（1）：43－45.
［4］傅义强. 医学、艺术教育与医学生人文素质［J］. 医学与社会，2008（1）：52－54.
［5］何伦. 医学与艺术：临床医学和医学人文学关系探索［J］. 医学与哲学，2004（12）：29－31.
［6］李恒爽，刘畅. 立德树人——医学生艺术文化素质教育的创新性研究［J］. 学理论，

2015 (36): 142-143.
[7] 罗红路，王予，赵阳. 公共艺术课程与医学生人文素质培养的研究 [J]. 中国高等医学教育，2009 (6): 83-85.
[8] 杨子昕. 艺术鉴赏对医学生的重要性 [J]. 佳木斯职业学院学报，2017 (7): 282.

第四节　康复病房的护理管理

华西康复护理以为全国培育康复护理学子、弘扬华西康复精神为指引，本着"合作、分享、共赢"的宗旨，形成"临床专科特色化、专科护理技能规范化、工作模式医护治一体化、康复护理教学层次化、护理科研实用化"的专业格局。

一、专病技术特色化

各亚专业护理单元以临床病例为基础，以临床指南为核心，以专家共识为导向，规范地开展了具有华西特色的专病护理技术。

（一）脊髓损伤康复综合病区

脊髓损伤康复综合病区收治：外伤性截瘫、脊髓肿瘤术后脊髓炎、四肢瘫、截瘫、脊柱骨折脱位术后、各种复杂疼痛、神经源性膀胱、神经源性直肠等特色病种。采用了间歇导尿、神经源性膀胱/直肠功能训练、残余尿量测定、轴线翻身、体位转移、轮椅转移、尿流动力学、日常生活活动（Activities of Daily Living，ADL）训练等一系列具有专科特色的操作技术。

（二）肌肉骨骼康复综合病区

肌肉骨骼康复综合病区收治：骨折术后、截肢及断肢再植术后、骨质疏松症、骨关节炎、关节置换术后、手外伤术后、烧伤、颈椎病、腰椎间盘突出症等病种。采用了关节活动训练技术、专病医疗体操、ADL 指导、体位摆放、残肢塑性、标准操作程序（Standard Operation Procedure，SOP）、夜间疼痛护理技术、辅助器具使用训练等特色专科技术。

（三）心肺康复综合病区

心肺康复综合病区收治：心血管及呼吸系统疾病、肺癌及食管癌术后、冠状动脉搭桥术后、心脏移植术后、肺移植术后、主动脉夹层、冠心病、慢性阻塞性肺气肿、哮喘、类风湿性关节炎、糖尿病、高血压、肥胖症等特色病种。采用了呼吸功能训练、有效咳嗽训练、胸廓放松训练、体位排痰、上下肢运动训练、有氧训练、气道廓清等国内领先技术。

（四）神经康复综合病区

神经康复综合病区收治：脑卒中、颅脑外伤、脑瘤术后、儿童脑瘫、周围神经疾病、脊髓灰质炎、多发性神经根炎、周围性面瘫、帕金森病、血管性痴呆、老年性痴呆、多发性硬化、听力障碍、言语障碍、吞咽功能障碍、认知功能障碍、周围神经损伤、一氧化碳中毒、步态不稳、平衡障碍、失眠、神经源性疼痛等特色病种。采用了抗痉挛体位摆放、间歇口胃管技术、ADL 指导、穿脱衣裤训练、体位转移训练、吞咽筛查、辅助器具的使用等专科特色技术。

二、护理管理体系规范化

护理管理体系的规范化包括以下四个方面：第一，三级管理一体化，即实施护理部→大科→病区的层级化管理。第二，环境、设施统一化，即护士站、治疗室、办公区、病房管理统一化、规范化，以便人员轮转，尽快熟悉环境及物资设备情况。第三，培训交流共享化，即专题讲座由各病区亚专业负责人主讲，技术培训由各病区亚专业负责人示范，会议交流内容在各病区共享，达到共享化、规范化、统一化。第四，护士亚专业化，即五年以上护士确定亚专业，由亚专业组长负责亚专业规范的制定、培训、更新、规范。

三、人力管理精细化

（一）护士长分口分项管理

总护士长：负责人力资源、对外交流、学科建设、专科基地建设的规划与管理。

护士长 1：负责后勤保障、物资设备的管理。

护士长 2：负责护理质量改进、院感、标识的管理。

副护士长 1：负责护士“三基三严”培训、新技能培训、健康教育、继续教育的管理。

副护士长 2：负责科研、项目、品管圈的管理。

副护士长 3：负责教学、宣传、网络、工人的管理。

（二）护士的排班

护士的排班应充分考虑康复科特有的工作规律，按康复治疗的重要性分时弹性排班，既要保证工作质量，又要让护士满意。

（三）建立人力调配的预案

建立人力调配的预案，如专业组长轮休时人力调配的措施、夜间危重症患者抢救时人力调配的措施、节假日机动班人力调配的措施等。

四、人员培训专业化

第一，在早期护理人员专业水平整体低下的时期，应采取系统性“五个一”的培训方式，由护士长督导，选派亚专业组长负责，对亚专业护理人员开展每日一读、每周一学、每月一讲、每季一考、每年一评。在亚专业有负责人及团队后，可采取递进式的人员培训方式，入职 2 年及以下护士以培训基础理论、基础技能、急救技能为主，入职 3～5 年护士以培训整体护理、专科知识和技能、教学能力为主，入职 6～9 年护士以培训康复亚专业知识和技能、管理能力、科研能力为主，入职 10 年以上护士以培训康复新业务和技能综合能力为主。

第二，对临床护理，如血糖、血栓、静疗、伤口、压疮、跌倒、疼痛等，实施项目制管理。在护士长的督导下，以责任护士为组长，人人参与管理，每月汇报项目实施、培训、改进的情况。

五、专科护理落实全面化

专科护理落实全面化包括：亚专业疾病知识、技能床旁考核人人过关；日间责任护士执行，晚间专业护士强化执行；亚专业组长、护士长不定期抽查质量及效果；亚专业疾病新技术由专业组长总结、规范。

专科护理落实全面化需注意以下问题：第一，全面掌握常见病、多发病的护理常规；第二，规范执行亚专业疾病的临床护理路径；第三，熟悉亚专业病责任制整体护理；第四，个体化实施专科护理技术。

六、健康宣教多元化

健康宣教在临床康复护理中具有举足轻重的地位。在进行健康宣教时，要以病人的需求为中心，以病人的康复护理评估为依据，以专病的最新护理理念为导向，为患者提供专业化的健康宣教。

健康宣教多元化需注意以下问题。第一，注意健康宣教流程。首先，责任护士一对一指导；其次，亚专业护士每周一到多次专业指导；最后，护士长重视老弱、疑难病危、高风险病人。第二，丰富健康宣教的形式，主要宣教形式包括：健康教育手册、健康教育展板、健康教育走廊等。第三，注意实践化健康教育，采取电视宣讲、专题讲座、病患交流、开设个性化自助服务区等多种形式让患者参与到实践化健康宣教中。

七、康复护理教学层次化

康复护理教研室下属于护理部、护理学院、康复医学中心，设教研室主任 1 名、副主任 1 名、教研组长 4 名、秘书 1 名，为保证护理教学任务的完成，特制定了以下规章制度：

（一）总则

配合护理部、科室做好护理专业本科生、专科护士、规陪护士、进修护士、实习生、网络实习生、参观访问人员以及短训护士的分层次培训管理工作。负责教学方面的项目申报、创建、评审工作；计划、制定、安排、开展、落实本教研室的各项活动。

（二）具体制度

1. 讲课制度

根据授课任务的要求安排讲课老师。要求每位老师讲课前认真、充分地备课，并精心制作幻灯片。

2. 听课制度

原则上教研室组织的教学讲课、业务讲课等活动每位老师应相互交叉听课一次。

3. 调课制度

不得随意调课或临时找他人上课。本科生教学有特殊情况时调课必须填写调课单备案，专科护士培训班调课必须告知班主任，其他调课应告知教研组长。

4. 带教制度

对担任带教工作的临床护士应进行严格筛选、考试考核，经教研组全体评议通过，方能正式上岗。

5. 检查汇报制度

教研室主任要加强各项工作的阶段性检查和经常性检查，并接受护理部和医院的检查。

6. 考核制度

按照医院和护理部对教学工作考核的规定和布置，结合检查情况和评估小结进行考核和总结。

7. 方案修订制度

凡属于教学或培训告知中的问题、难点，全体成员均应对其进行集体商讨，制定应对方案和改进措施，提高临床教学水平。

八、护理科研应用化

由高级职称人员组成的医、护、治团队应坚持以临床研究为基础、以分子生物学研究为手段、以功能评定为方向、以技术为核心、以评定和治疗技术培训为辐射媒介，实施以功能评定和治疗技术为导向的、基础与临床相结合的、中西医结合和学科交叉的研究战略。

第二，建立科研培训、考核的长效机制，如组织院内外有相关研究基础的专家进行科研系列讲座、组织科研沙龙，建立针对不同职称的科研考核体系及奖励机制，激励参与科研的积极性。

九、工作模式“医－护－治”一体化

“医、护、治”一体化工作模式是基于康复科传统的小组工作模式的新型合作模式。康复医学具有多专业、跨学科的特征，在学科方面涉及医学、工程学、心理学、教育学、社会学等多个学科，在专业方面涉及物理疗法、作业疗法、言语治疗、心理治疗、假肢及矫形器技术等多个专业，因此必须依靠各部门分工协作才能实现康复的目标。为此，康复医学工作的形式常采用由多专业及学科人员组成的康复治疗小组的工作方式。华西康复医学中心采用的“医、护、治”一体化工作模式是在康复治疗小组工作方式的基础上探索出来的一种新型合作模式，已经在护士专业能力培养、健康教育、伤口管理、优质服务等方面取得了较好的效果，提高了康复护士专业能力，保证了健康教育的连续性、完整性，改善了患者的就医体验，提高了患者满意度，在临床实施后取得了良好的效果。

十、环境管理创新化

各护理单元利用病房空间，根据亚专业特色推出以“温馨化、励志化、自助服务化”为主题的系列环境文化建设。

柔软舒适、绿植相伴的沙发区，为医、患、陪提供了畅所欲言的交流环境；成功阶梯励志墙，鼓励患者体验一步一个台阶、积极参与康复治疗的成就感；自助服务区采用动物拼图、吸磁蝴蝶，供患者在闲暇之余通过组合不同的玩具、蝴蝶造型等锻炼上肢功能及认知功能；患者作品展示区，对团队作业治疗中患者亲手制作的手工作品进行展示，提高康复治疗的趣味性及参与性；图文并茂、色彩明快的健康宣教墙，激发患者自我锻炼的积极性；医护治工作治疗照片墙、水滴凝聚墙，增加患者对于治疗团队的信赖与支持；病房随处可见的大象、熊猫、花鸟等装饰图案，不仅改变了传统病房白蓝色的呆板格局，而且将健康文化和康复宣教融入环境文化中，提高了患者依从性。

（杜春萍）

参考文献

[1] 杜春萍. 康复医学科护理手册［M］. 北京：科学出版社，2011.
[2] 杜春萍. 康复护理技术［M］. 北京：人民卫生出版社，2014.
[3] 杜春萍. 康复医学科护理手册（第2版）［M］. 北京：科学出版社，2015.

第五节　康复医师与治疗师的角色与分工

康复医学是以应用医学、社会学为理论基础，采用康复医学手段、康复手段、社会医学手段促进病伤残人士、存在健康问题和潜在健康问题的人士身心健康的医学学科，是医学、社会学的一个重要分支，是康复的重要组成部分。在康复医学科中，参与康复医学工作的人员有康复医师、物理治疗师、作业（职业）治疗师、言语治疗师、假肢与矫形师、康复护士、社会工作者等。

一、康复医学的组工作制

康复工作组（Team Work）是康复医学科的工作方式，常由康复医师来组织其他康复专业人员共同协作开展工作。在康复工作组内，各专业人员都可以对患者的功能受限性质、部位、严重程度、发展趋势、预后、转归等问题充分发表意见，提出各自的对策，包括近期、中期、远期对策，然后由康复医师归纳总结成一个完整的治疗计划，再由各专业人员分头付诸实施。除在开始康复前进行集体评定外，还将在治疗中期再召开小组会对计划的执行结果进行评价、修改、补充。康复治疗师还应在每日开始治疗前及当日治疗结束时，对患者的治疗反应进行简单评估，以判断是否需要对正在执行的治疗计划进行调整。

康复医学科的工作人员还应积极参与到医院内其他临床科室的医疗活动中，为相关科室的患者提供康复宣教、康复评估和康复治疗等服务。这种服务方式在国内一般称为“康复治疗前移”或“交叉学科康复治疗”。在社区，康复医学工作者是治疗者，更是指导者，承担着向社区康复员和其他工作者、健康人群、潜在健康问题人群传授康复医学知识和简单技巧的任务。

二、康复医师与康复治疗师的工作内容

（一）康复医师

根据美国物理医学与康复学会（American Academy of Physical Medicine and Rehabilitation，AAPM & R）的描述，物理医学与康复医师也被称为康复医师（Physiatrist），负责诊治涉及大脑、脊髓、神经、骨骼、关节、韧带、肌肉和肌腱相关的各种医学病症。康复医师是完成了物理医学和康复专业培训的医师，这些专业包括脑损伤医学、临终关怀和姑息医学、神经肌肉医学、疼痛医学、小儿康复医学、脊髓损伤医学和（或）运动医学。

康复医师的专业要求和工作内容主要包括：①诊治各年龄段的患者；②重点关注患者功能；③拥有广博的医疗专业知识，能处理各种残疾状况；④诊断和治

疗由于受伤、疾病或致残而导致的疼痛；⑤确定和组织治疗和预防计划；⑥领导一个医疗专业人员团队，其中可能包括物理治疗师、作业治疗师和医师助手，以优化患者的治疗；⑦与其他医生合作，其中可能包括初级保健医生、神经科医生、整形外科医生等；⑧将人视为整体进行治疗，而不仅仅是针对某个部位。

根据病损或功能障碍情况，康复医师可使用以下技术来治疗患者：①肌电图/神经传导检查；②超声检查；③透视检查；④椎管内注射；⑤椎间盘成像、椎间盘减压、椎体成形术、椎体后突成形术；⑥肢体和脊柱的神经刺激器、阻滞和消融治疗；⑦关节腔内注射；⑧再生治疗；⑨痉挛治疗，包括注射苯酚和肉毒杆菌毒素、管理巴氯芬泵（Intrathecal Baclofen Pump）；⑩神经和肌肉活检；⑪手法/整脊疗法；⑫假肢和矫形器；⑬中医（如针灸等）；⑭残疾/残损评估；⑮法医咨询。

（二）康复治疗师

1. 物理治疗师（Physiotherapist，PT）

根据世界物理治疗师联合会（World Congress of Physical Therapy，WCPT）的描述，物理治疗师是提供物理治疗的专业人员，服务于个体和人群，在其整个生命周期内发展、维持和重建其最大运动功能和能力。当个体和人群由于衰老、伤害、疼痛、疾病或环境等因素导致个体运动和功能受到损害，以及认识到功能运动对健康的重要性的情况下，可进行物理治疗。

物理治疗师的专业要求和工作内容包括：①全面检查、评估个体和人群的需求；②根据检查和评估结果，对患者进行临床推理和判断；③制定物理治疗诊断、预后和治疗计划；④在其专业知识范围内提供咨询，并确定何时需要将患者转介给其他专业人员；⑤实施物理治疗师干预和治疗计划；⑥确定干预措施和治疗的结果；⑦给予患者自我管理的建议。

物理治疗师的工作范围并不局限于病人的诊治，还涉及公共卫生战略咨询、健康宣传、管理、教学、科研，以及在当地、国家和国际层面制定和实施卫生政策等。以上的工作内容，物理治疗只能通过物理治疗师或在其指导和监督下才能开展，包括检查、评定、评估、诊断、预后、计划、干预、治疗和再次评估。

物理治疗检查和评估的内容包括：①通过病史筛选和使用特定测试和措施，检查具有实际或潜在损伤、活动受限、能力受限、残疾的个人或群体；②通过临床推理过程中的分析，综合评估检查结果和（或）环境，确定有利和不利因素，以实现患者人体功能的最优化。

物理治疗的手段主要包括：①治疗性运动；②自我保健和家庭方面的功能训练；③在工作、社区和休闲方面的功能训练；④徒手治疗技术；⑤制造、使用装置和设备，并制定相应的治疗处方；⑥气道清除技术；⑦皮肤与疤痕的修复和保护技术；⑧电疗、牵引等物理治疗；⑨与患者有关的指导；⑩协调、沟通和文书管理。

2. 作业治疗师（Occupational Therapist，OT）

根据世界作业治疗师联盟（Word Federation of Occupational Therapists，WFOT）的描述，作业治疗师是提供作业治疗的专业人员，以患者为中心，旨在通过作业的方式促进患者健康和提高其生活质量。作业治疗师为帮助患者适应期望、需要或预期的职业方式，通过改造环境使其更好地支持患者的职业参与形式，或与患者合作、交流，帮助患者参与社区活动来增强患者能力，实现让患者参与日常生活活动的目的。

作业治疗师的工作内容包括：①评估。在作业治疗过程中，根据首次和反复的评估，作业治疗师与其团队将共同关注与患者日常生活活动相关的个人能力和环境等问题。评估包括使用标准化程序、访谈、各类环境下的观察，以及对患者家属的问询；②治疗计划。评估结果是治疗计划的基础，治疗计划包括短期和长期治疗目标，并且应与人的发展阶段、习惯、角色、生活方式、爱好和环境相关；③干预。干预旨在促进患者日常工作的表现，以及提高患者对于工作、生活和社交环境的适应性；④合作。作业治疗师需要认识到团队合作的重要性。作业治疗师与其他专业人员、患者家属、看护人员和志愿者的协同合作对于实现整体治疗非常重要。

3. 言语和语言治疗师（Speech & Language Therapist，SLT）**或言语治疗师**（Speech Therapist，ST）

根据英国皇家语言及语言治疗师学会（Royal College of Speech & Language Therapists，RCSLT）的描述，言语和语言治疗师是提供言语和语言治疗的专业人员，为患有沟通交流、进食和吞咽困难的儿童和成人提供治疗、支持和护理。

言语和语言治疗师的工作内容包括：①评估并处理患者的言语、语言和沟通交流的相关问题；②评估并处理患者的进食和吞咽问题；③与患者家属、护理人员和其他专业人员（如教师、护士、作业治疗师和医生）合作，为患者提供个体化治疗。

三、国外康复医学的工作模式

在欧美发达国家，由于康复医学理念已经深入到各类临床医学部门，临床医师，尤其是专科临床医师已经具备承担康复医师基本工作的能力，能够与康复治疗师讨论患者的康复问题，为康复治疗师的工作提供建议，并用自己的知识和技能为康复患者提供具体的专业服务。临床医师或康复医师只需要将患者转介给康复治疗师，将具体的康复评定、康复治疗方案及应承担的责任同时转交给康复治疗师就能良好运行康复程序。

在发达国家，康复医学工作者的主要任务不仅是使用临床康复技术，还包括相关理论研究和新技术开发，特别是在高技术领域，其为康复医学的持续发展提供了形式多样、先进的设备和技术。康复医学工作者也活跃在政府相关职能部门，特别是在与人们健康相关的卫生行政部门、社会医学部门和医学社会学部门，在为人口健康服务的同时，也为存在健康问题的人群提供康复服务。

我国在康复医学的发展过程中，需要逐步建立起适应国情的康复医学规范体系，包括人员结构、职称系列、设施、职能、教育等多方面的内容，也包括建立规范化的康复医师和康复治疗师教育培养制度、准入制度和考核制度等，以培养符合国际标准的高素质从业人员。

四、我国康复医师的职能与其转变方向

在我国康复医学发展初期，国内少有专门的康复治疗师教育，而康复工作的开展主要是以传统康复为主，也较少区分康复医师和治疗师。随着现代康复理念逐渐引入国内，在较早开展现代康复的一些机构，康复医师通常在学习现代康复技术后再回到科室对康复治疗师逐步进行技术传授。因此，康复治疗师主要是在康复医师的指导下开展康复治疗工作。随着我国康复医学事业的发展和康复治疗高等教育的逐步普及，康复医师、康复治疗师的分工逐步明晰。康复治疗师对于现代康复技术的掌握越来越好，而康复医师对康复技术的掌握程度则逐渐下降，但对康复医师在临床诊断、临床治疗、管理急重症患者的水平和能力方面的要求逐渐增加。因此，康复医师与康复治疗师之间、康复医师与相关临床专业专科医师之间的矛盾和竞争开始显现，需要康复医师转变职能方向，向国际康复的发展方向看齐。

康复医师在职能方向的转变需根据不同情况分别对待。

第一，在中小型康复医院或康复科工作的康复医师，可既做康复医师又做康复治疗师。其优点是康复医师能够准确地掌握康复治疗技术，开具的医嘱能满足康复治疗的实际需要，避免了医嘱脱离治疗需要的矛盾发生。根据我国的相关规定，此类康复医师必须同时具备康复医师和康复治疗师执业资格。

第二，在大型综合医院和专科康复医院工作的康复医师，在做好自己本职工作的同时，应提升自己的科学研究水平，通过理论创新和新技术开发，为康复治疗师提供理论和技术支持，并通过提升教学能力，培养出更多的康复专业人才。

第三，在大型综合医院和专科康复医院工作的、专门从事康复医疗工作的康复医师，应努力发展自己的亚专业，提高亚专业水平，成为具备相关临床学科专科医师水平的专科康复医师，这是现阶段我国康复医师的最佳出路。当康复医师的亚专业水平达到或超过相关临床学科主治医师水平时，康复医师就具备了独立处理相关临床专科常见病、多发病的能力，可在这个亚专业内独立收治病人，独

立完成诊断、治疗计划的制定，开具合理的临床治疗和康复治疗医嘱。在此基础上，各种具体治疗技术则由康复治疗师根据患者的评定结果安排，这不仅能够充分发挥康复治疗师的自主性和积极性，解决了康复医师与康复治疗师之间的竞争和矛盾，更有利于康复治疗技术选择的专业性、合理性、有效性，真正实现不同疾病以及疾病不同时期康复措施的合理应用和灵活调整。

五、我国康复医师与治疗师的合作与其发展方向

根据中国医疗卫生处方管理相关法规的规定，“只有医师才具有处方权”，此规定在康复医学领域造成了一定的问题。由于掌握康复治疗技术的主体主要包括经过专业培训的物理治疗师、作业治疗师、假肢矫形师等，他们在患者的康复评估、康复诊断和康复治疗过程中更具有专业性和权威性，“医生开处方、治疗师进行康复治疗”的相关规定不能很好适应现实情况。虽然我国某些地区也在试行医生将患者转介给康复治疗师的做法，但仍受到处方权的限制。目前较为可行的方式是，在康复技术较完备的医疗机构，康复医师在康复医疗团队中将具体的康复治疗计划安排给康复治疗师，康复治疗师及时与康复医师沟通形成反馈，再由康复医师将康复治疗方法形成康复医嘱。

以上合作方式需要康复医师、康复治疗师的大量沟通，特别是当患者功能情况改变、需要调整医嘱时，常常出现信息不对称和沟通不到位等情况。因此，也可以参照国外的一些合作模式，即“首先由康复医师决定是否需要康复治疗，以及决定需要哪些方面的治疗，如物理治疗、作业治疗或是言语治疗等，再根据具体需要将患者转介给相应的康复治疗师，由康复治疗师来决定开具哪些具体的治疗处方，并适时根据实际情况调整”。解决康复治疗师在康复治疗处方权上的问题，是康复医学发展过程中必须面对的新挑战。这一方面需要提升康复治疗师的康复治疗技术水平，另一方面康复治疗师的康复治疗处方权也需要从医疗相关法规上争取获得认可。不管康复医学发展到什么阶段，正确认识康复医师、康复治疗师在康复医疗中的不同作用，明确其角色和定位的差异都是至关重要的。只有通过康复医学不同职系之间的相互配合、紧密合作，才能促进康复医学事业的健康发展。

（高强、陈意）

参考文献

［1］Delisa J A. International Perspectives in PMR Education and Training ［J］. 中国康复医学杂志，2008，23（8）：676－677.

［2］Melvin J L，Norbury J W. Status of the Specialty of Physical and Rehabilitation Medicine ［J］. 中国康复医学杂志，2010，25（9）：819－822.

[3] 何红晨，熊恩富. 康复医学发展与康复医师角色的转变 [J]. 中国康复理论与实践，2008，14（11）：1092.

第六节　康复心理学

一、概论

（一）概念

康复心理学（Rehabilitation Psychology）是针对残疾和有慢性健康问题的人群，研究和应用心理学知识和技能以帮助其最大程度地获得健康、福利、机会、功能和能力、社会参与的心理学分支。通过心理干预，使目标人群克服消极心理，发挥心理活动中的积极因素作用，唤起乐观积极的情绪，调动其主观能动性，发挥机体的代偿能力，使其丧失的功能获得恢复或改善、心理创伤获得愈合、社会能力获得恢复，最大限度地提高其生活质量。具有认知损害患者，如发生了脑卒中、脑外伤等，更需要对其神经系统和心理状况进行评估和干预，这是帮助其走向康复的关键点。所以，康复心理学是系统研究和提供情感、认知、家庭、社会、职业恢复等治疗的学科。

（二）康复心理学的发展过程

康复心理学起源于美国，几乎与康复医学同时出现，并随着康复医学的发展而发展。第二次世界大战使成千上万的士兵不仅遭受身体上的摧残，也遭受了心理上的打击。为使他们尽早回归家庭和社会，在躯体、心理上以及社会职业等方面得到全面康复，美国政府采取了一系列措施，成立了各种各样的康复机构，使康复医学得到了迅猛的发展。经过美国 Howard Rusk 和英国 Ludwing Guttmann 等学者的积极实践和大力倡导，康复医学成为一个独立的学科。与此同时，出现了与康复心理学相关的专门机构。经过几十年的发展，康复医学已从一个跨科性的学科转变为一个学科群，康复心理学已成为康复医学学科群中的一个重要学科。

我国康复心理学的发展过程可分为以下阶段。

1. 起步阶段

20 世纪 40 年代末 50 年代初，我国心理学家黄嘉音教授在精神科尝试运用心理学原理对患者的病因进行分析和解释，并进行了支持疗法的实践，是我国在康复心理治疗领域迈出的第一步。

2. 停顿阶段

20 世纪 60 年代到 70 那年代末，整个康复心理学的发展基本处于停滞阶段。

3. 发展阶段

1978年以后，我国改革开放的政策为康复医学、康复心理学提供了发展条件，政府的支持和社会的需求使得高等医学院校普遍开设了康复医学、医学心理学等课程，许多医务工作者在心脑血管疾病、老年病和精神病等康复领域进行了大量实践和研究。随着国际、国内学术交流的增强，西方发达国家的一些心理治疗理论和技术被引进到国内。1994年，中国康复医学会成立康复心理学专业委员会，推动了我国的康复心理工作的展开。2008年四川汶川大地震发生后，政府、医疗机构和志愿者组织从各个层面开展了大量心理救援和心理康复，引起了社会对康复心理学的重视，对康复心理学的社会需求挖掘、科学研究、人才培养等方面起到了积极的推动作用。

（三）康复病人的基本心理活动

康复病人的心理活动受到以下因素的影响。

1. 认知活动的影响

康复病人的心理活动受认知活动的影响包括以下六个方面：①否认，拒绝承认自己的疾病；②偏见，多见于文化水平较低、缺乏医学知识人群；③偏信，由于有偏见，容易偏信；④依赖；⑤固执；⑥宿命观。

2. 情绪的影响

康复病人的心理活动受情绪的影响包括以下四个方面：①焦虑，康复病人常常会担心疾病无法好转，进而心烦意乱；②恐惧，选择回避或逃跑；③抑郁，对周围事物都不再感兴趣，悲观绝望，甚至可能导致自杀行为；④愤怒，愤愤不平，甚至有时会因此对周围的人有言语或行为上的攻击。

3. 人格的影响

康复病人对挫折、残疾和病痛的反应强度、对不幸遭遇的态度，以及自我评价的高低，都与其人格特点有一定关系。

4. 应对方式的影响

遭遇身心残疾或罹患慢性疾病的病人，有些能采取积极有效的行为方式，有些则采取自罪、自责、自伤，甚至自杀等行为方式，这与康复病人的应对方式相关。

5. 社会因素的影响

康复病人的心理活动受社会因素的影响包括以下五个方面：①社会对于病人的态度；②家庭对病人的态度；③社会性干扰；④缺乏社会支持系统。

6. 医源性因素的影响

医源性因素有可能成为康复医疗中对患者的心理阻力。医源性因素包括：①医务人员的态度简单、生硬；②治疗操作粗暴、草率或不熟练，增加了本来可以避免的痛苦；③药物治疗的程序复杂，时间太长，康复工具设计笨重，使用时不舒服；④药物副作用太大。

二、方法及技术

（一）常用康复心理评估方法

除了采用常用的观察法、会谈法、调查法、心理测验法以及临床评定量表了解患者的功能状态（Functional Status）和生活质量（Quality of Life）外，神经心理筛选测验、成套神经心理测验、神经影像学检查等都可用于康复心理评估。尤其是功能性脑影像技术，如单光子发射计算机断层扫描（Single Photon Emission Computed Tomography，SPECT）、功能性磁共振成像技术（Functional Magnetic Resonance Imaging，FMRI）、正电子发射计算机断层扫描（Positron Emission Tomography，PET）等是较新的科技成果在康复心理评估中的运用。

（二）常用的心理康复干预方法

物理治疗、作业治疗、言语治疗等功能性康复治疗本身就包含心理治疗的成分。音乐治疗、艺术治疗、舞蹈治疗等创意治疗对于康复患者的身心状态也有帮助，但在心理康复干预理论指导下的心理治疗将更加专业。

1. 心理康复干预理论

心理康复干预理论主要包括：①精神分析；②认知行为理论；③精神动力；③存在主义；④人本主义。

2. 心理治疗干预

康复心理工作者的主要工作是帮助患者和家属面对和适应残疾，以及解决因残疾而引起的相关问题，其中包括一些临床的状态，如哀伤、抑郁、焦虑、否认、神经行为、认知障碍、人格的困惑、物质使用障碍、家庭压力和负担等。

当面对否认疾病的患者时，康复心理工作者需要明确患者到底是心理上的否认还是认知功能受损而导致的否认，观察患者在认知与行为上的表现，鼓励患者参与康复计划，帮助患者调整符合预期的目标并将其作为参与康复的动机。

面对认知和语言功能受损的患者，康复心理工作者应认识到“认知能影响患者的语言以及其他功能”，因此可通过不同的方法来帮助患者改善和提高认知，如调整治疗的时间长度、使用纸条提示、采用有效的沟通方式（如手势、面部表情、肢体语言、音乐）等。

康复心理工作者需要善用环境策略，传授给患者家庭成员和至亲与患者相处的方法，对照料者开展健康和心理健康方面的教育，使用环境提示来提升患者的自我管理技巧，帮助患者通过工作、学校和小区的活动等与社会重新建立连接。总之，心理健康教育是一种有循证依据的有效干预方法。

三、康复心理学面对的挑战与机遇

（一）机遇

康复心理学是心理学和康复医学学科交叉而形成的一门新兴学科。随着我国现代化进程的推进，民众在关注身体健康的同时，对心理健康的要求也越来越高。新的社会发展趋势为康复心理学的发展带来了大好机遇，具体体现在以下方面。

1. 建立心理康复系统

第一，健全个体心理调节机制。第二，建立有关人员（同事或家属等）协助支持系统。第三，建立专家协助支持机制。第四，建立社区辅助支持系统。

2. 研究和运用各类康复心理治疗方法

康复心理治疗有其特殊性，又具有一般心理治疗的共性。如何运用各种心理治疗的理论，特别是如何结合当时、当地的文化采用适宜的心理治疗方法，是当前康复心理学研究的重点。

3. 研究和应用现代科技成果开展心理康复

现代多媒体技术运用计算机图形、图像及自动化控制技术，可以通过声、光、动、影、气、触还原一个能够给人以视觉、嗅觉、触觉、动觉、平衡觉、方位方向觉的真实情境。这些技术有可能在心理测试、心理干预方面得到创新应用、灵活组合，成为心理康复方便有效的现代化工具。目前心理康复治疗可以运用的现代多媒体技术包括：①三维摄影技术；②图形、图像合成技术；③三维动画技术；④角色扮演与动态捕捉技术；⑤体感游戏技术；⑥计算机系统工程自动化控制技术。

4. 开展新型心理治疗技术的应用

新型心理治疗技术包括音乐治疗、绘画治疗、沙盘游戏治疗等。

5. 培养专业人才

在康复医学的专业教育培训中，加强康复心理学知识的学习和培训是非常重要的。

（二）挑战

1. 康复心理学与其他学科的进一步融合

康复心理学的理论与治疗技术的发展离不开基础心理学、社会心理学、临床心理学、咨询心理学、心理治疗学以及临床其他学科的支撑，康复心理学必须与其他学科很好地融合才能得到发展。

2. 康复心理学的实践在多学科的干预下得到强化

康复所采用的是多学科的工作方法，心理康复从躯体康复开始的那一刻就开始了。实际上，心理康复不仅是康复心理治疗师的工作，任何参与康复工作的人员都必须具备康复心理学的基本知识。

3. 康复心理学的本土化

康复对象的心理是具有强烈的文化色彩的，只有深刻理解文化的含义，并在理论运用中对西方康复心理学相关理论和技术进行本土化，才能更好地为我国康复对象服务。

4. 新医改中康复心理学的地位需要加强

医疗的支付形式影响着康复治疗的发展。支付能力越强，则对康复的需求就越多。在新医改中，对心理康复支付的支持在一定程度上影响了康复对象心理康复的需求。

（何竞）

参考文献

[1] 李静. 康复心理学 [M]. 北京：人民卫生出版社，2013.

第七节　规范化路径的管理策略

一、概论

（一）临床路径的概念

临床路径（Clinical Pathway，CP）是指医生、护士及其他专业人员等多个相关学科的研究者针对某个国际疾病分类（International Classification of Diseases，ICD）的对应病种或手术，以循证医学为基础，以预期的治疗效果和成本控制为目的而制定的有严格工作顺序和有准确时间要求的程序化、标准化的诊疗计划，以规范医疗服务行为、减少康复延迟及资源浪费，使患者获得最佳的医疗护理服务。

（二）临床路径的历史

1976 年，美国耶鲁大学卫生研究中心的 Robert Fetter 和 John Thompson 等人经过十余年的研究，提出了一种新型住院病人管理方案，并将其命名为疾病诊断相关组（Diagnosis Related Groups System，DRGS）。20 世纪 60 年代初，美国人均医疗费用为 80 美元，到 20 世纪 80 年代末，人均医疗费用上涨至 1710 美元。1983 年 10 月 1 日，美国以法律形式实行了耶鲁大学的诊断分类定额预付款制（DRGs-PPS）。1985 年，美国新英格兰医疗中心（New England Medical Center）率先实施了临床路径，并证实其成功地降低了高涨的医疗费用。中国台湾地区的长庚纪念医院泌尿外科于 1995 年 2 月首先发展了经尿道前列腺切除手术的临床路径。2009 年 7 月《国务院办公厅关于印发医药卫生体制五项重点改革 2009 年工作安排的通知》（国办函〔2009〕75 号）关于“推进公立医院改革试点”工作部署中明确要求“推行常见病临床路径”，并于 2009 年 12 月下发了《临床路径管理试点工作方案》，卫生部医政司组建了临床路径技术审核专家委员会，组织制定了 22 个专业 112 个病种的临床路径，确定了 23 个省（市）110 家医院作为卫生部临床路经管理试点单位，颁布《关于开展临床路径管理试点工作启动阶段督导及基线调查的通知》（卫医政疗便函〔2010〕49 号）。

（三）临床路径的作用

国内外的研究表明，实施临床路径可起到以下作用：①提高服务质量；②提高患者满意度；③规范医疗行为，使临床质量可控；④将诊疗、护理操作标准化；⑤减少医疗行为及操作失误；⑥缩短患者住院天数；⑦确定病种的标准检查项目；⑧协调各部门通过临床路径保持一致性而提高效率；⑨寻找符合“成本－效益”的最佳治疗护理模式；⑩降低医疗成本和住院费用；⑪适应医疗保险支付制度。

二、路径的编写及使用

（一）临床路径的组成

临床路径的组成包括从患者预防、首诊到社区服务的全过程，如疾病预防临床路径、门诊诊治临床路径、会诊转科临床路径、规范化入院临床路径、规范化医患沟通流程、规范化住院诊治临床路径、规范化医嘱和治疗操作临床路径、规范化饮食营养临床路径、规范化社区临床路径等。

国家卫生健康委员会 2009 年颁布的住院患者临床路径项目包括以下内容，如表 1－2 所示。

表 1－2　住院患者临床路径项目

1. 临床路径标准住院流程
（1）适用对象。 （2）诊断依据。 （3）选择治疗方案的依据。 （4）标准住院日。 （5）进入路径标准。 （6）住院后检查的项目（术前）。 （7）选择用药及治疗（手术日）。 （8）监测生命体征（术后）。 （9）出院标准。 （10）变异及原因分析。
2. 临床路径表单

（二）临床路径的应用

在临床上，应以循证医学证据和指南为指导来促进治疗组织和疾病管理，依据医院、病房与病种的不同来进行讨论和设计。华西医院按照临床需求，根据卫健部颁布实施的2016年版脑梗死恢复期住院康复临床路径，具体临床路径的应用示例如下。

1．脑梗死恢复期康复临床路径标准住院流程

（1）适用对象。

第一诊断为脑梗死（ICD-10：I63.900）或脑血管病性偏瘫（ICD-10：G81.902）。

（2）诊断依据。

诊断依据包括：①临床表现：意识障碍、运动功能障碍、感觉功能障碍、言语功能障碍、吞咽功能障碍、认知功能障碍、“精神、情感、心理”障碍、膀胱及直肠功能障碍、日常生活功能障碍、颅神经障碍、构音障碍、职业和社会能力障碍等；②影像学检查：CT、MRI发现的相应脑部病变。

（3）康复评定。

康复评定包括：①一般情况评定。一般情况的评定包括生命体征、饮食、睡眠和大小便等基本情况，需注意评定患者的意识状态，了解患者总体治疗情况。②康复专科评定。分别于患者入院后1～3天进行初期康复评定，入院后10～14天进行中期康复评定，出院前进行末期康复评定。评定具体内容包括：意识障碍的评定、运动功能的评定、感觉功能的评定、言语功能的评定、吞咽功能的评定、认知功能的评定、“精神、情感、心理”状态的评定、膀胱及直肠功能的评定、日常生活活动能力的评定、构音障碍的评定、职业和社会能力障碍的评定等。

（4）治疗方案的选择。

治疗方案的选择包括：①临床常规治疗。②康复治疗。按照操作流程，康复治疗包括但不限于：体位摆放与处理、意识障碍处理、运动治疗、作业治疗、物理因子治疗、认知功能训练、言语治疗、吞咽治疗、矫形器具及其他辅助器具装配与训练、心理行为治疗、中医治疗、痉挛处理、构音障碍治疗、职业和社会能力治疗、其他治疗（如高压氧治疗）等。③常见并发症的处理包括：感染的治疗、深静脉血栓的治疗、压疮的治疗、异位骨化的治疗、情感治疗、睡眠治疗、大小便功能调整等。④对其他并发症的处理包括：骨质疏松、关节挛缩、高血压、高血脂、高血糖、褥疮、深静脉血栓、五大平衡障碍（液体、能量、酸碱、电解质、维生素）、二级预防等。

（5）临床路径标准住院日为21～28天。

（6）进入路径标准。

进入路径标准包括：①第一诊断必须符合ICD-10：I63.900脑梗死疾病编

码。②当患者同时具有其他疾病诊断，但在住院期间不需要特殊处理也不影响第一诊断的临床路径流程实施时，可以进入路径。③患者生命体征稳定，神经科临床处理已结束，且存在需要康复治疗的功能障碍。

（7）住院后检查的项目。

住院后检查的项目包括：①必需的检查项目：血常规、尿常规、便常规；肝肾功能、电解质、血糖、血脂、凝血功能、同型半胱氨酸；感染性疾病筛查（乙肝、丙肝、梅毒、艾滋病等）；心电图检查；D-二聚体检查。②根据具体情况可选择的检查项目：头颅CT、MRI；头颈部CTA、头颅MRA或DSA；心、肺功能检查（胸片/胸部CT）；心脏、颈部、四肢血管、腹部等超声检查；其他检查（如骨密度）；等等。

（8）出院标准。

出院标准包括：①已达到预期康复目标，功能已进入平台期；②生命体征平稳，无严重并发症或并发症已得到有效控制。③可以进入下级康复单位或社区康复。④患者自动出院。

（9）变异及原因分析。

变异及原因分析如下：①合并脑梗死后出血或其他严重疾病而影响第一诊断者需退出路径。②辅助检查结果异常，需要其他相关专业处理，或因此导致住院时间延长和住院费用增加。③住院期间病情加重，出现并发症，需要其他相关专业诊治，导致住院时间延长和住院费用增加。④既往合并有其他系统疾病，脑梗死后可能导致既往疾病加重而需要治疗，导致住院时间延长和住院费用增加。

2. 脑梗死恢复期康复临床路径表单

脑梗死恢复期康复临床路径表如表1－3和表1－4所示。适用对象：第一诊断为脑梗死（ICD-10：I63.900，G81.902）。

表1－3 脑梗死恢复期康复临床路径表（1—3天）

患者姓名：____ 性别：____ 年龄：____ 门诊号：____ 住院号：____

住院日期：____年____月____日 出院日期：____年____月____日

标准住院日：____天

时间	住院第1天	住院第2天	住院第3天
主要诊疗工作	询问病史及体格检查、专科功能检查 ☐ 入院康复评定、预后评定 ☐ 完成病历书写 ☐ 初步确定诊断及治疗方案 ☐ 医患沟通，交代病情、治疗方案及注意事项，签署知情同意书 ☐ 完善辅助检查	上级医师查房：根据病情及检查结果调整治疗方案 ☐ 入院病情评定 ☐ 防治并发症 ☐ 必要时相关科室会诊	上级医师查房：根据病情调整治疗方案 ☐ 初期康复评定 ☐ 形成个体化二级预防方案 ☐ 防治并发症

续表

时间	住院第 1 天	住院第 2 天	住院第 3 天
重点医嘱	长期医嘱： □ 康复医学科护理常规 □ 一、二级护理（根据病情选择） □ 一般专项护理 □ 良肢位摆放 □ 视病情心电监护，监测血压、血糖等 □ 专科疾病相关饮食 □ 基础疾病用药 □ 改善循环药物 □ 神经系统用药 □ 其他用药依据病情下达 □ 医患沟通，交代防跌倒、防压疮、防自伤、依从性教育 □ 临时医嘱： □ 康复评定 □ 血常规、尿常规、大便常规 □ 血肝肾功能、血糖、血脂、电解质、凝血功能、心肌酶谱、同型半胱氨酸 □ 乙肝五项、抗 HCV、抗 HIV、梅毒抗体 □ D-DMI □ 心电图、X 线胸片（或胸部 CT）、腹部彩超、肢体静脉彩超 □ 其他临时医嘱	长期医嘱： □ 康复医学科护理常规 □ 分级护理 □ 一般专项护理 □ 专科疾病相关饮食基础疾病用药 □ 神经营养药物 □ 运动疗法 □ 吞咽治疗 □ 针灸治疗 □ 认知和言语治疗 □ 促醒治疗（昏迷患者） □ 物理因子治疗 □ 临时医嘱： □ 依据病情需要下达 □ 其他特殊医嘱	长期医嘱： □ 康复医学科护理常规 □ 分级护理 □ 一般专项护理 □ 专科疾病相关饮食 □ 基础疾病用药 □ 神经营养药物 □ 运动疗法 □ 吞咽治疗 □ 针灸治疗 □ 认知和言语治疗 □ 促醒治疗（昏迷患者） □ 物理因子治疗 □ 临时医嘱： □ 依据病情需要下达 □ 其他特殊医嘱
主要护理工作	入院宣教及护理评定： □ 正确执行医嘱 □ 正确体位摆放 □ 观察患者病情变化 □ 生活与心理护理 □ 监测生命体征	健康宣教： □ 正确执行医嘱 □ 正确体位摆放 □ 观察患者病情变化 □ 生活与心理护理 □ 监测生命体征	健康宣教： □ 正确执行医嘱 □ 正确体位摆放 □ 观察患者病情变化 □ 生活与心理护理 □ 监测生命体征
病情变异记录	□无 □有原因： 1. 2.	□无 □有原因： 1. 2.	□无 □有原因： 1. 2.
护士签名			
医师签名			

表 1－4　脑梗死恢复期康复临床路径表（4—28 天）

时间	住院第 4—19 天	住院第 20—27 天（出院前日）	住院第 21—28 天（出院日）
主要诊疗工作	根据病情调整治疗方案 □ 康复效果评定 □ 完成上级医师查房记录 □ 中期康复评定 □ 形成个体化二级预防方案 □ 防治并发症 □ 复查结果异常的化验检查	通知患者及其家属明天出院 □ 末期康复评定 □ 向患者交代出院后注意事项 □ 如果患者不能出院，在“病程记录”中说明原因和继续治疗的方案	再次向患者及家属介绍出院或转院注意事项 □ 患者办理出院手续
重点医嘱	长期医嘱： □ 康复医学科护理常规 □ 分级护理 □ 一般专项护理 □ 专科疾病相关饮食 □ 基础疾病用药 □ 神经营养药物 □ 运动疗法 □ 吞咽治疗 □ 针灸治疗 □ 认知和言语治疗 □ 促醒治疗（昏迷患者） □ 物理因子治疗 □ 临时医嘱 □ 异常检查复查 □ 依据病情需要下达 □ 其他特殊医嘱	长期医嘱： □ 康复医学科护理常规 □ 分级护理 □ 一般专项护理 □ 专科疾病相关饮食 □ 基础疾病用药 □ 神经营养药物 □ 运动疗法 □ 吞咽治疗 □ 针灸治疗 □ 认知和言语治疗 □ 促醒治疗（昏迷患者） □ 物理因子治疗 □ 临时医嘱 □ 明日出院 □ 末期康复评定 □ 出院前康复指导	出院医嘱： □ 通知出院 □ 今日出院医嘱 □ 依据病情给予出院带药及建议 □ 给予出院康复指导
主要护理工作	□ 正确体位摆放 □ 正确执行医嘱 □ 观察患者病情变化 □ 心理和生活护理 □ 监测生命体征	□ 正确体位摆放 □ 正确执行医嘱 □ 观察患者病情变化 □ 指导患者办理出院手续 □ 监测生命体征	□ 出院带药服用指导 □ 康复护理指导 □ 出院者告知复诊时间和地点
病情变异记录	□无　□有原因： 1. 2.	□无　□有原因： 1. 2.	□无　□有原因： 1. 2.
护士签名			
医师签名			

三、总结

尽管临床路径的实施有其自身的优越性，但也应注意其在临床上的局限性，在基础条件尚不具备，医保配套制度、公立医院补偿机制等尚未建立时，均会增加临床路径实施的阻力。如果临床路径的评价标准不够确切和完善，临床路径还可能干扰医务人员诊疗活动的自主性和判断力。进入临床路径的病种数量相对较少，病种较单一，临床路径实施的时间较短等，也会带来具体实施时的局限性。此外，国外研究表明，进入路径组和非路径组病人的满意度并无差异；术后并发症发生数的差异不明显；路径组和对照组对医护结果的满意度差异甚微。

（屈云）

参考文献

[1] 曹建文，陈洁，应向华等. 临床路径在医院管理中的应用 [J]. 中国医院，2009，13 (6)：7－10.
[2] 戴红霞，成翼娟. 临床路径——科学、高效的医疗护理管理新模式 [J]. 中华护理杂志，2003 (3)：48－51.
[3] 邓玉宏，王忠，马利等. 实施临床路径的意义及其应用现状 [J]. 现代生物医学进展，2010，10 (9)：1756－1759.
[4] 董军，刘亚平，周亚春等. 临床路径标准制订方法与实践 [J]. 中国医院，2009，13 (6)：11－15.
[5] 黄先涛. 临床路径管理的发展与现状 [J]. 中国病案，2014，15 (11)：22－24.
[6] 李明子. 临床路径的基本概念及其应用 [J]. 中华护理杂志，2010，45 (1)：59－61.
[7] 廖海金. 临床路径管理为新医改加分 [N]. 医药经济报，2010－04－14.
[8] 潘哲毅，徐利民，陈国军. 论临床路径理论、实施及其意义 [J]. 医院管理论坛，2013，30 (1)：29－32.
[9] 彭明强. 临床路径的国内外研究进展 [J]. 中国循证医学杂志，2012，12 (6)：626－630.
[10] 任彩丽. 缺血性脑卒中早期康复临床路径的随机对照研究 [D]. 南京医科大学研究生论文，2016.
[11] 韦当. 临床路径制定流程与方法研究 [D]. 兰州大学研究生论文，2017.
[12] 杨炯，李劲松，徐卫国. 临床路径评价指标体系的设计与构建 [J]. 中国医院管理，2010，30 (11)：23－25.
[13] 张蕾，杨霓芝，刘旭生等. 国内外临床路径应用特点分析 [J]. 中医药信息，2010，27 (1)：1－4.
[14] 张伟旋，夏萍，吴大嵘等. 我国临床路径评价指标的循证分析 [J]. 中国循证医学杂志，2012，12 (6)：651－655.
[15] 张正华，高居中. 实施临床路径的意义和方法 [J]. 中华医院管理杂志，2002 (9)：4－6.
[16] 朱士俊. 临床路径在医疗质量实时控制中的应用研究 [J]. 中华医院管理杂志，2003 (10)：22－24.

第八节　康复医学科的医疗风险防范

一、概述

对患者来说，康复医学科常见的医疗风险是指存在于整个医疗服务过程中，可能会导致意外损害或伤残事件的不确定性，以及可能发生的一切不安全事件的风险。对医院来说，实际和潜在的医疗风险存在于医院的各个部门、各个工作环节，如医师技术有限、医院条件有限、药品不良反应所引起的风险，甚至包括家属采取过激行为所引发的风险、部分患者及家属道德与诚信问题而引发的风险等。科学技术的发展，在提高医疗诊治水平的同时，也为一些医疗行为带来不确定性。医疗机构的社会压力、经营压力也是产生风险的重要原因。对于医疗风险的发生，患者担心、医生担心、医院担心、药品和医疗器械生产厂家也担心。在医疗实践中正确认识和管理医疗风险，提高医疗护理的质量，减少医院和医务工作人员的后顾之忧，已成为亟待解决的问题。

医疗风险可能导致医疗意外和医疗事故。

（一）医疗事故

医疗事故是指医疗机构或其医务人员在医疗活动中违反医疗卫生管理法律、行政法规、部门规章和诊疗护理规范、常规，因过失造成患者人身损害的事故。判断是否为医疗事故需要通过医疗事故鉴定委员会鉴定。

医疗事故临床表现包括：①医疗事故的主体是合法的医疗机构或医务人员；②医疗机构及其医务人员违反了医疗卫生管理法律、法规和诊疗护理规范；③医疗事故的直接行为人在诊疗护理中存在主观过失；④患者存在人身损害后果；⑤医疗行为与损害之间存在因果关系。

（二）医疗意外

医疗意外是指医务人员在从事诊疗或护理工作过程中，由于患者的病情或患者体质的特殊性而发生难以预料和防范的患者死亡、残疾或者功能障碍等不良后果的情况。在医疗意外的情况下，因为损害后果是患者自身体质原因和特殊病种综合在一起而突发的，而医务人员根据当时的情况，对可能产生的患者死亡、残疾或功能障碍的不良后果根本不可能预料到，医务人员的行为与损害结果间不具备直接的因果关系。因此，医疗意外不属于医疗损害，医疗机构也不承担赔偿责任。

医疗意外包括：①疾病危重，急需手术，手术无误，但术中死亡或术后出现严重后遗症者；②药物过敏试验为正常或未规定做过敏试验的药物，引起过敏反应者；③患者在诊疗过程中突然发生栓塞、猝死等意外情况，来不及抢救者；④患者属特异性体质，尽管术前知道或术后发现，但为目前医学技术所难以解决而出现不良后果者；⑤应用新技术、新药物之前做了充分的技术准备，执行了请示报告制度，向患者家属说明了情况并征得其签字同意，仍发生了意外者；⑥经检修的医疗器械，在操作过程中突发故障或临时停电影响正常操作，经积极采取补救措施仍导致不良后果者。

二、防范医疗风险的方法

（一）医疗风险分类

康复医学科常见医疗风险主要包括医疗服务风险和病患本身导致的风险两大类。

医疗服务的角度看，医疗风险可以分为系统性风险和个人风险两大类。个人医疗风险又可分为技术性风险和责任性风险。

病患自身因素导致的风险包括自身所患罕见病、病患及家人对医疗认识和预后的非理性期望、补偿心理、矛盾转嫁等导致的风险。

系统性风险是指与医务人员个人行为无关，而由于医疗管理或者医疗系统的局限性所导致的医疗风险。系统性风险主要包括：医院条件限制、医疗保障制度不健全、医疗保险或报销体系不完善、药品不良反应、医疗流程缺陷、医护人员疲劳和医疗机构管理水平低下等导致的风险。

个人技术性风险包括技术局限性、技术实施缺陷和医疗意外等带来的风险。

责任性风险包括超范围行医、个人疏忽等导致的风险。

（二）防范医疗风险

防范医疗风险包括医务人员自身修养的提高和系统性防范措施的完善。其中，可通过以下方式来完善系统性防范措施。

1. 建立医疗风险监测和预警机制

医疗风险监测预警机制为国家卫生管理部门科学决策、依法行政提供科学依据，远期目标是在此基础上建立全国性的医疗风险监控网络，降低医疗风险，提高医疗质量。更为重要的是，建立医疗风险监测和预警机制，可使病人安全获得更多保障，医疗纠纷数量减少并得到更为合理的解决，对建立和谐的医患关系有重要作用。

2. 严格遵守强制性规范

强制性实施的18项医疗质量安全核心制度是医疗机构及其医务人员在诊疗活动中必须严格遵守的相关制度，主要包括：首诊负责制度、三级查房制度、会诊制度、分级护理制度、值班和交接班制度、疑难病例讨论制度、急危重患者抢救制度、术前讨论制度、死亡病例讨论制度、查对制度、手术安全核查制度、手术分级管理制度、新技术和新项目准入制度、危急值报告制度、病历管理制度、抗菌药物分级管理制度、临床用血审核制度、信息安全管理制度。

3. 加强部门规章和规范的实施

卫生部门及医院实施的规范包括《医师外出会诊管理暂行规定》《特殊医疗技术临床应用管理办法》《医疗机构管理条例实施细则》，以及全面质量管理（TQC）、质量环（PDCA 循环）、品管圈（Quality Control Circles，QCC）、疾病诊断相关组（DRGs）绩效评价、单病种管理、临床路径管理等。

三、风险处置的方法

若发生了医疗风险，必须遵循以患者为中心的原则，有礼、有益、有力、有节地及时处置相关事件，避免事件的扩大化和后续的人身伤害，具体处置原则如下。

（一）有礼

当患者和家属对护理或治疗有所不满时，可能产生愤怒、焦虑等情绪。甚至在医疗行为无差错时，患者和家属也可能产生此类情绪。这往往是因为面对自己或亲人的疾病时所感到的无助和失去亲人或害怕失去亲人的悲伤所导致的。同时，患者和家属医学知识的匮乏和内疚的心情也可能导致产生愤怒等情绪。部分人群一直错误地认为，“医疗就是普通服务，花了钱一定会获得好的结果”，对不理想的预后完全没有心理准备。强烈的悲痛、失望或内疚的补偿心理，其外在表现可能就是愤怒。患者或家属很可能会将这些情绪发泄在尽心抢救病患的医务人员身上。因此，医务人员在进行医患沟通时，要以患者为中心，不回避、坦诚相待、互相理解，提前告知不佳的预后结果非常有必要。

（二）有益

在处理医疗风险时一定要注重细节，条理分明。参与诊治以及医患沟通的人员应具备相应资质，要知情，并做到医疗行为指针充分。处理相关事件的主导者应具备良好的分析和应变能力，处事要灵活，具有弹性。

（三）有力

在处理医疗风险事件时，需回顾医疗行为是否符合法规、法律和行业规范，确定是否为规范性操作。同时，在处置风险时需要有相关指南、规范和法规支持医疗行为，并获得相关行政人员、律师、社会服务团队的支撑。

（四）有节

在处理医疗风险事件时，根据实际情况可以换人沟通、理清权责、掌握节奏，并注意随时反思流程，发现技术缺陷，确保质量环（PDCA 循环）、品管圈（QCC）等规范的实施，加强单病种管理，持续改进临床路径的管理。

（屈云）

参考文献

[1] 陈莉萍，何立．医疗风险管理现状分析与对策建议［J］．中国卫生质量管理，2012，19（1）：35－37.
[2] 陈校云，孙纽云，林琳等．我国医疗风险的研究要素和范畴［J］．中国循证医学杂志，2011，11（5）：479－482.
[3] 刘雅莉，景涛，田金徽等．新西兰医疗风险防范及监管机制现状的循证评价——完善诉讼体系，规范医疗行为，防范医疗风险［J］．中国循证医学杂志，2006（9）：673－681.
[4] 马彬，杨克虎，刘雅莉等．英国医疗风险监管体系的循证评价及其对我国医疗风险管理的启示——关注病人安全，预防医疗差错，提高医疗质量［J］．中国循证医学杂志，2006（7）：514－522.
[5] 孙纽云，王莉，周军等．美英加澳和中国台湾地区医疗风险管理机构、法规与运行机制的比较研究［J］．中国循证医学杂志，2011，11（2）：117－124.
[6] 吴宏，杨兴辰，连斌等．医疗风险现状调查与分析研究［J］．中国卫生质量管理，2009，16（4）：2－4.
[7] 杨风寿，李婷．完善医疗责任险、缓解医患矛盾——基于医疗风险管理的视角［J］．重庆理工大学学报（社会科学），2017，31（12）：45－53.
[8] 杨克虎，马彬，田金徽等．美国医疗风险监测预警机制现状及绩效的循证评价［J］．中国循证医学杂志，2006（6）：439－450.

第九节　临床病房中的医护协作与管理

一、概论

在传统临床工作模式中，医生下达医嘱，护士执行，两者各行其是，难以进行全面沟通，因此容易导致护士对工作不满意，工作缺乏自主性；医生容易沮丧，从而对工作环境不满。医疗服务的实践证明，为病人提供良好的医疗服务不能仅依靠个人力量，而是需要团队合作。因此，上述“主导－从属”的模式已逐渐演变为“参与－合作”模式。为深化“以病人为中心”的服务理念，进一步提高医疗、护理服务质量，加强医护合作，进一步提高医、护、患三方的满意度，从2010年开始，国内众多医院开始开展“医护一体化”工作模式。“医护一体化”概念最早由我国学者甘如秀提出并应用于护理实践和教学中，后逐渐发展应用至其他领域。“医护一体化”指医生和护士形成相对固定的诊疗团队，以医护小组的形式为病人提供“治疗、护理、康复”一体化的责任制整体医疗服务。“医护一体化”包括如下四个重要概念：①全力协作；②在相互独立的同时，又具有合作的工作内容；③相互理解；④共同目标为服务于患者。“医护一体化”不再是单纯的“医生制定方案，护士执行医嘱”，而是双方参与、相互沟通，共同制定患者的治疗和护理方案，是一种新型的临床工作模式。

二、“医护一体化”工作模式

（一）“医护一体化”晨交班

“医护一体化”晨交班，即科室所有医护人员一起参与晨交班。交班由值班医生主持，夜班护士先就病房前一日的工作动态进行汇报，包括出院、入院、危重、观察患者的病情，值班医生及住院总医师再进行补充。大交班完毕后，护士长带领全体护士进行床旁交接班。“医护一体化”晨交班不仅改变了原来医生、护士单独交班的模式，节约了医护人员的交班时间，提高了工作效率，还使医护人员对病人的病情有更加全面的了解。

（二）“医护一体化”查房

主管护士参与医师组查房，协助进行查体、问诊，汇报患者治疗落实情况、护理情况、突出重点问题等，做好查房记录；医生则沟通交流当日诊疗安排、病情观察和护理配合重点。在“医护一体化”的查房过程中，护理人员与医生沟通更方便，在交流病情的同时，业务知识、技能以及沟通交流能力都得到提高，也能为患者提供更准确的健康教育。同时，“医护一体化”查房也加强了医生对于患者病情的了解，更好地为患者制定个体化治疗措施，提高患者的满意度。

（三）“医护一体化”评估

在患者入院、住院期间和出院时，由医生、护士对其进行病情评定，共同商讨患者治疗和护理难题，确定目标和措施，并根据评定结果制定、评价和修改个体化康复、治疗、护理方案。进行“医护一体化”动态评估，有利于工作人员连续了解患者病情变化和治疗效果。

（四）“医护一体化”疑难病例讨论

每周固定一天针对病情危重、治疗效果差或死亡的患者进行科室疑难病例或死亡病例讨论。讨论前，主管医生、护士应就患者治疗、护理上的难题进行整理，在讨论开始时，主管医生先就患者病情进行汇报，再提出疑惑和困难，经由科室讨论，提出建议，并进行记录，对于能够调整的治疗方案及时修订。“医护治一体化”疑难病例讨论，也锻炼了护士提出专业问题和综合分析问题的能力。

（五）“医护一体化”伤口管理

依据伤口的部位、类型、难度等，医生或护士共同进行伤口护理。例如，头部伤口、开胸手术伤口等由医生进行伤口护理，而压疮、擦伤等则由护士进行伤口处理，难度大的伤口则医护共同商讨并合作进行伤口处理。这种管理模式有利于提高医护人员伤口管理的专业知识和技术。

（六）“医护一体化”健康教育

每周医护人员将围绕疾病治疗和护理，交替为患者举办健康知识讲座。以往健康教育主要由护士实施，患者获得的知识有限，而“医护一体化”健康教育实施后，医生、护士健康教育侧重点不同，患者能够获得更多、更全面的知识，从而促进疾病的康复。

（七）“医护一体化”本科教育

“医护一体化”开展本科课程教学，对学生进行疾病讲解。医生主要负责疾病病因、流行病学、治疗等方面的教学，护士则主要负责疾病护理、指导等方面的教学活动，各司其职，使学生更好地理解疾病，获得知识。

（八）“医护一体化”科研

组建“医护一体化”科研团队，由科室主任、医疗组长、护士长、科研水平高的人员等，对低年资医护人员将进行科研培训和科研指导。整个实施过程中，低年资医护人员将获得更多科研知识，科研意愿被激发，能力得到提高，从而促进了整个科室科研能力的提高。

“医护一体化”工作流程图如图 1−1 所示。

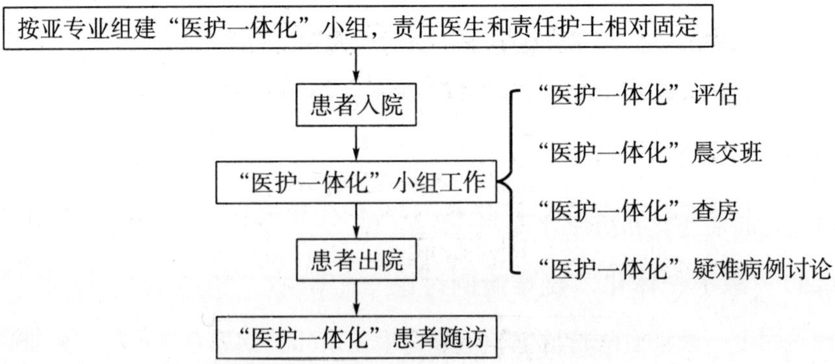

图 1−1 “医护一体化”工作流程图

借助“医护一体化”工作模式，医生和护士之间将建立起可靠的合作关系，双方划分了各自行为和责任范围，相互之间合理分工、相互协作、密切沟通，既能有效保护双方的利益，又能提升临床服务水平，共同解决患者的问题，提高患者的满意度。同时，医护间信息共享，将有效减少医患矛盾和纠纷。遗憾的是，“医护一体化”工作模式在我国并未完全开展，主要受多重因素的影响，如人力配置、医护合作态度、科室性质、管理者能力、医护沟通有效性等。因此，医院领导应鼓励多部门共同协作，并合理配置人力资源；医护人员本身要充分认识到合作的必要性，提高自身素质，相互信任，方能促进“医护一体化”工作模式的实施和发展。

（王凤英）

参考文献

[1] 毕玉田，陈客宏，蔺武军等. 新型医护一体化与医疗安全 [J]. 中华医院管理杂志，2014，30 (9)：659－662.
[2] 吴佼佼，马红梅，廖春霞等. 医护一体化工作模式在护理领域中的应用现状 [J]. 中国医药导报，2017，14 (4)：38－42.

第二章　康复医学评定

第一节　肌肉骨骼系统评定

一、肌内骨骼系统评定的概述

系统疾病的诊治是康复医学重要的组成部分。大量研究证明，骨科康复能有效加快患者的康复进程，使相关功能得到改善，显著降低致残率。在人类常见的135种疾病中，有106种与骨关节相关。骨科疾病发生率较高，对人类健康的危害极大，给社会、家庭造成了极大的负担。加强骨科疾病的临床及康复治疗，对于恢复患者机体功能、改善其生活质量极为重要。

（一）定义

肌肉骨骼康复医学（Musculoskeletal Rehabilitation），又称骨骼肌肉康复学，是康复医学的重要组成部分，主要包括骨骼肌肉系统康复评定、康复治疗等内容。肌肉骨骼康复评定是肌肉骨骼康复医学的核心，是康复治疗的基础，更是制定和完善康复治疗计划、评定康复治疗效果的客观依据。

肌肉骨骼康复评定是指在临床检查的基础上，通过收集、分析患者的各种资料，准确地判断肌肉骨骼系统障碍的情况，并形成障碍学诊断的过程。主要内容包括收集患者的病史等相关信息，使用适宜的方法有效而准确地评定功能障碍的种类、性质、部位、范围、严重程度及预后，并用以制定康复治疗计划和评定治疗效果。

（二）康复评定的目的

肌肉骨骼康复评定的目的包括：第一，判断肌肉骨骼系统疾病、损伤、残疾患者功能障碍的性质、部位、范围和严重程度。第二，根据评定结果制定康复目标和康复治疗方案。第三，判定治疗效果，修正治疗方案，动态评定患者功能障碍的发展变化，以便于康复治疗的及时调整。第四，评定患者尚存器官系统的代偿能力和功能恢复潜能，判断功能障碍的发展、转归和预后，以及后续预防。

（三）评定过程

根据肌肉骨骼系统患者功能障碍的多样性，成立康复评定小组，分别对患者的运动、感觉、心理、日常生活活动能力、环境等进行初期、中期、后期评定。

1. 初期评定

初期评定又称为初次评定，常在入院1～3日内完成，目的是为了全面了解患者的基本情况、功能情况和障碍情况、康复潜力和可能的影响因素，了解患者的康复意愿，确定康复目标，并制定康复治疗计划。

2. 中期评定

中期评定是在康复治疗过程中进行的评定，中期评定常需反复进行，目的是为了了解某一阶段的康复治疗后，患者的功能障碍有无改善及改善的程度，并确定是否需要对原有康复目标和计划进行调整，并指导康复目标和治疗方案的调整。

3. 后期评定

后期评定在康复治疗结束时进行，目的是为了评定患者的总体功能情况，了解康复治疗效果是否达到了预期目的，帮助医生提出进一步重返家庭和社会的建议，以及远期的指导建议。

（四）肌肉骨骼系统评定的特点

1. 临床检查是基础

临床检查和临床医学一样，主要是通过病史询问、体格检查、辅助检查进行定性、定位、定量分析，以寻找病因，了解疾病损伤的性质、部位、范围、程度及病例过程，并对疾病做出正确的临床诊断。在确定临床诊断的基础上，进一步开展正确的功能评定和康复治疗。

2. 功能评定是重点

功能评定是对患者身体局部和整体功能的评定，通过评定患者的躯体功能（如肌力、关节活动度、平衡、步行、感觉功能等）、心理功能、日常生活能力、社会参与能力，以了解患者有无功能障碍及障碍的程度、残存功能状况，从而明确康复治疗目的和制定康复治疗的计划。

3. 重视综合评定

针对不同的疾病或残疾，需拟定不同的评定指标和标准，如关节置换术、截肢等专门的、全面的功能评估量表。例如，对手功能、关节活动度、肌力的评定等，不能只提供单向的评定信息，必须结合手功能、相关关节的活动度、相关肌群的肌力以及患者日常生活活动能力、心理情感等因素进行综合性评估，才能较为全面地反映患者的整体功能状态，做出总体的、具有参考价值的功能康复评定。

（五）肌肉骨骼系统评定的内容

肌肉骨骼系统评定的内容包括：①感觉功能评定，包括痛觉、浅感觉、深感觉以及复合感觉评定；②肌肉力量评定，包括徒手肌力检查、等速肌力测试等；③关节活动度（ROM）评定，了解四肢关节及脊柱的活动范围；④体态评估；⑤平衡与协调功能评定；⑥步行功能评定；⑦日常生活活动能力评定（ADL）；⑧生活质量与社会功能评定；⑨肢体长度和围度测量；⑩骨骼肌肉系统特殊检查。

二、评定方法及技术

（一）感觉功能评定

感觉是人脑对直接作用于感受器的客观事物个别属性的反应。个别属性包括大小、形状、颜色、气味、湿度、味道等。感觉可分为特殊感觉和一般感觉。特殊感觉包括视、听、嗅、味等。一般感觉包括浅感觉和深感觉。浅感觉是皮肤黏膜的感觉，如痛觉、触觉、温度觉、压觉等。深感觉，又称本体感觉，是刺激肌肉、肌腱、骨膜和关节的本体感受器（如肌梭、腱梭等）产生的感觉，如关节位置觉、关节运动觉、震动觉等。

无论是检查浅感觉、深感觉，还是皮质感觉，都应弄清楚以下四个方面的情况：感觉类型、涉及的肢体部位、感觉受损的范围、影响的程度。

1. 疼痛评定

（1）疼痛的概论。

疼痛是一种复杂的与感觉、知觉、情感相关的体验，是骨骼肌肉系统疾病非常常见的症状，每个人的一生中都会有疼痛的体验。疼痛的发生具有两重性：一方面，疼痛是机体的保护性反应，常以某种症状的形式出现，警告机体应及时采取行动来避免伤害；另一方面，病理性的慢性疼痛综合征的形成，给患者带来巨大的痛苦，严重影响患者的日常生活，造成焦虑、抑郁等异常心理状态。对肌肉骨骼系统的多种伤病所导致的疼痛进行评定，是有效治疗的前提，也是评价治疗效果的依据。

疼痛是由伤害性刺激所引起的一种复杂的主观感觉，常常伴有自主神经反应、躯体防御运动、心理情感和行为反应。疼痛包括痛觉和痛反应两方面的内容。痛觉是指躯体某一部分厌恶和不愉快的感觉，主要发生在大脑皮质。痛反应可能发生在中枢神经系统的各级水平，主要表现为心率增快、血压升高、呼吸运动改变、瞳孔扩大、出汗、恐惧、痛苦表情等。根据国际疼痛研究会的定义，疼痛是一种与软组织损伤或潜在损伤相关的、不愉快的主观感觉和情感体验。

（2）疼痛的评定方法。

由于疼痛是一种纯主观的症状，难以定量、定性地进行客观判断与对比，在康复医学临床工作中常用的评定方法有直接评定、间接评定和问卷调查等，具体方法如下。

①压力测痛法。压力测痛法是一种可靠的疼痛康复评定方法，常用于对疼痛强度（痛阈、耐痛阈）的评定，尤其适用于肌肉骨骼系统的评定，但不适用于末梢神经炎、糖尿病患者和因血液系统疾病而产生出血倾向的患者。评定者先用手按压找准痛点，然后将压力测痛器的测痛探头平稳地对准痛点，逐渐施加压力并观察和听取被评定者的反应。记录被评定者诱发疼痛第一次出现所需要的压力强度，即为痛阈。继续施加压力至被评定者无法耐受时记录下压力强度，即为耐痛阈。同时，记录所评定痛点的体表定位以便对比。需注意的是，患者取舒适体位，检查部位应松弛以提高检查准确性，测痛器的圆形探头需平稳地放置于待测点。

②45 区体表面积评分法。将人体表面分为 45 个区域，每个体表区域内有特定的代码，评定时让患者将自己身体感受到的疼痛在 45 区图相应的区域上标出，以示意疼痛的部位。该法可以量化评定疼痛部位、疼痛强度、疼痛性质，适用于疼痛范围较广者，如颈痛、腰痛、肌筋膜痛的患者。该法无绝对禁忌证，但不适用于精神病患者的疼痛评定，也不适用于头痛评定。具体方法为：准备 45 区体表区域图，以及黄、红、黑等颜色的彩笔。让患者根据自身的疼痛用不同颜色或符号在 45 区体表区域图中相应区域标出自身疼痛部位。无色、黄色、红色、黑色分别代表无痛、轻度疼痛、中度疼痛、重度疼痛；也可以用“—”“○”“□”“△”分别代表无痛、轻度疼痛、中度疼痛、重度疼痛。每个区域无论大小均定义为 1 分，其余为 0 分。即使只涂了一个区域的一小部分也评为 1 分，总评分将反映疼痛区域的数目，最后计算出患者疼痛区占体表面积的百分比。注意对患者需详细说明方法和步骤，以免出现误涂；应注意老年患者评定的准确性并结合临床。

③视觉模拟评分（Visual Analogue Scale，VAS）。视觉模拟评分是目前临床上最为常用的疼痛评定方法，适用于对疼痛的强度及变化进行评定。一般适用于 8 岁以上、能够正确表达自己感受和身体状态的患者，而对于感知直线和准确定标能力差或理解力差的患者则不宜使用。具体方法为：在一张白纸上画一条长 10cm 的粗直线，两端分别是“无痛”（0）和“极痛”（100）。患者根据自己感受疼痛的程度，在直线的某一点表达出来，然后使用直尺测量从“无痛”起点到患者确定点之间的距离，用测到的数字表达疼痛的强度，一般重复两次，取平均值。也可以用疼痛测量尺，正面无刻度，左端有“无痛”，右端有“极痛”的标志，背面有 0—10 的数字刻度，患者通过移动标尺上的游标表示自己的疼痛程度，评定者即可在背面看到具体的数字，如图 2—1 所示。

0　　　　　　　　100
无痛　　　　　　　极痛

图 2—1　VAS 疼痛测量尺

④数字分级评分法（Numerical Rating Scale，NRS）。数字分级评分法是以 0—10 共 11 个点来描述疼痛的强度。其中 0 表示无痛，10 表示剧痛，患者根据个人的疼痛感受在其中一个数字上作记号，NRS 比 VAS 更直观，但患者容易受数字和描述的干扰，如图 2—2 所示。

0　1　2　3　4　5　6　7　8　9　10
无痛　　　　　　　　　　　　　　剧痛

图 2—2　NRS 疼痛测量尺

⑤口述分级评分法。口述分级评分法应用语言评定量表评定疼痛。0 级为无痛；1～4 级为轻度疼痛，虽然有痛感但可以忍受，能正常生活；5～6 级为中度疼痛，被评定者疼痛明显不能忍受，影响睡眠；7～10 级为重度疼痛，疼痛剧烈，不能入睡，可伴有被动体位和自主神经功能紊乱的表现。

⑥简化 McGill 疼痛问卷。SF-MPQ 在临床使用上具有简便、快速等特点，适用于需对疼痛特性进行评定的患者和存在疼痛心理问题者。

⑦疼痛日记评分法。对于疼痛发展过程的评定，可以采用疼痛日记评定法（PDS）。

⑧疼痛行为记录评定。疼痛行为记录评定属于一种系统化的行为观察。通过观察被评定者疼痛时的行为可获得有关失能的量化数据，如六点行为评分法（BRS-6）。

⑨Qswestry 功能障碍指数。当疼痛与失能的关系密切，尤其在弥漫性腰痛等疾病状态下，有必要对疼痛及相应的失能情况进行评定。通常采用专门的评定量表，如 Qswestry 功能障碍指数评定量表。

2. 浅感觉

（1）轻触觉。让患者闭目，检查者用棉花或软毛笔轻触患者皮肤，询问患者有无感觉，并且在两侧对称的部位进行比较。刺激的动作要轻，不应过频，每次强度一致。检查四肢时刺激的方向应与其长轴平行，检查胸腹部时应与肋骨平行。检查顺序应为面部、颈部、上肢、躯干、下肢。

（2）痛觉。评定者用圆头针针尖在患者正常皮肤区域刺激数下，使患者感受正常痛觉刺激的感觉。然后进行正式的检查，用针尖均匀轻刺患者需要检查的区域，同时进行两侧对称比较和与正常区域比较，对痛觉麻木的患者从障碍部位向正常部位检查，痛觉过敏区域从正常部位向障碍部位移行检查，为避免患者主观的不正确回答，可用圆头针圆头钝端触之，判断患者回答是否正确，痛觉障碍主要有痛觉缺失、痛觉减退、痛觉过敏等。

（3）温度觉。温度觉包括冷觉与温觉。冷觉评定用装有5～10摄氏度的冷水试管，温觉评定用40～45摄氏度的温水试管。在闭目的情况下交替接触患者皮肤，让患者说出冷或热的感觉。选用的试管直径要小。管底面积与皮肤接触面不要过大，接触时间以2～3秒为宜，检查时两侧要对称。

3. 深感觉

（1）位置觉。嘱患者闭目，检查者将患者手指、脚趾或一侧肢体被动摆在一个位置上，让患者说出肢体所处的位置或用另一侧肢体模仿出相同位置。患肢做4～5次位置变化，记录准确执行的次数，将检查的次数记为分母，准确地模仿出关节位置的次数记为分子（如上肢关节觉4/5）。

（2）运动觉。嘱患者闭目，检查者以手指夹住患者手指或足趾两侧，上下移动5度左右，让患者辨别是否有移动及移动的方向，如不明确可加大幅度或测试较大关节，让患者说出肢体运动的方向。

（3）震动觉。让患者闭目，用每秒震动128次或256次的音叉置于患者骨骼突出部位上，请患者指出音叉有无震动和持续的时间，并作两侧、上下对比。检查时常选择的骨突部位有胸骨、锁骨、肩峰、鹰嘴、桡、尺骨小头、棘突、髂前上棘、股骨粗隆、腓骨小头、内外踝等。

4. 复合感觉

复合感觉是大脑皮质（顶叶）对感觉刺激综合分析和统一判断的能力，因此又称为皮层感觉。只有在深、浅感觉均正常时，检查才有意义。

（1）两点辨别觉。用特制的两点辨别尺、双脚规或叩诊锤的两尖端，两点分开一定的距离，同时轻触患者皮肤，患者在闭目的情况下，若感到两点时，再缩小距离，直至两接触点被感觉为一点为止。测出两点间最小的距离。两点必须同时刺激，用力相等。正常人全身各部位的数值不同，正常值为：口唇2～3mm；指尖3～6mm；手掌、足底15～20mm；手背、足背为30mm；胫骨前缘为40mm；背部为40～50mm。

（2）图形觉。患者闭目，用铅笔或火柴棒在患者皮肤上画几何图形（如圆形、方形、三角形等）或数字0～9，询问患者能否感觉并辨认图形或数字，也应双侧对照。

（3）实体觉。患者闭目，将日常生活中熟悉的某物品放于患者手中（如火柴盒、刀子、铅笔、手表等）。让患者辨认该物的名称、大小及形状等。两手比较。

（4）定位觉。让患者闭目，检查者用手指或棉签轻触一处皮肤，请患者说出或指出受触的部位，然后测量并记录与刺激部位的距离。正常误差手部小于3.5mm，躯干部小于1cm。

（5）重量识别觉。给患者有一定重量差别的数种物品，请其用单手掂量后，比较、判断各物品的轻重。

（6）质地识别觉。分别将棉、毛、丝、橡皮等不同质地的物品放入患者手中，让患者分辨。

5. 感觉功能评定的注意事项

感觉功能评定注意事项包括：①患者必须意识清楚；②检查前向患者说明目的和检查方法以充分取得患者配合；③检查要注意两侧对比，先检查正常一侧，再闭眼或遮眼后检查患侧；④先检查浅感觉然后检查深感觉及皮质感觉，一旦浅感觉受影响，那么深感觉及皮质感觉也会受到影响；⑤根据感觉神经支配区域与分布皮区进行检查；⑥仔细辨别感觉障碍类型和范围。

（二）肌力评定

肌力是指肌肉收缩时产生的最大力量。肌力评定是评估肌肉力量的重要方法，也是骨骼肌肉系统评估最基本的内容之一，有传统的徒手肌力评估，也有使用各种器械和仪器进行的等长肌力评估、等张肌力评估和等速肌力评估。

1. 徒手肌力评估

徒手肌力评估（MMT）要求受试者在去重力、抗重力、抗阻力的条件下完成检查，评估者通过触摸肌腹，观察肌肉运动情况、关节活动范围、克服阻力的能力来决定肌力大小。通常用 6 级肌力分级，各级又可以用“+”和“−”细分为 14 级。

（1）等长肌力的评估。

等长收缩又称静力性收缩，指肌肉收缩时肌纤维长度不变，也不产生关节活动，肌纤维的做功表现为肌张力的增高。肌肉等长收缩在做对抗较大阻力活动中较为常见。主要的等长肌力评定包括以下四类。

①捏力评定。调整好捏力计，受试者取舒适站位或立位，拇指分别与其余手指相对捏捏力计，用力 2～3 次，取平均值。

②握力评定。将握力计把手调整至合适宽度，受试者取舒适站位或立位，上肢在体侧下垂，屈肘 90°，前臂和腕关节中立位，用力握握力计 2～3 次，取平均值。

③背肌肌力评估。受试者站立伸膝，将拉力计把手调整至膝关节高度，两手抓住把手，然后伸腰用力拉把手，评估 2～3 次，取平均值。

④四肢肌力评估。将肢体置于拟测试肌肉的相对应的标准化姿势，通过钢丝绳及滑轮牵引测力计进行肌力评估，评估 2～3 次，取平均值。

（2）等张肌力的评估。

等张收缩又称动力性收缩，指肌肉收缩时肌纤维张力基本保持不变，而肌纤维的长度发生改变，从而产生关节活动。人类大部分日常活动都是等张收缩。等张收缩又根据肌肉收缩时肌纤维长度的改变分为两类。第一类是等张向心收缩，即肌肉收缩时，肌纤维长度变短，肌肉起止点相互靠近。第二类是等张离心收缩，即肌肉收缩时，肌纤维长度变长，肌肉起止点相互远离。

等张收缩时，肌肉克服阻力做功收缩，牵引相关关节做全范围运动时克服的阻力值基本不变。测量一次最大阻力（1RM），应根据受试者情况选取适当负荷，让受试者尽力、尽快做1次全关节活动范围的运动，受试者所能承受的最大阻力即为1RM。完成10次规范全关节活动范围能对抗的最大阻力值为10RM。

（3）等速肌力的评估。

等速收缩指肌肉收缩时，产生肌张力变化，在整个运动过程中运动速度/角速度保持不变。等速收缩分为向心性和离心性等速收缩。运动中的速度预先在等速仪器上设定，一旦速度设定，不管受试者用多大的力量，肢体的运动速度/角速度都不会超过预先设定的速度，受试者的主观用力只能使肌肉张力增加，输出力矩增加。等速仪器产生顺应性阻力，受试者主观用力越大，仪器产生阻力随之增大，速度/角速度不变，加速度为零。

评估时应根据受试者病情尽量选择疼痛较少的运动平面进行评估，评估前先进行5分钟的准备活动，先评估健康侧，后评估患侧。关节轴心按照等速仪测试手册设定，关节活动范围应设定在疼痛较轻范围内。为了反映肌肉的运动功能，可选择几种不同的速度/角速度进行评估。通常小于或等于60°/s为慢速评估，主要用于肌力评估；≥180°/s为快速评估，主要用于肌肉耐力评估；60°～180°/s为中速评估，也用于肌力评估。为了避免评估中肌肉疲劳，评估前应先评估肌力，再评估肌耐力。常用的评价指标有：总做功（TW）、峰力矩（PT）、峰力矩加速能（TAE）、平均功率（AP）、耐力比（ER）、主动肌与拮抗肌峰力矩比率、两侧力矩曲线的变化。

（4）注意事项。

注意事项包括：①肌力评估需要受试者主动积极地参与配合，应告诉受试者如何正确地按照评估要求进行肌肉收缩，并给予适当预评估，使受试者熟悉评估方法和流程。严格按照操作规程进行，保证可靠性、准确性。②严格掌握适应证和禁忌证，避免引起损伤。③注意受试者的心血管整体病情。④避免在疲劳、饱餐情况下进行评估。⑤评估环境舒适，温度适宜。

（三）关节活动度评估

1. 定义

关节是指两块或者两块以上骨与骨之间的连接部分。骨提供肌肉附着的稳定结构，同时通过关节使人体能够运动。由于骨骼在身体中所处的部位及功能不同，两个或多个骨之间相互连接的方式决定了关节的运动方式、运动范围，以及关节活动度，即关节运动时所经过的运动弧，又称关节活动范围。关节活动度分为主动关节活动度和被动关节活动度。关节活动度的评定是对一些能引起关节活动障碍的疾病，如骨折、关节炎、烧伤、手外伤、神经损伤等的重要评定。

2. 引起关节活动度异常的原因及表现

关节活动度异常分为活动度减小和活动度过大，康复医学中以前者更为常见，引起的主要原因有以下几个方面。

(1) 关节与周围软组织疼痛。由疼痛导致主被动活动均减小，如关节炎、骨折、手术等。

(2) 肌肉痉挛。中枢神经系统引起的痉挛，常表现为主动活动减小，被动活动基本正常，如脑损伤引起的肌肉痉挛。

(3) 软组织挛缩。关节周围的肌肉、韧带、关节囊等软组织挛缩时，主被动活动均减小，如肌腱术后、长期制动等。

(4) 肌肉无力。中枢或周围神经系统损伤、肌肉损伤，肌腱断裂等，通常表现为主动活动减少，被动活动正常或过大。

(5) 关节内异常。关节内游离体或渗出等情况，关节主被动活动均减小。

(6) 关节僵硬。关节主被动活动均丧失，如关节骨性强直、关节融合术后等。

(7) 关节变形。康复医学工作中常见到的关节变形由骨关节炎、痛风、膝反张等导致。

3. 测量工具及测量方法

(1) 测角器。临床上最常用的测量工具是通用测角器，它由金属或塑料制成，有数种类型。测角器的两臂（其中一臂有指针，另一臂有刻度尺）由一轴心连接，此轴心为圆周刻度尺，能清晰地读出度数。在测量某些很大的关节（如髋关节、膝关节）或很小的关节（如掌指关节、指间关节）时，应根据需要选用臂长不同的测角器。

(2) 适应证。关节水肿和疼痛、肌肉痉挛或缩短、关节囊及周围软组织炎症及粘连、皮肤瘢痕、中枢及周围神经损伤等所有可能造成关节活动障碍的情况，均需要进行关节活动度测量。

(3) 禁忌证。关节脱位、骨折未愈合，刚刚经历肌腱、韧带、肌肉术后，关节活动度评定可能带来进一步损伤的情况。

(4) 操作流程。①准备用物。准备用物包括：关节测角器、普通软尺、安静舒适的房间、凳子、桌子。②体位。关节活动度测量时，基本上所有的关节都以解剖学的体位为0°体位，仅少数例外。在测量前臂活动时，手掌面以矢面为0°。③测量。在使用测角器测量关节活动度时，需要将关节运动的轴心与测角器的中心保持一致。测角器的两臂与关节运动的固定臂、移动臂分别对准，然后才能开始测量。当然，根据几何学的知识，将固定臂和移动臂分别平行于量角器的两臂，获得的角度大小是不变的。

（5）其他工具。对脊柱而言，因参与的关节多，缺乏可靠的界线标志，而难以做到精确测量，有时可采用脊柱活动状态的X线片评定活动范围，亦可用卷尺测量直立位弯腰时中指尖与地面的距离来评定脊柱的活动范围。在特殊情况时，可用铅垂线、电子装置或其他工具。

人体常见的各关节活动正常度数见表2-1。

表2-1 人体常见各关节活动度正常值

关节	运动	测量姿位	测角器放置标志			正常值
			中心	近端	远端	
1. 肩	屈、伸	解剖位站立	肩峰	腋中线（铅垂线）	肱骨外上髁	屈180° 伸50°
	外展	同上	同上	同上（身体外侧缘）铅垂线	同上	180°
	内、外旋	仰卧、肩外展肘屈90°	鹰嘴	同上	尺骨茎突	各90°
2. 肘	屈、伸	解剖位	肱骨外上髁	肩峰	桡骨茎突	屈150° 伸0°
3. 前臂	内、外旋	坐位、肩内收肘屈90°	手掌尺侧缘	铅垂线	紧贴掌背	各90°
4. 腕	屈、伸	解剖位	桡骨茎突	前臂纵轴	第二掌骨头	屈90° 伸70°
	尺、桡屈	同上	腕关节中点	同上	第三掌骨头	桡屈25° 尺屈65°
5. 髋	屈	仰卧、对侧髋过伸	股骨大粗隆	水平线	股骨外踝	125°
	伸	仰卧、对侧髋屈曲	同上	同上	同上	15°
	内收外展	仰卧，避免大腿旋转	髂前上棘	对侧髂前上棘	髌骨中心	各45°
	内、外旋	仰卧，小腿床缘外下垂	髌骨下端	铅垂线	胫骨前缘	各45°
6. 膝	屈、伸	侧卧	股骨外髁	股骨大粗隆	外踝	屈150° 伸0°

续表

关节	运动	测量姿位	测角器放置标志			正常值
			中心	近端	远端	
7. 踝	屈、伸	侧卧	内髁	股骨内髁	第一跖骨头	屈 45° 伸 20°
	内、外翻	侧卧	踝后方两踝中点	下腿后纵轴	足跟中点	内翻 35° 外翻 25°

（四）体态评估

“体态”一词确切地说描述的是身体各个部位之间的关系，包括它们自然排列的位置，或者从解剖学的角度看它们的位置是否契合。体态评估可以为评估者提供很多有关肌肉骨骼系统状况的有价值的信息，也为后续康复评估及治疗提供线索。损伤、慢性过度使用、病理因素或就座习惯引起的肌肉和运动系统的功能紊乱，通常会导致肌肉功能发生可见的变化。同时，关节功能紊乱导致肌肉功能发生变化，通常表现出抑制或痉挛，随之发生运动表现和体态控制能力下降，肌肉骨骼系统会对扳机点的发展、失衡或动作模式改变做出相应反应，这种肌肉骨骼系统的失衡在安静状态下表现为体态的改变。

在理想状态下，体态评估需要患者尽量少穿衣服并站立在光线充足的地方。需要从前、后和侧面观察患者。无论患者主诉疼痛位置在哪里，体态观察通常都是从骨盆开始。

1. 骨盆的位置

评估者需要对患者的全身体态排列有一个整体印象，注意记住曲度，寻找曲度不足或过大的位置，有无任何结构或生物力学的改变，如脊柱侧弯或长短腿。骨盆是首先需要关注的部位，因为腰椎、骶髂关节和下肢的功能紊乱通常都会反映在这个区域。临床和影像学研究表明，腰椎前突和骨盆倾斜有显著的相关性，因为骨盆倾斜会明显改变腰椎前突的角度，骨盆倾斜还会影响头部和身体其他部分的位置。

评估者需要从矢状面、额状面和水平面来观察骨盆的位置。触摸髂嵴以判断骨盆两侧高度和旋转是否对称。最常见的偏移是骨盆在矢状面上前倾、后倾，额状面上侧倾和在水平面上旋转。观察骨盆需要注意五个关键点：

（1）骨盆前倾角度增加引起腰椎前凸增加，从而导致骨盆交叉综合征。导致其发生的原因可能包括单关节或多关节屈髋肌群和伸展腰椎的肌群缩短或紧张，以及腹部和臀部肌肉薄弱。

（2）骨盆后倾通常伴随腰椎过平，还会出现腘绳肌紧张的情况。

（3）如果一侧髂嵴高于另一侧，表明骨盆在额状面倾斜。其原因可能是腰方肌或背阔肌紧张，通过影像学检查或腿部长度测试可以排除长短腿导致的侧倾。骨盆侧倾往往首先引起一侧腿功能性缩短，随后发生肌肉失衡，导致一侧腿缩短的肌肉包括单关节髋内收肌、髂腰肌、腰方肌、背阔肌等。梨状肌缩短会导致腿功能性变长。

（4）骨盆侧移时可观察到骨盆相对于躯干向一侧移动。骨盆侧移可能是由于腰椎病变或单侧髋内收肌缩短引起，并伴有髋外展肌群的薄弱或抑制。

（5）骨盆在水平面旋转时可观察到一侧髂前上棘位于另一侧髂前上棘前方，通常伴随髋关节向骨盆旋转一侧旋内，这与骨盆旋转一侧的阔筋膜张肌－髂胫束缩短有关。

2. 系统姿态分析法

系统姿态分析法如表 2－2 所示。

表 2－2　系统姿态分析法

关键点	观察项目	可能的原因	临床常见现象	确认测试
后面观				
1. 骨盆	侧倾	长短腿；腰椎或骶髂关节病变；腰方肌或背阔肌缩短	髂嵴高度不同	修正的托马斯测试；单腿站立测试；肌肉长度测试
	侧移	腰椎病变；髋内收肌缩短或髋外展肌薄弱	骨盆相对躯干侧移	
	旋转	腰椎或骶髂关节病变；阔筋膜张肌－髂胫束缩短	一侧髂前上棘位于对侧髂前上棘前方；髋向骨盆旋转一侧内旋	
	前倾	臀中肌、臀大肌抑制或薄弱；屈髋肌群过度紧张或缩短	腰椎前凸增加	
	后倾	腘绳肌紧张	腰椎前凸减少或平背	
2. 臀部	下部臀横纹	同侧骶髂关节紊乱	臀大肌抑制；同侧腘绳肌肥大	伸髋测试；触诊；臀部肌肉力量测试
3. 腘绳肌	腘绳肌下三分之二肌腹肥大	同侧臀大肌抑制；下交叉综合征	腘绳肌过度紧张、僵硬或缩短	触诊；伸髋测试；腘绳肌长度测试
4. 髋内收肌	近端腹股沟区域呈 S 形可能由于耻骨肌缩短、腹斜肌过度紧张	腰椎功能紊乱；下肢可能出现长短腿；髋外展肌薄弱；腹壁薄弱	髋外展肌薄弱；腹肌薄弱；内收肌存在扳机点，腹直肌与耻骨联合相连	触诊；髋内收肌长度测试；髋外展测试；臀肌力量测试

续表

关键点	观察项目	可能的原因	临床常见现象	确认测试
5. 小腿三头肌	跟腱缩短；比目鱼肌肌腹突出	下背痛；鞋子不合适；姿态不良导致的优势侧腿腓肠肌和比目鱼肌肥大	比目鱼肌或腓肠肌紧张；下背痛；足底筋膜炎；足内翻增加	触诊；小腿三头肌长度测试
6. 足跟形状	圆足跟，正常；平足跟，重心后移；尖足跟，重心前移	足背屈肌薄弱；姿态适应性改变	臀大肌紧张；骨盆牵拉引起腘绳肌紧张；头痛	颈部肌群和枕骨下肌触诊；足部功能测试
7. 脊柱伸肌	不对称；胸腰部形态改变；椎横沟	下背疼痛；脊椎活动度过大；筋膜紧张；下交叉综合征	腹部肌肉薄弱或不协调；脊柱下部不稳定；屈髋肌紧张	肖博测试；被动活动度测试；观察腹部肌群功能；呼吸模式测试
8. 肩胛区域	翼状肩胛；哥特肩（肩部和颈部呈一直线）	上交叉综合征；胸肌紧张；第二颈椎功能紊乱	肩胛骨动态稳定肌薄弱；胸肌、上斜方肌或肩胛提肌紧张	俯卧撑；上臂外展；头屈曲；胸肌、上斜方肌或肩胛提肌长度测试；中、下斜方肌、前锯肌、颈部深层区级力量测试
前面观				
9. 腹壁	呼吸模式	胸式、腹式	肌肉紧张；扳机点；腹部肌肉薄弱；腹部侧面凹陷；下背痛；髋内收肌痉挛	呼吸测试；卷腹测试
	上部或下四分之一部过度紧张	横膈膜薄弱、呼吸效率低下		
	腹直肌沟加深	辅助呼吸机紧张；腹壁肌群薄弱或协调性下降		
	假性疝气	稳定性不良；腹横肌薄弱		
10. 大腿	股内侧肌肥大	与运动相关；股直肌紧张；膝关节过伸；第四腰椎损伤；髌骨侧移	膝关节出现过伸趋势；髌骨侧向偏移；髂胫束上部至侧面存在扳机点	动作模式测试（伸髋、髋外展测试）；肌肉长度测试（腘绳肌）；触诊，单腿站立测试
	髌骨移位	足部功能紊乱；本体感觉缺失	平衡功能受损	

续表

关键点	观察项目	可能的原因	临床常见现象	确认测试
11. 小腿	胫骨前肌变小	第五腰椎功能紊乱	腰椎疼痛；步态不良	肌肉测试；触诊
12. 上肢	三角肌轮廓；手臂旋内；手臂矢状面位置；肱骨头位置	上交叉综合征；排除驼背	上臂外旋肌群薄弱；肩胛骨动态稳定性不良；背阔肌、胸肌紧张或缩短	背阔肌、胸肌长度测试；中下斜方肌和肩外旋肌力量测试
13. 胸肌	体积增大；乳头明显突出或侧移	上交叉综合征	压痛点；扳机点；手臂内旋；肩前伸；肋骨移动受限	触诊
14. 头部	头前倾；胸锁乳突肌前沟增加	上交叉综合征；斜角肌和颈深层屈肌薄弱	疼痛；扳机点	触诊；头屈曲测试；颈椎灵活性测试
	下颌和颈部夹角大于 90°	舌骨上肌过度紧张	颞下颌关节功能紊乱	

（五）平衡协调功能评估

1. 平衡功能评估

患骨骼肌肉系统疾病，特别有慢性疼痛的患者，在日常生活中很少出现双腿静止对称站立，尤其在步态模式中患者大部分都是采用单腿站立，这对骨盆侧向稳定性提出较高要求，单腿站立平衡测试可从没有疼痛的人群中区分出慢性背痛的患者。因此，对于患肌肉骨骼系统疾病的患者常采用单腿站立平衡测试评估患者的平衡能力。测试中要求患者抬起对侧腿，大腿与地面成 45°，并屈膝 90°，保持双眼睁开。

（1）静态平衡，定性评估。评估者观察患者完成并维持单腿站立平衡测试的动作质量，注意支撑腿的移动和骨盆、肩部的失衡情况。正常情况下支撑腿预先移动不会超过 2.5cm，患者应该能够在没有任何代偿动作的前提下维持 15 秒。骨盆过度预先移动、不能完成单侧 15 秒站立、抬起对侧肩膀或髋部太高都表明可能存在功能紊乱。若观察到骨盆偏移，如侧移、对侧髋下沉或股骨内旋，则表明患者骨盆侧向稳定肌群薄弱或抑制。评估者还需观察患者膝关节、胫骨前肌和脚趾的多余活动，因为这些可能提示本体感觉不良。

（2）静态平衡，定量评估。患者动作同前，嘱患者双眼注视前方，然后闭上双眼并尽量保持平衡 30 秒。每侧腿测试 5 次，记录最好成绩。若患者测试过程中出现睁开眼睛、双手前伸、抬起的腿接触到支撑腿、抬起的腿放下，需立即结束测试。不同人群单腿平衡站立标准数据如表 2-3 所示。

表 2-3 不同人群单腿平衡站立标准数据

年龄（岁）	闭眼站立时间（秒）
20～49	24～29
50～59	21
60～69	10
70～79	4

2. 协调能力评估

（1）基本概念。协调能力是指人体产生平滑、准确、有控制的运动的能力，同时伴有适当的速度、距离、方向、节奏和肌力的变化 。协调运动的产生需有完整的深感觉，以及前庭、小脑和锥体外系的参与。协调障碍是指以笨拙的、不平衡的、不准确的运动为特点的异常运动。

（2）共济失调的分类。根据中枢神经系统病变部位的不同，共济失调分为小脑性共济失调、基底核共济失调、脊髓后索共济失调。

（3）协调的维持机制。保持人体的协调涉及三个环节的参与，即感觉输入、中枢整合、运动控制。感觉输入主要包括视觉和本体感觉，前庭所起的作用不大；中枢整合作用依靠大脑反射调节和小脑共济协调系统，其中小脑的共济协调起到更为重要的作用；运动控制主要依靠肌群力量。三个环节环环相扣，无论哪一环节出现问题均会出现协调功能障碍。

（4）评定目的。协调能力评定的目的包括：明确有无协调功能障碍，评估肌肉或肌群共同完成一种作业或功能活动的能力；帮助了解协调障碍的程度、类型和引起协调障碍的原因；为进一步康复计划的制定与实施提供依据；对训练疗效进行评定；协助研制评定与训练的新设备。

（5）功能分级。

Ⅰ级：正常。

Ⅱ级：轻度残损，能完成活动，但较正常速度和技巧稍有差异。

Ⅲ级：重度残损，能完成活动，但动作慢、笨拙、明显不稳定。

Ⅳ级：重度残损，仅能启动动作，不能完成。

Ⅴ级：不能完成活动。

（6）评定方法。

评定方法一：平衡性协调试验。评估身体在直立位时的姿势、平衡、静态和动态成分。平衡性协调试验包括以下几种。①双足站立：正常舒适位、两足并拢站立、一足在另一足前方。②单足站立。③站立位、上肢交替放置于身旁、头上方或腰部。④在保护下，出其不意让被评定者失去平衡。⑤弯腰、返回直立位；

侧弯返回直立位。⑥直线走（一足跟在另一足尖之前）、侧方走、倒退走、正步走、变换速度走、突然停止后再走、环形走、变换方向走、足跟或足尖着地走。⑦站立位睁眼和闭眼。

评定方法二：非平衡性协调试验。非平衡性协调试验包括惟下几种。①指鼻试验：被评定者用自己的食指，先接触自己的鼻尖，再去接触评定者的食指。②指对指试验：评定者与被评定者相对而坐，将食指放置于被评定者面前，让其用食指去接触检查者的食指。③轮替试验：被评定者双手张开，一手向上，一手向下，交替转动；也可以一侧手在对侧手上交替转动。④食指对指试验：被评定者双肩外展 90°，伸肘，在同时向正中线运动，双手食指相对。⑤拇指对指试验：被评定者拇指依次与其他手指相对，速度可以由慢渐快。⑥握拳试验：被评定者双手握拳伸开，可以同时进行或交替进行，速度渐快。⑦拍膝试验：被评定者用手掌拍膝，对侧握拳拍膝；或者一侧手掌在同侧膝盖上做前后运动，对侧握拳在膝盖上做上下运动。⑧跟膝胫试验：被评定者仰卧，抬起一侧下肢，先将足跟放在对侧下肢膝关节上，再沿着胫骨前缘向下滑动。⑨旋转试验：被评定者上肢于身体两侧屈肘 90°，前臂交替旋前旋后。⑩画圆或横“8”字试验：被评定者用上肢或下肢在空气中画圆或“8”字，评定下肢时取卧位。

（六）步行功能评定

1. 定义

步行是指通过双脚的交互移动来安全、有效地转移人体的一种活动，是躯干、骨盆、下肢各关节及肌群的一种规律、协调的周期性运动。步态是步行的行为特征，是一个人行走时的表现形式，又称行走模式。步态分析是利用力学原理和人体解剖学、生理学知识对人类行走状态进行对比分析的一种研究方法，包括定性分析和定量分析。步态模式是自动化水平最高的运动模式，步态模式的基础反射是由脊髓水平控制的。步行周期通常从足跟最初接触地面开始，下肢经过站立中期、站立后期，最后到摆动期。步态循环中站立期占步行周期的 60%，摆动期占步行周期的 40%。

2. 适应证

（1）CNS 损伤：脑卒中、脑外伤后偏瘫、脑瘫、帕金森病、小脑及其传导通路病变。

（2）肌肉骨骼系统疾病：截肢、髋关节或膝关节置换术后、关节炎、韧带损伤、踝扭伤、下肢不等长等。

（3）外周神经损伤：股神经损伤、腓总神经损伤等周围神经损伤。

3. 基本参数

（1）步长。步长为行走时一侧足跟着地到紧接着的对侧足跟着地所行进的距离，一般步长约为 50～80cm。

（2）步频。步频为行走中每分钟迈出的步数，又称步调。正常人步频大约是 95～125 步/min。

（3）步速。行走时单位时间内在行进的方向上整体移动的直线距离为步速，正常人的平均自然步速约为 1.2m/s。

（4）步宽。在行走中左、右两足间的横向距离称为步宽，通常以足跟中点为测量参考点，用 cm 表示，正常人的步宽约为 8±3.5cm。

（5）步幅。行走时由一侧足跟着地到该侧足跟再次着地所行进的距离为步幅。

（6）足偏角。在行走中前进的方向与足的长轴所形成的夹角称为足偏角，正常人的足偏角约为 6.75°。

（7）步行周期。在行走时一侧足跟着地到该侧足跟再次着地的过程为一个步行周期，正常人的步行周期约为 1.0～1.3s 左右。步行周期如图 2－3 所示。

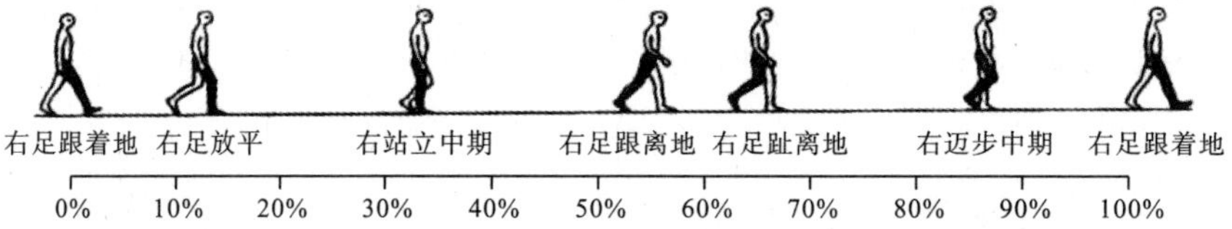

图 2－3　步行周期

（8）步行时相。一个步行周期可分为支撑相和摆动相。

4. 评定方法

（1）目测分析法。

目测分析法，评定者需观察患者的全身情况，如身体的姿势，包括静态姿态和动态姿势。步态的总体状况包括步行节律、稳定性、对称性、流畅性、身体重心偏移、躯干的倾向、上肢摆动、患者神态表情等。正面观察步态时，主要观察髋关节内收、外展、内旋、外旋，骨盆运动及身体重心的变化等。侧面观察步态时，主要观察步行周期的时相、分期，以及关节运动情况。

（2）定量分析法。

①足印法步态检查。被评定者在两足底上先蘸滑石粉，评定者嘱其在橡皮地毯上自然步行，或在被评定者足底蘸墨水嘱其在白纸上行走，测试距离最少在 6 米以上，每侧足不少于 3 个连续足印。然后，根据地毯或白纸上的足迹，测量被评定者的步长、步宽、步频等基本参数，计算步行速度等进行评估。

②采用步态分析仪检查。评定前让被评定者更换紧身衣裤，按照测试软件要求在其身体特定部位粘贴反光标记（如双侧肩峰、髂前上棘、掐后上级、髌骨上缘、外踝等部位），让被评定者保持标准站立位，记录各个标记点的空间测试原

位点，嘱其按照日常行走方式和速度往返行走于步行地毯。根据摄像头采集到的数据，通过软件分析计算步频、步速、步长、跨步长、下肢支撑时间，以及髋关节、膝关节和踝关节在矢状面上的力矩和偏离峰值等。

5. 常见异常步态

（1）疼痛步态。

疼痛步态又称逃避性步态，常见于描述下肢疼痛患者的步态。患者通过改变步态减少疼痛下肢的负重，未受累下肢快速向前摆动以缩短患肢的支撑相。根据患者行走时的形态又可以分为：

①直腰步态。脊柱疾患者（脊柱结核、肿瘤等）行走时，为了避免脊柱振动压迫神经引起疼痛，常挺直腰板、小步慢走，步幅均等。

②侧弯步态。腰椎间盘突出压迫神经，导致一侧腰腿痛的患者，行走时为减轻疼痛，躯干向健侧倾斜、脊柱侧弯；足跟着地后，患腿支撑相缩短。

③踮脚步态。各种原因引起一侧下肢负重疼痛者，行走时患侧支撑相缩短、健侧摆动相提前并加快，以减少患肢负重，防止疼痛，呈踮脚步态。

（2）足尖步态。

髋关节疼痛者行走时，支撑相以足尖着地为主，躯干向患侧倾斜以减少髋关节负重。膝关节疼痛者，行走时支撑相足尖着地，膝不敢伸直，健侧摆动加快。

（3）关节挛缩致强直步态。

①髋关节挛缩。髋关节屈曲挛缩者行走时，骨盆前倾、腰椎过伸、足尖点地、步幅短小；髋关节伸直挛缩者，行走时骨盆上提、过度屈膝、躯干旋转以完成下肢摆动。整个行走过程重心左右、上下移位均明显增加。

②膝关节挛缩。膝关节屈曲挛缩 20°以上者，可出现斜肩步态；膝关节伸直挛缩者，行走时摆动相躯干向健侧倾斜，患侧骨盆上提、髋外展，以提起患腿，完成摆动。整个行走过程重心左右、上下移位均明显增加。

③踝关节挛缩。踝跖屈挛缩 15°以上者，行走时，支撑相足跟不能着地，摆动相过度屈髋屈膝、足尖点地，呈跨栏步态；踝背屈挛缩 15°以上者，行走时足尖不能着地，患肢支撑相缩短、健侧摆动加快，呈踮脚步态。整个行走过程重心左右、上下移位均明显增加。

（4）短腿步态。

患肢短缩 3cm 以内者，外观上一般看不出异常。患肢短缩达 3cm 以上者，腿着地时同侧骨盆下降，导致同侧肩倾斜下沉，对侧摆动腿、髋膝过度屈曲与踝背屈加大，出现斜肩步。患肢如短缩超过 4cm，则步态特点可改变为患肢用足尖着地代偿。整个行走过程重心上下、左右移位均加大，能量消耗增加。

（5）肌力减弱致异常步态。

各种原因引起的肌力减弱或下降也会导致异常步态，如表 2-4 所示。

表 2-4　肌力减弱或下降导致的异常步态

步行周期	部位	运动	正常肌肉活动	减弱	代偿
1. 足跟着地到全足着地	踝	5°d～15°p	胫前肌（离）	足拖地	前足底同时坐地，足趾着地
	膝	0°～15°	股四头肌（离）	膝过屈曲	五足跟着地，足趾全着地，躯干前倾
	髋	30°屈曲位	臀大肌、腘绳肌、竖脊肌	髋过屈曲、骨盆前倾	躯干后倾
2. 全足着地到支持中期	踝	15°p～10°d	腓肠肌、比目鱼肌（离）	踝过背屈	踝跖屈位
	膝	15°～5°	股四头肌	膝过屈伸	躯干前倾
	髋	30°～0°f	臀大肌	髋过屈伸、骨盆前倾	躯干后倾
3. 支持中期到足跟离地	踝	0°～15°d	腓肠肌、比目鱼肌（离）	过背屈	踝跖屈位，足底一齐离地
	膝	5°～0°	无		无
	髋	0°～20°e			
4. 足跟离地到足趾离地	踝	5°d～20°p	腓肠肌、比目鱼肌（向）、腓骨长、短肌	不能踢出	足底一齐离地
	膝	0°～40°	股四头肌		
	髋	20°～10°e	髂腰肌、大内收肌、长内收肌	不定	不定
5. 摆动初期到摆动中期	踝	20°～0°p	胫前肌	足下垂、拖地	髋、膝过屈曲，髋环转背伸步行
	膝	40°～60°	股二头肌、股薄肌、缝匠肌（向）	屈膝不充分	髋过屈曲，环转提骨盆
	髋	10°～0°e	髂腰肌、股直肌、股薄肌、缝匠肌（向）	屈髋不充分	髋环转、提骨盆
6. 摆动中期到摆动末期	踝	0°～5°d	背屈肌	足下垂拖地	髋、膝过屈曲，髋环转伸背步行
	膝	60°～6°	股四头肌	膝伸展不充分	
	髋	0°～30°e	腘绳肌（离）	下肢控制不足	

注：d=背屈；p=跖屈；f=屈曲；e=伸展；向=向心收缩；离=离心收缩。

（七）肢体长度围度评定

1. 概论

肌肉骨骼系统疾病常常伴随肿胀、肌肉萎缩、肢体长度改变等临床表现。需要利用测量器评定肢体的长度和围度。

2. 适应证与禁忌证

肢体长度围度评定适用于所有出现可疑长度或围度改变的患者。在肢体骨折未固定等不宜搬动的情况下不宜行长度和围度测量，开放性损伤局部不宜行围度测量。

3. 长度的测量

（1）上肢长度测量（被评定者取站位或坐位）。

上肢长度测量包括：①整体长度：相对长度为第 7 颈椎棘突至中指之间的长度，绝对长度为肩峰至中指尖的长度。②上臂长度：相对长度为肩峰到尺骨鹰嘴的距离，绝对长度为肩峰到巩固外上髁的距离。③前臂长度：相对长度为肱骨内上髁到尺骨茎突的距离，绝对长度为尺骨鹰嘴到尺骨茎突，或桡骨小头到桡骨茎突的距离。

（2）下肢长度测量（被评定者仰卧，骨盆摆正，若存在一侧畸形，则健侧下肢应放在与患侧下肢相同的位置上）。

下肢长度测量包括：①整体长度：相对长度为肚脐至内踝尖的距离，绝对长度为髂前上棘到内踝尖的距离。正常人两侧误差小于 1cm。②股骨长度：相对长度为髂前上棘到股骨外侧髁的长度，绝对长度为股骨大转子顶点到膝关节外侧平面的距离。③胫骨长度：为胫骨平台内上缘到内踝尖的距离。④腓骨长度：为腓骨小头到外踝尖的距离。

4. 肢体围度的测量

（1）上肢围度测量（患者取站位或坐位，双侧上肢在体侧自然下垂）。

上肢围度测量包括：①上臂围度：评定者用皮尺绕肱二头肌肌腹或上臂最隆起处一周，其测量结果即为上臂围度，一般在用力屈肘和上肢下垂放松时各测量 1 次。②前臂围度：评定者同样用皮尺在前臂最粗处测量。

（2）下肢围度测量（患者取仰卧位）。

下肢围度测量包括：①大腿围度。患者仰卧位，大腿肌肉放松，评定者测量从髌骨上缘到大腿终端的距离（一般取髌上 5cm、10cm、15cm），然后测量其围度。②小腿围度。患者仰卧位，屈膝，双足平放床上，评定者用皮尺在患者小腿最粗处测量。

（3）躯体围度测量。

躯体围度测量包括：①胸围：患者取坐位或站位，双上肢在体侧自然下垂。

评定者用皮尺测量患者通过乳头上方（相当于第四肋间）和肩胛下角的围度。对乳房比较大的女性可在乳头稍高的地方测量。测量分别在平静时、深呼气末和深吸气末时进行。②腹围：患者卧位或站立位，双上肢在体侧自然下垂。评定者取患者腋中线季肋下缘与髂棘中1/2点处，用皮尺绕腹部一周测量腹围。③臀围：患者站立，双上肢体侧自然下垂。评定者测量患者大转子和髂前上棘连线中间臀部最粗处。

5. 注意事项

注意事项包括：①测量时应充分裸露患者测量部位；②使用标准皮尺，同一体位，同一对称测量部位，先健后患，双侧比较；③测量女性身体围度时，先取得患者同意，并有女性家属或女性医务人员在场。

（八）特殊检查

肌肉骨骼系统特殊检查将在相应章节中详细介绍。

（朱守娟）

参考文献

[1] 菲尔·佩治，克莱尔·弗兰克. 肌肉失衡的评估与治疗［M］. 焦颖，译. 北京：人民体育出版社. 2016.

[2] 简·约翰逊. 体态评估操作指南［M］. 陈方灿，江昊妍，译. 天津：天津出版传媒集团. 2017.

[3] 李雪萍，何成奇. 骨骼肌肉康复学评定方法［M］. 北京：人民卫生出版社. 2015.

第二节　神经系统评定

一、神经系统评定概述

神经系统康复评定是通过收集、分析神经系统疾病患者的各种资料，从而准确地判断障碍的情况，并进行障碍诊断的过程。

（一）主要内容

1. 意识的评定

根据临床表现可分为嗜睡、昏睡、浅昏迷、深昏迷，评定主要采用格拉斯哥昏迷量表（Glasgow Coma Scale，GCS）。

2. 认知觉的评定

脑外伤患者常常有下列症状：认识障碍，如判断、记忆、注意、推理、抽象思维、排列顺序的障碍等；知觉障碍，如地理定向障碍、物体视觉失认、视觉空间失认、图像背景分辨困难、体像失认、单侧忽略、结构性失用、穿衣失用、疾病失认等。对意识清楚的患者，一般使用简明精神状态检查表（MMSE）或韦氏成人智力量表进行评定。认知障碍的分级通常采用兰乔洛期阿米戈斯医院（Rancho Los Amigos Hospital）的RLA标准。

3. 运动功能的评定

运动功能障碍是脑外伤的主要功能障碍，也是影响患者日常生活能力、生活质量的主要障碍。运动功能障碍主要有偏瘫、肌力弱、肌张力障碍、平衡障碍、共济失调、不自主运动等。

4. 感觉功能的评定

感觉功能评定主要针对痛温觉、触觉、关节位置觉、运动觉等障碍。

5. 言语、吞咽功能的评定

言语、吞咽功能障碍主要表现为失语症、构音障碍和吞咽困难。失语症常用波士顿失语检查法评定，构音障碍常用Frenchay构音障碍评定，吞咽障碍常用洼田氏饮水试验评定。

6. 行为评定

评定者可按行为障碍常见的临床表现来评定，如发作性失控、额叶攻击行为、负性行为障碍等。

7. 情绪评定

脑损伤后患者常表现为抑郁或焦虑，可分别用汉米尔顿抑郁量表（HDS）和焦虑自评量表（SAS）进行评定。

8. 日常生活活动能力评定

对个人生活不能自理，需要他人照顾和帮助的患者，一般使用改良Barthel指数进行日常生活活动能力评定。

（二）原则

1. 早期介入

目前国际上一致强调颅脑外伤的康复治疗要早期开始，应从急性期就介入，这是关系到颅脑外伤康复治疗效果好与差的关键。

2. 强调康复评定

通过康复评定，评定者需全面地发现患者的问题，如有行为、心理、认知方面的障碍，并同时予以处理。

3. 全面康复

颅脑外伤所引起的功能障碍是多方面的，因此其康复治疗必须从整体进行考虑。要将各种方法，如物理治疗（运动疗法和理疗等）、作业治疗、言语治疗、心理治疗，以及传统疗法和药物治疗等进行综合应用，并且需要家属参与，以保证康复治疗效果。

4. 循序渐进

康复训练量及强度要由小到大，训练难度要逐渐增加，同时注意鼓励患者，增强患者康复的信心。

5. 个体化治疗

因为每个患者损伤的部位、损伤的程度不同，患者的体质、个性也不同，因此在制定治疗方案时，应因人而异，采取个体化的治疗方案，并随时根据病情与功能状况的变化来修订治疗方案。

6. 持之以恒

颅脑损伤的康复往往是长期的。在每个阶段均应帮助患者及家庭面对伤病现实、精神压力和社会能力方面的变化。重度脑外伤患者的康复需要持续许多年，一些患者可能需要长期照顾。

7. 其他原则

其他原则包括：①关注评定的信效度、疗效；②分阶段侧重；③金标准；④基于临床经验发明新方法；⑤功能学和国际功能分类（ICF）；⑥结合基础评定、专科评定、专病评定。

二、主要评定技术

（一）意识评定

意识指人对周围环境及对自身状态的识别和觉察能力。意识清醒状态的维持需要正常的大脑皮质及脑干网状结构不断地将各种身体内外感觉冲动经丘脑广泛地投射到大脑皮质，即上行性网状激活系统。弥漫性大脑皮质或脑干网状结构损害或功能抑制，均可引起意识障碍。通常将意识障碍分为嗜睡、昏睡、浅昏迷、深昏迷。临床上常用 Glasgow 评分表进行意识评定，如表 2−5 所示。

表 2−5　Glasgow 昏迷量表

项目	试验	患者反应	评分
1. 睁眼	自发睁眼	自己睁眼	4
	言语刺激	大声向患者提问时患者睁眼	3
	疼痛刺激	捏患者时能睁眼	2
	疼痛刺激	捏患者时不能睁眼	1
2. 运动反应	口令	能执行简单口令	6
	疼痛刺激	捏痛患者时患者能拨开医生的手	5

续表

项目	试验	患者反应	评分
3. 运动反应	疼痛刺激	捏痛患者时患者能撤出被捏的部分	4
	疼痛刺激	捏痛患者时患者身体呈去皮质强直（上肢屈曲、内收内旋，下肢伸直、内收内旋，踝背屈）	3
	疼痛刺激	捏痛患者时患者身体呈去大脑强直（上肢伸直、内收内旋，腕指屈曲，下肢伸直、内收内旋，踝趾屈）	2
	疼痛刺激	无反应	1
4. 言语反应	言语	能正确会话，回答本人是谁，在哪及哪年哪月出生	5
	言语	言语错乱，定向障碍	4
	言语	言语能被理解，但无意义	3
	言语	发出声音，但不能被理解	2
	言语	不发声	1

注：得分小于 8 分者为重度颅脑损伤；得分 9～12 分者为中度颅脑损伤；得分 13～15 分者为轻度颅脑损伤。

（二）认知知觉评定

认知是认识和知晓事物过程的总称，是人类大脑所特有的高级功能之一，是人们为了适应环境的需要而获得和应用信息的能力，包括注意、知觉、思维、记忆等过程。认知障碍是脑损伤导致的大脑为解决问题而摄取、储存、重整和处理信息的基本功能出现的异常表现，包括注意障碍、记忆障碍、计算推理障碍、判断力障碍、交流障碍等。目前临床上评定者常用简易精神状态检查量表（MMSE）进行认知评估，如表 2－6 所示。

表 2－6　简易精神状态检查量表（MMSE）

项目	问题	评分	
1. 时间定向	今年年份？	1	0
	现在是什么季节？	1	0
	现在是几月？	1	0
	今天是几号？	1	0
	今天是星期几？	1	0

续表

项目	问题	评分	
2. 地点定向	你现在哪个省？	1	0
	你现在在哪个县？	1	0
	你现在在哪个区？	1	0
	你现在在哪个乡镇街道？	1	0
	你现在在哪一层？	1	0
3. 即刻记忆	复述：皮球	1	0
	复述：国旗	1	0
	复述：树木	1	0
4. 计算力	100－7＝	1	0
	93－7＝	1	0
	86－7＝	1	0
	79－7＝	1	0
	72－7＝	1	0
5. 短时记忆	回忆：皮球	1	0
	回忆：国旗	1	0
	回忆：树木	1	0
6. 物体命名	辨认：铅笔	1	0
	辨认：手表	1	0
7. 语言复述	复述：44 只石狮子	1	0
8. 阅读理解	闭上您的眼睛（按卡片上的指令执行动作）	1	0
9. 语言理解	用右手拿纸	1	0
	将纸对折	1	0
	放在大腿上	1	0
10. 言语表达	说一句完整的句子	1	0
11. 结构模仿	按照图样画图	1	0
	图样：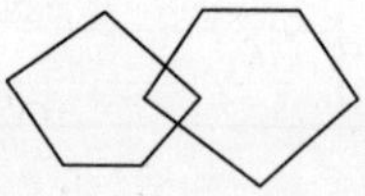		

MMSE 采用 0、1 两级评分，答对一题记 1 分，答错及拒绝回答记 0 分，满分 30 分。根据 MMSE 的总分进行评定，文盲组小于 17 分、小学组小于 20 分、初中及以上文化小于 24 分可评定为认知功能障碍。

（三）肌力评定

肌力评定是临床上常用的评定方法，主要通过徒手或特殊检测仪器的方式检查评估肌肉或肌群的力量大小。

1. 肌力评定的主要目的

临床上肌力评定的主要目的包括：①判断有否肌力低下以及肌力低下的范围与程度，并结合其他信息分析肌力低下的原因；②为制订治疗、训练计划提供依据；③检验治疗、训练的效果，判定治疗方法的优劣；④为临床科研工作提供数据。

2. 常用方法

目前临床上常用的肌力检查方法为徒手肌力检查法。这一方法于 1916 年由 Lovett 提出，随后具体操作得到进一步修改完善，但基本原则未变，因其简便实用，至今仍被广泛使用。

徒手肌力检查的分级方法如表 2—7 所示。

表 2—7　徒手肌力分级标准

分级	分级标准
5	能对抗的阻力与正常相应肌肉的相同，且能作全范围的活动
5—	能对抗的阻力与 5 级相同，但活动范围小于 100％而大于 50％
4+	在活动的初、中期能对抗的阻力与 4 级相同，但在末期能对抗 5 级的阻力
4	能对抗阻力，但其大小达不到 5 级的水平
4—	能对抗的阻力与 4 级相同，但活动范围小于 100％而大于 50％.
3+	能抗重力做全关节活动范围的活动，并能在运动末期对抗一定的阻力
3	能抗重力运动，且能完成 100％范围的活动，但不能对抗任何阻力
3—	能做抗重力运动，但活动范围小于 100％而大于 50％
2+	能抗重力运动，但活动范围小于 50％
2	不能抗重力，但在消除重力影响后能做全关节活动范围的活动
2—	即使在消除重力影响下能活动，但活动范围小于 100％而大于 50％
1	触诊能发现有肌肉收缩，但不能引起任何关节活动
0	无任何肌肉收缩迹象

临床上常用的分级方法也可简化，如表 2－8 所示。

表 2－8 临床常用徒手肌力分级标准

分级	分级标准
5	能对抗的阻力与正常相应肌肉的相同，且能做全范围的活动
4	能对抗阻力，但其大小达不到 5 级的水平
3	能抗重力运动，且能完成 100%范围的活动，但不能对抗任何阻力
2	不能抗重力，但在消除重力影响后能做全关节活动范围的活动
1	触诊能发现有肌肉收缩，但不能引起任何关节活动
0	无任何肌肉收缩迹象

而对于表情肌的评定，可按照以下标准进行，如表 2－9 所示。

表 2－9 表情肌的徒手肌力分级标准

分级	分级标准
5	正常收缩，与正常侧对称。
4	近正常收缩，与正常侧稍不对称
3	活动幅度约为正常侧的 1/2
2	活动幅度约为正常侧的 1/4
1	稍有肌肉收缩迹象
0	无任何肌肉收缩迹象

3. 肌力评定的注意事项

正常的肌力有一定的范围。每个人因为年龄、性别、平时运动训练情况、职业、环境的不同而有不同的肌力水平。因此对肌力“正常”要有灵活的认识，同时结合病史、功能活动等其他一些信息进行合理分析，这样的评定才能真正反映患者实际情况。

徒手评定时应该熟悉受检肌的起止点，肌肉与所通过关节之间的位置关系和肌纤维行走方向，了解正常肌肉收缩时所产生的肢体运动方向。原则上抗阻不能应用于两个关节以上，应施加于被测肢体的远端，并且不能影响肌肉的收缩。

当疼痛、痉挛等因素干扰不能正确反映肌肉的力量时，不应进行肌力的评估，并对原因进行记录。

测试动作应标准化，方向正确，必须尽可能稳定地固定近端关节，以避免出现替代活动。当因为特殊原因（如骨折等）使得患者的肌力检查不能在标准体位下进行时，应进行特殊说明。

肌力测试特别是等长肌力测试时，持续的等长收缩可使血压明显升高。测试时如持续地闭气使劲，可加重心脏活动负担，故高血压或心脏病患者应慎用肌力测试，严重的心血管疾病患者应忌用。

（四）痉挛评定

改良的 Ashworth 是目前最为常用的被国际公认的痉挛评定方法，临床应用较广泛，具体见表 2－10。

表 2－10　改良的 Ashworth 痉挛评定方法

分级	表现
0	无肌张力升高（正常肌张力）
1	肌张力稍高，被动伸屈肢体时有“卡住”或突然释放感，或在 ROM 的最后出现很小的阻力
1+	肌张力明显升高，被动屈伸肢体时有“卡住”感，并在小于后 1/2ROM 内一直伴有很小的阻力
2	肌张力明显升高，在大于 1/2ROM 内有阻力，但被动活动容易
3	肌张力显著升高，被动活动困难
4	受累肢体僵硬于屈曲或伸展位

注：ROM 为关节活动度。

（五）关节活动度评定

关节活动度是指关节运动所通过的运动幅的大小，是衡量关节功能的常用指标。关节活动度评定工具和方法见本章肌肉骨骼系统评定部分。

此外，关节活动度评定必须遵循以下几点注意事项：①最好由同一个人，按照同一个标准进行，以提高准确性。②关节活动度正常有一定差异，宜作左右对比评定；同时结合其他信息综合分析其对临床的价值。③不宜在关节剧烈活动锻炼之后进行评定。④关节的主动与被动活动范围明显不一致时，提示动力系统存在问题，如肌肉瘫痪、肌腱粘连等，应分别记录。评定关节活动度应以被动活动度为准。⑤关节活动度记录时，通常未做特殊说明的记录往往表示的是被动关节活动度，而主动关节活动度应该在括号中标出以示区别，如左肘屈 60°（或 45°）。

（六）平衡评定

平衡（Balance）是由于各种原因使身体重心偏离稳定位置时，四肢、躯干有意识或反射性地活动以恢复身体直立稳定的能力。

影响平衡的因素有三点：一是重心的高低；二是支撑面的面积大小；三是支撑面的稳定性。一般说来，重心越低、支撑面积越大、支撑面越稳定，平衡也就越好；反之亦然。

平衡可分为静态平衡和动态平衡。平衡评定是评定身体在坐位、直立位、行走时的姿势和平衡状态。临床上对平衡功能的评定方法主要分为观察法、量表评定法、仪器测量法等。

简易平衡三级评定法是临床上常用的评定和分级方法。该法将平衡分为静态平衡、自动动态平衡和他动动态平衡。该法有容易掌握、易于判断、操作不受场地设备限制等优点。三级分法将人体平衡分为坐位平衡和立位平衡两种状态，每一种体位下又都按照相同的标准分为三个级别进行评定，具体分级标准如下：

一级平衡：属静态平衡，被测试者在不需要帮助的情况下能维持所要求的体位（坐位或立位）。

二级平衡：属自动态平衡，被测试者能维持所要求的体位，并能在一定范围内主动移动身体重心后仍维持原来的体位。

三级平衡：属他动态平衡，被测试者在受到外力干扰而移动身体重心后仍恢复并维持原来的体位。

但是这样的分级显得过于模糊，在此基础上开发了改良的平衡三级评定法，具体见表 2－11。

表 2－11　改良的平衡三级评定法

体位	分级	表现
1. 坐位	Ⅰ	静态维持自身平衡 3s 以上
	Ⅱ	自身动态维持平衡 3s 以上（伴随上肢运动可以维持平衡）
	Ⅲ	轻外力作用下维持平衡（被轻推时患者可以维持平衡）
2. 站位	Ⅰ	静态维持自身平衡 3s 以上
	Ⅱ	自身动态维持平衡 3s 以上
	Ⅲ	轻外力作用下维持平衡
3. 行走	Ⅰ	自身维持平衡 3s 以上
	Ⅱ	自身动态维持平衡 3s 以上
	Ⅲ	轻外力作用下维持平衡

除了临床常用的三级平衡评定方法外，根据临床和科研的需要还设计出其他类型和用途的平衡量表，常见的有 Berg 量表。Berg 平衡量表（Berg Balance Scale，BBS）由 Katherine Berg 于 1989 年提出。Berg 平衡量表在临床上使用较

为广泛，其具体内容见表 2－12。

表 2－12 Berg 平衡量表

检查项目	评分标准
1. 从座位站起	4 分：不用手扶并能独立站起保持稳定 3 分：用手扶能独立站起 2 分：几次尝试后用手扶站起 1 分：需要他人小量帮助才能站起保持稳定 0 分：需要他人中等或大量帮助才能站起保持稳定
2. 无支持站立	4 分：能安全站立 2min 3 分：在检视下能够站立 2min 2 分：在无支持条件下能够站立 30s 1 分：需要若干次尝试才能够站立 30s 0 分：无帮助时不能站立 30s
3. 无支持坐位（无靠背，但双脚着地）	4 分：能安全端坐 2min 3 分：在检视下能够保持坐位 2min 2 分：在无支持条件下能够坐 30s 1 分：能够坐 10s 0 分：不能坐 10s
4. 从站立位坐下	4 分：最小量用手帮助安全坐下 3 分：借助双手能控制身体的下降 2 分：用小腿的后部顶住椅子来控制身体下降 1 分：独立地坐，但不能控制身体下降 0 分：需要他人帮助坐下
5. 转移	4 分：稍用手扶就能够安全转移 3 分：绝对需要手扶才能安全转移 2 分：需要口头提示或检视才能够转移 1 分：需要一个人的帮助 0 分：为了安全，需要两个人的帮助或检视
6. 无支持闭目站立	4 分：能安全站立 10s 3 分：检视下能够安全站立 10s 2 分：能站立 3s 1 分：闭目不能达 3s，但站立稳定 0 分：为了不摔倒需要两个人的帮助
7. 双脚并拢无支持站立	4 分：能独立地将双脚并拢并安全站立 1min 3 分：能独立地将双脚并拢并在检视下安全站立 1min 2 分：能独立地将双脚并拢，但不能保持 30s 1 分：需要别人帮助将双脚并拢，但能够双脚并拢站 15s 0 分：需要别人帮助将双脚并拢，双脚并拢站立不能保持 15s

续表

检查项目	评分标准
8. 站立位时上肢向前伸展并向前移动	4 分：能够前伸出>25cm 3 分：能够前伸出>12cm 2 分：能够前伸出>5cm 1 分：能够前伸出，但需要检视 0 分：前伸出时失去平衡或需要外部支持
9. 站立位从地面拾起物品	4 分：能够轻易地安全将物品捡起 3 分：能够将物品捡起，但需要检视 2 分：伸手向下达 2～5cm 且独立保持平衡，但不能将物品捡起 1 分：试着伸手向下捡东西并需要检视，但不能完成 0 分：不能
10. 站立转身向后看	4 分：从左右侧向后看，体重转移良好 3 分：仅从一侧向后看，另一侧体重转移较差 2 分：仅能转向侧面，但身体平衡可以维持 1 分：转身时需要检视 0 分：转身时需要帮助
11. 转身 360°	4 分：在≤4s 的时间内安全转身 360° 3 分：在≤4s 的时间内仅能从一个方向安全转身 360° 2 分：能够安全地转身 360°，但动作缓慢 1 分：需要密切检视或口头提示 0 分：需要帮助以防止摔倒或完全不能做
12. 无支持站立时将一只脚放在台阶或凳子上	4 分：能够安全且独立站立，在 20s 内完成 8 次 3 分：能够独立站立，完成 8 次时间>20s 2 分：无需辅助器具在监视下能够完成 4 次 1 分：需要少量帮助能够完成>2 次 0 分：需要帮助以防止摔倒或完全不能做
13. 两脚一前一后站立	4 分：能够两脚一前一后站立（无间距）并保持 30s 3 分：能够两脚一前一后站立（有间距）并保持 30s 2 分：能够独立地迈一小步并保持 30s 1 分：向前迈步需要帮助，但能够保持 15s 0 分：迈步或站立时失去平衡
14. 单腿站立	4 分：能够独立抬腿并保持时间>10s 3 分：能够独立抬腿并保持 5～10s 2 分：能够独立抬腿并保持时间≥3s 1 分：试图抬腿不能保持 3s，但可维持独立站立 0 分：不能抬腿或需要帮助以防摔倒
总分	

BBS 测试时选择了 14 个动作对被测试者进行评定，每个动作又依据被测试者的完成质量分为 0～4 分五个级别予以记分，最高分 56 分，最低分 0 分，评分越低，表示平衡功能障碍越严重。

随着技术的发展，平衡测量仪器逐渐被推广使用，主要有静态下的平衡仪，也可用步态分析的仪器进行动态下的平衡测量。平衡测量仪可以精确记录人体中心的运动，以及与支撑面之间的关系，可以较为精确和客观地评估静态和动态的平衡能力。

（七）日常生活活动能力评定

日常生活活动（Activity of Daily Living，ADL）评定，是指对个人为了独立生活而进行的最基本的活动能力的评定，如日常生活中穿衣、洗漱、进餐、如厕和入浴等活动，以及将这些连接起来的移动活动，是人们维持独立生活最基本的活动，它是康复诊断及功能评定的重要项目之一。日常生活活动能力评定主要有以下几种。

1. 五级分级评定法

五级分级评定法是根据纽约大学医学中心康复医学研究所制订的二级分法归纳整理的，即按日常生活的独立程序分成五级。

五级分级及其代表符号为：

（1）Ⅰ级：能独立活动，无需帮助或指导，用√表示。

（2）Ⅱ级：能活动，但需指导，用S（Supervision）表示。

（3）Ⅲ级：需要具体帮助方能完成活动，用A（Assistance）表示。

（4）Ⅳ级：无活动能力，必须依靠他人抬动或操持代劳，用L（Lifting）表示。

（5）Ⅴ级：该项活动不适于患者，用×表示。

在上述各级分级记录中，如果患者是在有辅助装置（如轮椅、支具或拐杖等）使用下完成活动，则必须注明辅助装置的名称。

2. Barthel指数分级评定

Barthel指数分级评定是进行ADL评定的有效方法，可以灵敏地反映出病情的变化及功能的进展，作为疗效观察及预后判定的手段，改良的Barthel指数记分法见表2－13。

表2－13　改良的Barthel指数评定表

项目	评分标准	评分
1. 大便控制	0分：失禁或昏迷 5分：偶尔失禁（每周<1次） 10分：能控制	
2. 小便控制	0分：失禁或昏迷或需由他人导尿 5分：偶尔失禁（每24h<1次，每周>1次） 10分：能控制	

续表

项目	评分标准	评分
3. 修饰	0分：需帮助 5分：独立洗脸、梳头、刷牙、剃须	
4. 如厕	0分：依赖别人 5分：需部分帮助 10分：自理	
5. 进餐	0分：依赖别人 5分：需部分帮助（夹饭、盛饭、切面包） 10分：全面自理	
6. 转移（床椅之间）	0分：完全依赖别人，不能坐 5分：需大量帮助（2人），能坐 10分：需少量帮助（1人）或指导 15分：自理	
7. 平地行走45m（在病房及其周围，不包括走远路）	0分：不能动 5分：在轮椅上独立行动 10分：需1人帮助步行（体力或语言指导） 15分：独立步行（可用辅助器）	
8. 穿衣	0分：依赖 5分：需一半帮助 10分：自理（系开纽扣、关、开拉锁和穿鞋）	
9. 上下楼梯（用手杖也算独立）	0分：不能 5分：需帮助（体力或语言指导） 10分：自理	
10. 洗澡	0分：依赖 5分：自理	
总分		

根据改良的Barthel指数评定表记分，将日常生活活动能力分成良、中、差三级。

（1）>60分为良，有轻度功能障碍，能独立完成部分日常活动，需要部分帮助。

（2）41～60分为中，有中度功能障碍，需要极大帮助方能完成日常生活活动。

（3）≤40分为差，有重度功能障碍，大部分日常生活活动不能完成或需他人服侍。

（八）情感评定

偏瘫患者常出现心理情感障碍，严重影响患者的整体康复。目前常用的偏瘫患者心理情感评估采用抑郁自评量表（SDS量表）及焦虑自评量表（SAS量表），如表 2－14 和表 2－15 所示。

表 2－14 抑郁自评量表（SDS 量表）

实际感觉	偶有	少有	常有	持续
1. 我感到情绪沮丧、郁闷	1	2	3	4
2. 我感到早晨心情最好	4	3	2	1
3. 我要哭或想哭	1	2	3	4
4. 我夜间睡眠不好	1	2	3	4
5. 我吃饭像平时一样	4	3	2	1
6. 我的性功能正常	4	3	2	1
7. 我感到体重减轻	1	2	3	4
8. 我为便秘感到烦恼	1	2	3	4
9. 我的心跳比平时快	1	2	3	4
10. 我无故感到疲劳	1	2	3	4
11. 我的头脑像往常一样清醒	4	3	2	1
12. 我做事情像平时一样不感到困难	4	3	2	1
13. 我坐卧不安，难以保持平静	1	2	3	4
14. 我对未来感到有希望	4	3	2	1
15. 我比平时更容易激怒	1	2	3	4
16. 我觉得决定什么事很容易	4	3	2	1
17. 我感到自己是有用的和不可缺少的人	4	3	2	1
18. 我的生活很有意义	4	3	2	1
19. 假若我死了别人会过得更好	1	2	3	4
20. 我仍旧喜爱自己平时喜爱的东西	4	3	2	1

根据 SDS 量表记分，抑郁严重指数＝各条目累计分÷80。0.5 以下为无抑郁；0.5～0.59 为轻微至轻度抑郁；0.6～0.69 为中至重度抑郁；0.7 以上为重度抑郁。

表 2－15 焦虑自评量表（SAS 量表）

题目	没有	少有	常有	持续
1. 我觉得比平常容易紧张或着急	1	2	3	4
2. 我无缘无故地感到害怕	1	2	3	4

续表

题目	没有	少有	常有	持续
3. 我容易心里烦乱或感到惊恐	1	2	3	4
4. 我觉得我可能将要发疯	1	2	3	4
5. 我觉得一切都很好，不会发生不幸	4	3	2	1
6. 我手脚发抖打颤	1	2	3	4
7. 我因为头疼、颈痛和背痛而苦恼	1	2	3	4
8. 我觉得容易衰弱和疲乏	1	2	3	4
9. 我觉得心平气和，并且容易安静坐着	4	3	2	1
10. 我觉得心跳得很快	1	2	3	4
11. 我因为一阵阵头晕而苦恼	1	2	3	4
12. 我有晕倒发作，或觉得要晕倒似的	1	2	3	4
13. 我吸气呼气都感到很容易	4	3	2	1
14. 我手脚麻木和刺痛	1	2	3	4
15. 我因为胃痛和消化不良而苦恼	1	2	3	4
16. 我常常要小便	1	2	3	4
17. 我的手脚常常是干燥温暖的	4	3	2	1
18. 我脸红发热	1	2	3	4
19. 我容易入睡并且一夜睡得很好	4	3	2	1
20. 我做噩梦	1	2	3	4

SAS的主要统计指标为总分。将20条题目的得分相加算出总分 Z。根据 $Y=1.25\times Z$，取整数和部分的标准分。$Y<35$，心理健康，无焦虑症状；$32\leqslant Y<55$，偶有焦虑，症状轻微；$55\leqslant Y<65$，经常焦虑，中度症状；$65\leqslant Y$，有重度焦虑，必要时需请教心理医生。

（朱守娟）

参考文献

[1] 窦祖林. 吞药障碍的评估与治疗 [M]. 北京：人民卫生出版社，2017.
[2] 黄晓琳，燕铁斌. 康复医学 [M]. 北京：北京：人民卫生出版社，2013.
[3] 王玉龙. 康复功能评定学 [M]. 北京：人民卫生出版社，2013.
[4] 王玉龙. 神经康复学评定方法 [M]. 北京：人民卫生出版社，2015.

第三节　脑电图评定技术

一、脑电图评定技术的概述

（一）脑电图的来源和发展

1924年，德国精神病学家Hans Berger教授首次发现并记录到人脑规律的自发电活动，并通过大量的实验研究确认了脑电活动的存在，这一发现奠定了脑电图的科学基础。随着电生理技术的发展，脑电图也由早先在记录纸上的多导脑电图定性分析，发展到现代利用临床诱发电位、计算机自动检测等手段开展的各种定量、定性脑电图综合分析处理。

（二）脑电图的定义和原理

人体组织细胞总是在自发不断地产生着很微弱的生物电活动。不同脑区，不同脑电活动代表大脑皮层处于不同的功能状态。利用在头皮上或颅内安放的电极将局部脑细胞的自发生物电活动引出来，并用现代电子放大技术，经脑电图机放大后记录在专门的纸上或者显示在屏幕上，即得出有一定波形、波幅、频率和位相的图形、曲线，即为脑电图（Electroencephalogram，EEG）。当脑组织发生病理或功能改变时，这种曲线会发生相应的改变，从而为临床诊断、治疗提供依据。EEG无创、廉价、可重复和应用广泛的特点，在临床中显示出优势，现已经被广泛运用到颅内疾病的诊断当中。

（三）脑电图的分类

1. 常规脑电图

常规脑电图是在患者清醒或睡眠状态下的脑电图描记。记录时间在20～40分钟左右，因时间短，常捕获不到痫样放电，阳性率低，是诊断或除外癫痫的首选基本检查。

2. 睡眠脑电图

睡眠脑电图记录时间较常规脑电图略长，阳性率高。异常脑电较易在睡眠浅期出现，以自然睡眠特别是剥夺睡眠的脑电记录效果最佳，适用于婴幼儿。

3. 动态脑电图

动态脑电图将脑电信号记录于随身携带的数字式磁盘记录盒，可连续记录24小时以上，提高了检查的阳性率，但不容易区分伪差干扰，极易产生假阳性，不利于发作事件性质的判定及癫痫类型的诊断，适合于具有较好自控力、需长时程记录的成年患者。

4. 视频脑电监测

视频脑电监测（Video-EEG，VEEG）利用数码录像设备录下患者活动情况，包括癫痫发作情况，可与同期脑电图同步记录。该检查的设备抗干扰能力强，适合于不合作的婴幼儿，发作多样、发作频繁或久未确诊的患者，以及难治性癫痫患者。视频脑电监测可明显提高癫痫的确诊率，对癫痫的诊断、分型、癫痫外科治疗的术前评估等均具有重要意义。

二、脑电图检查方法、判读技术及应用

（一）脑电图检查方法

传统的脑电图机由电源、输入、放大、调节、记录等几部分组件构成。脑电活动通过在头皮上安装的电极及其输出线（导线）被引导入电极盒里，再从电极盒输入脑电图机。

1. 电极

电极是安置在头皮上用以导出脑电活动的导体。常见的头皮电极有：针电极、柱状电极和盘状电极，特殊电极有蝶骨电极、鼻咽电极及颅内电极等。

2. 电极安放位置

根据国际脑电图学会的建议，头皮脑电图记录常规使用10%～20%系统确定电极的安放位置，简称国际10－20系统。10－20系统包括19个记录电极和2个参考电极，如图2－4所示。

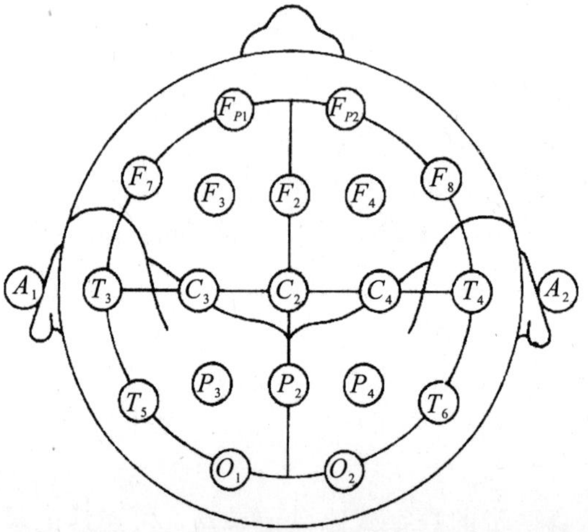

①左额极（*Fp*1）；②右额极（*Fp*2）；③左额（*F*3）；④右额（*F*4）；⑤左中央（*C*3）；⑥右中央（*C*4）；⑦左顶（*P*3）；⑧右顶（*P*4）；⑨左枕（*O*1）；⑩右枕（*O*1）；⑪左前颞（*F*7）；⑫右前颞（*F*8）；⑬左中颞（*T*3）；⑭右中颞（*T*4）；⑮左后颞（*T*5）；⑯右后颞（*T*6）；⑰额中线（*F*2）；⑱中央中线（*C*2）；⑲顶中线（*P*2）；⑳左耳（*A*1）；㉑右耳（*A*2）。

图2－4　10－20系统示意图

注：*Fp*＝frontopolar；*F*＝frontal；*C*＝central；*T*＝temporal；*P*＝parietal；*O*＝occipital；*A*＝ear or mastoid；单号代表左侧；双号代表右侧。

3. 导联连接方式

将电极按照一定的顺序或有目的地组合起来进行描记称为导联。描记脑电图常规可应用单极导联和双极导联两种方法。

4. 脑电图诱发试验

诱发试验是一组特殊的程序，其目的是通过各种生理性或非生理性的方式诱发异常波，特别是癫痫样波的出现，提高脑电图的阳性率。

脑电图诱发试验主要包括：①化学方法：过度换气及药物诱发；②改变输入信号：闪光、视觉、图像、听觉、躯体感觉等；③改变状态：睡眠、剥夺睡眠。

过度换气诱发试验对于失神发作、全身强直-阵挛发作及肌阵挛发作易诱发出阳性结果；药物诱发试验对皮质性癫痫、症状性癫痫诱发效果较好；间歇闪光刺激对光敏性癫痫、肌阵挛发作及失神发作易诱发出异常；睡眠及睡眠剥夺法对复杂部分性发作、儿童及不合作的癫痫患者尤为适用。

（二）脑电图判读技术

1. 脑电图基本术语

（1）周期：周期是一个单一形态的正弦波，从离开基线到返回基线所需的时间，用 ms 表示。

（2）频率：频率为同一周期的脑波在 1 秒内出现的次数，用 c/sec，即赫兹（Hz）表示。

（3）波幅：波幅为振幅或电压，指波顶到波底间的垂直高度，用微伏（μV）表示。

（4）位相：就单一脑波，以基线为标准，波顶朝上的称负相波（阴性波），波顶朝下的称正相波（阳性波）。

（5）一过性：一过性指波突出背景，可正常或异常。

（6）复合波：复合波由 2 个或更多波构成，多具有重复性。

（7）同步性：同步性指两个区域的脑电活动同时发生。

（8）非同步性：非同步性指在头部的同侧或者与对侧脑区之间的脑电活动不是同时发生。

2. 基本脑电图分析

（1）基本节律。

脑电图节律分为 4 个波段，如下表 2-16 所示。

表 2-16 EEG 节律比较

节律	频率（Hz）	正常情况	异常情况
α（Alpha）	8～13	清醒后部节律成人或年长儿童	Alpha 昏迷、痫性活动

续表

节律	频率（Hz）	正常情况	异常情况
β（Beta）	>13	思睡儿童	药物导致痫性活动，颅骨缺损
θ（Theta）	4~7	思睡，儿童，老年颞区慢波	结构异常、脑病
δ（Delta）	<4	睡眠，后部慢波年轻人	局灶结构异常、脑病

（2）一过性波。

一过性波包括棘波、尖波、尖波样慢波，以及它们的复合形式，其波长如表 2－17所示。

表 2－17　癫痫样一过性波

一过性波	波长	变异
棘波	25~70 ms	多棘波复合波、多棘波复合波、多棘慢复合波
尖波	70~200 ms	尖慢复合波、多尖慢复合波
尖波样慢波	>200 ms	

3. 正常脑电图

（1）清醒状态。

成人闭眼状态下后部以 10Hz 节律为主，最小节律为 8.5Hz，最大为 11Hz；前脑为低幅快波活动，有动眼伪迹。镇静状态可见额部为主快波活动。睁眼导致后部为主节律抑制。

（2）思睡状态。

思睡期肌电伪迹减少，后部节律频率减低，后部节律范围扩大。

（3）睡眠状态。

睡眠分非快速眼球运动相睡眠（Non-rapid Eye Movement Sleep，NREM）期及快速眼动相睡眠（REM）期。脑电波形频率及背景活动决定睡眠分期。NREM 期的分期如下。

Ⅰ（思睡期）：α 波解体，θ 波增多；

Ⅱ（浅睡期）：顶枕部 3~8Hz 高幅顶尖波，睡眠纺锤波；

Ⅲ（中睡期）：高波幅 δ 波占 20%~50%，少量睡眠纺锤波；

Ⅳ（深睡期）：以高波幅 δ 波为主，>50%。

REM 期的特点为：睡眠深，但 EEG 近似于清醒状态。

4. 异常脑电图

（1）脑电图波形异常。

脑电图波形异常表现为：①应该正常出现的脑电图的波幅降低、缺如或波幅增高。②出现正常看不到的异常波。③出现慢波、罕见高波幅快波。④出现棘波、尖波，或含有其复合波。

(2) 脑电图的出现方式异常。

脑电图的出现方式异常包括：①非爆发性出现：持续性或散在性出现慢波等基本节律的异常。②爆发性出现：棘波、尖波、棘慢复合波、尖慢复合波、高波幅慢波等，突出于背景脑电活动，单独、孤立性或几个连续性形成爆发波的出现。

(三) 脑电图的应用

1. 脑电图在癫痫诊治中的应用

癫痫是由多种病因引起的，是以脑部神经元过度异常放电为基本病理生理特征，以突发性、短暂性、发作性症候为临床特征的慢性脑功能障碍综合征。众所周知，脑电图在癫痫早期的临床诊断、疗效监测及预后评价方面发挥了重要作用。

(1) 脑电图在癫痫的诊断中的进展。

由于癫痫的种类繁多、发作形式多样，根据脑电图在癫痫的发作期和间期癫痫样波的不同，以及癫痫样波出现在脑内部位的不同，确诊癫痫和对癫痫进行分类，具有一定的实际意义。两次觉醒脑电图记录痫样放电阳性率可达85%，而四次脑电图记录痫样放电阳性率最高可达92%。因此，脑电图在癫痫诊断中是难以替代的检测手段。

(2) 脑电图在癫痫治疗中的进展。

利用确凿可靠的脑电图资料可以准确地把握疾病当前的情况，判断药物的疗效，为医生治疗用药中减药、停药等提供较为确切的依据。近年来，采用外科手术治疗难治性癫痫已成为癫痫治疗的重要手段，而采用脑电图准确定位致痫区则是手术成功的关键，有助于确定术中手术范围及深度、寻找隐蔽的癫痫病灶和术后效果评估。

(3) 常见癫痫发作的脑电图特点。

频率、节律或波幅的骤然变化是癫痫发作起始期脑电的主要特点。其中，棘波、尖波等形式的电活动，对癫痫具有特殊的诊断意义。不同类型癫痫发作由于其异常放电的部位、传播途径、影响范围，以及病变性质等的不同，脑电图具有相对应的特征性表现。

①全身强直-阵挛性发作（大发作）。该发作形式系最常见的皮层下癫痫的一种，其基本症状是全身性痉挛发作。脑电图特点为发作性高波幅慢波、棘波、尖波、棘慢波或尖慢波综合，发作各阶段特点如下。

a. 先兆期：10Hz或更快节律，波幅突然降低，持续数秒；

b. 强直期：频率降低、波幅增高，双侧同时爆发 20～40Hz 的棘波，频率逐减至 10Hz，持续 10～20 秒；

c. 阵挛期：有大量的肌电活动混入 EEG 中，表现为与阵挛节律相一致的肌电活动，阵挛的频率逐渐减慢，两次阵挛之间表现为 EEG 的持续低平或慢波，脑电图显示高波幅棘波逐渐被一个或多个慢波所间断，形成多棘慢复合波，持续约 40 秒；

d. 恢复期：低波幅慢活动，慢波波幅及频率递增，依次由 $\delta \to \theta \to \alpha$ 频率恢复至发作前状态。

②失神发作（小发作）。失神是一种非惊厥性的癫痫发作，临床表现为突然发生短暂的意识丧失。特征性的发作期脑电图表现是典型失神发作诊断必不可少的条件，如下所示。

a. 双侧对称同步 3Hz 棘慢复合波节律性暴发，少数可有多棘慢复合波；

b. 以前头部波幅最高；

c. 暴发起止突然，持续数秒至数十秒不等；

d. 发作结束后背景脑电节律迅速恢复；

e. 容易被过度换气诱发。

2. 脑电图在癫痫外的临床应用

除癫痫以外，脑电图对下列疾病的诊断有一定帮助：①意识障碍性疾病（嗜睡、昏迷等）及死亡；②颅内占位性病变，如脑肿瘤、脑脓肿、脑转移癌、慢性硬膜下血肿、脑寄生虫病等；③颅脑外伤，如脑震荡、脑挫伤等；④脑血管病，如脑出血、脑血栓等（EEG 可在早期发现蛛网膜下腔出血后迟发脑缺血，其分级和模式可用于早期预测重症脑血管病患者的结局）；⑤颅内炎症和脑病，如病毒性脑炎、CO 中毒迟发脑病等；⑥变性与脱髓鞘性疾病；⑦内分泌和代谢性疾病；⑧智能障碍（EEG 可判断痴呆程度，可客观鉴别阿尔茨海默病（AD）与血管性痴呆（VD），EEG 联合事件相关电位 P300 可发现痴呆早期阶段）；⑨精神病；⑩麻醉术中监测等。

三、总结

虽然近年来神经影像技术，如 CT 和 MRI 等有较快发展，极大地提高了临床医师对患者颅内器质性病变的诊断能力，却始终不能替代脑电图检查对患者脑功能的判断。由于中枢神经系统的深奥性和复杂性，它的功能及其异常的机制还不明了，因而临床神经电生理技术的应用仍不可或缺。

癫痫作为一种难治性中枢神经性疾病，其病因及机制至今仍未完全阐明，脑电图检测为癫痫临床诊断和治疗，以及探明新药的机理和疗效方面提供了重要的参考依据，有一定现实意义。其中，VEEG 在癫痫和非癫痫的发作性事件的诊治中，有重要的不可替代的作用。从目前的研究来看，虽然脑电图对癫痫的定性、定量研究方面取得了一定成效，但相关药物的药效机理与脑电图的关系方面的研究还很有限，尚待进一步深入研究。相信随着电生理技术的进步，脑电图检测必将对癫痫诊断、治疗以及新药开发发挥出更大的作用。

除了在癫痫诊治中的作用外，EEG 在其他临床方面也得到广泛应用，认知功能、CO 中毒迟发脑病、术中麻醉监测及脑炎发病方面的研究成果，为临床提供了有力支撑。尤其是 EEG 与脑血流的相关性高，对脑缺血缺氧敏感，能较影像学更早发现神经元功能异常。此外，数字化 EEG 所含信息丰富，可以为临床提供科学客观的辅助检查资料。然而，上述各种脑电监测方法均有其局限性，尚需进一步研究。

（王婷婷）

参考文献

[1] Ebersole J S，Pedley T A. 现代临床脑电图学（第 3 版）[M]. 中国抗癫痫协会专家组，译. 北京：人民卫生出版社，2009.

[2] Palmini A. Electrophysiology of the Focal Cotical Dysplasias [J]. Epilepsia，2010，51 (1)：23-26.

[3] Potenza M V，Mechanick J I. The Metabolic Syndrome：Definition，Global Impact，and Pathophysiology [J]. Nutr Clin Pract，2009，24 (5)：560-577.

[4] Stefan H. Epilepsy in the Eldrly：Facts and Challenges [J]. Acta Neurol Scand，2011，124 (4)：233-237.

[5] Trolle B，Lauszus F F，Frystyk J，et al. Adiponectin Levels in Women with Polycystic Ovary Syadrome：Impact Ofmetformin Treatment in a Randomized controlled study [J]. Fertil Streril，2010，94 (6)：2234-2238.

[6] Wang W Z，Wu J Z，Wang D S，et a1. The Prevalence and Treatment Gap in Epilepsy in China：an ILAE/IBE/WHO Study [J]. Neurology，2003，60 (9)：1544-1545.

[7] 大熊辉雄. 脑电图判读 Step by Step 入门篇 [M]. 周锦华，译. 北京：科学出版社，2001.

[8] 单士海. 现代脑电图进展 [J]. 现代电生理学杂志，2004，11 (4)：225-228.

[9] 冯晓蓉，曹黎明，黄旭明. 视频脑电图对癫痫的诊断价值与新进展 [J]. 海南医学，2011，22 (22)：125-127.

[10] 郭进，卫晓妮. 脑电图应用的研究进展 [J]. 陕西师范大学继续教育学报，2007，24 (2)：122-124.

[11] 郭予东，王艳铃，张秀海. 脑电图在癫痫诊断和治疗中的研究进展 [J]. 中国现代药物应用，2016，10 (15)：288-289.

[12] 郭章玉，崔元孝. 脑电图在抗癫痫药物治疗中应用的研究进展 [J]. 山东医药，2012，52 (13)：96-98.

[13] 李羚，刘志华. 脑电图在癫痫诊治中的作用 [J]. 中外医疗，2015，34 (25)：197−200.
[14] 刘晓燕. 临床脑电图学 [M]. 北京：人民卫生出版社，2006.
[15] 马媛. 脑电图在癫痫诊疗中应用的进展 [J]. 内蒙古中医药，2013 (12)：77−78.
[16] 魏静雅，彭建伟. 录像脑电图对癫痫治疗撤药的指导价值 [J]. 中国实用神经疾病杂志，2006，9 (6)：78−80.
[17] 吴卫娟，周达，孟然. 脑电图在癫痫外的临床应用进展 [J]. 中华老年心脑血管病杂志，2017，19 (5)：549−585.
[18] 夏猛，张丽萍. 脑电图在癫痫诊断和治疗中的研究进展 [J]. 时珍国医国药，2006，17 (5)：682−683.
[19] 周昌贵. 颅内脑电图的临床应用 [J]. 现代电生理学杂志，2006，13 (1)：45−56.

第四节　电诊断学评估技术

一、电诊断学评估技术的概述

电诊断学评估技术中常采用的是神经电生理诊断。神经电生理诊断是一种利用神经及肌肉的电生理特性，以电流刺激神经记录神经或肌肉对电刺激的反应，或用针电极记录肌肉安静或收缩时的电活动，以此协助诊断神经肌肉疾病的检查手段。目前临床上常用的神经电生理诊断主要包括神经传导检查（Nerve Conduction Studies，NCS）、肌电图（Electromyography，EMG）、H 反射、F 波、重复神经电刺激和诱发电位检查（Evoked Potential）等。

借助电诊断学评估技术，可帮助诊断中枢神经、周围神经及肌肉的病变。特别是对于下运动神经元、神经根、神经丛、神经肌肉接头，以及肌肉的各种异常，神经传导检查及肌电图检查可帮助确定病变的部位（神经根、神经丛或周围神经病变）、性质（神经源性或肌肉源性）及严重程度，为正确诊断疾病、选择治疗方案、评估治疗效果及预后提供客观依据。

二、神经电生理诊断原理

细胞的电生理活动形成了神经电生理诊断的基础。神经系统通过神经纤维传递动作电位而传递各种信息。当电刺激运动神经时，由刺激引发产生的动作电位从刺激点沿神经向两端传导，在远端支配的肌肉可记录到动作电位。当电刺激感觉神经时，可在神经上记录到神经电位的传导。

在超强电刺激下，所有神经干的运动神经纤维均去极化，结果是所有运动纤维及其所支配的肌纤维相对同步地达到去极化，这种电活动的总和即形成了肌肉动作电位。神经传导检查测量的是直径大、传导最快的神经纤维。然而，因为神经纤维的传导速度不同，肌肉的兴奋就不同步。同步化兴奋的程度越低，记录到的动作电位波幅越小，时限越宽，这被称为波形离散。记录电极离刺激点越远，记录到的动作电位就越离散。

在人体，用记录电极记录细胞电活动时，细胞的电活动要通过细胞间液和周围组织才能传播到记录部位，这种电流通过介质达到记录部位的过程被称为容积传导。在感觉神经传导和肌电图检查过程中会受到容积传导的影响。在细胞外记录到的典型动作电位为“正－负－正”三相电位。记录电极和电流发生源距离的大小会明显影响记录到的动作电位波幅和形状，记录针电极与肌纤维的距离增加0.5mm，波幅会下降至原来的1/10，表面电极记录时，位置较深者所记录到的动作电位波幅较低。

轴突数量减少或缺失会导致神经和肌肉动作电位波幅降低或消失，但神经传导速度一般不受影响或轻度减慢。脱髓鞘病变使神经传导速度减慢，也可以增加时间离散程度，或造成传导阻滞导致动作电位波幅降低。有些疾病首先影响轴突，然后继发髓鞘损害；有些疾病首先影响髓鞘，然后再继发轴突损害。

三、神经电生理诊断设备

现代常用的神经电生理诊断仪器为肌电图诱发电位仪，一般由放大器、示波器、扬声器、刺激器和信号贮存器及各种电极组成。

在神经传导检查中，通常使用的是电刺激，而在脑干听觉诱发电位和视觉诱发电位检查时，则需分别使用声音和视觉刺激。按照电极的构造和使用方式，可分为表面电极和针电极，最常用的针电极为同芯针电极。

四、神经电生理诊断与体格检查

神经电生理诊断可看作是临床体格检查的延伸，因此在进行肌电图检查前评定者应首先详细询问患者病史和进行神经系统查体，形成疾病的初步印象再进行针对性检查。由于神经传导检查时患者有被电刺激的不适感，肌电图检查为侵入性检查，因此要根据临床需要选择检查项目，确定需要检查的神经和肌肉，在确保诊断可靠性的基础上减少检测的项目，减轻患者的痛苦。开始检查前评定者应向患者解释所要进行的检查项目，在检查过程中指导患者如何配合，并询问患者的感受。

五、神经传导检查

神经传导检查包括运动神经传导速度（Motor Nerve Conduction Velocity，MCV）测定和感觉神经传导传导速度（Sensory Nerve Conduction Velocity，SCV）测定。

运动神经传导速度测定通过刺激电极刺激运动神经干，用表面电极在其支配的肌肉上记录复合性肌肉动作电位（Compound Muscle Action Potential，CMAP），临床常用的参数为CMAP的潜伏期、波幅、传导速度及波宽，如图2－5所示。

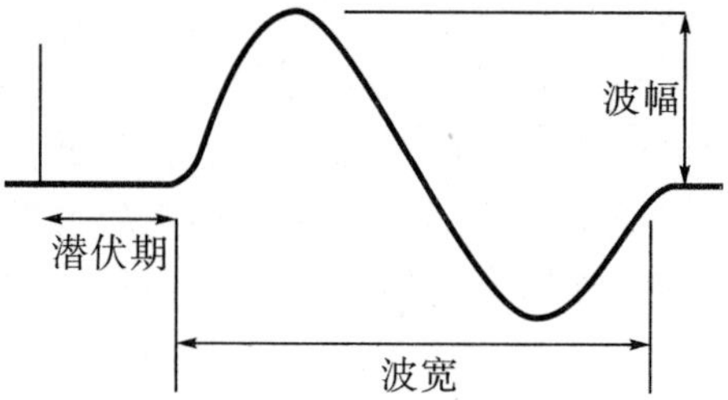

图2－5　CMAP示意图

潜伏期（latency）是从刺激开始至CMAP出现所经过的时间，单位为毫秒（ms）。潜伏期反映的是神经冲动经快速传导纤维传导所需要的时间，包括了冲动在刺激点远端神经干、神经－肌肉接头、肌纤维中传导的时间。波幅（amplitude）可用于负相波的波幅的测量，即从基线到负相波波峰之间的差值；也可用峰－峰值表示，即负波波峰与正波波峰之间的差值，国际上一般采用负相波的波幅，单位为毫伏（mV）。波幅反映的是被兴奋的神经纤维的数量及其传导的同步性。波幅的个体变异较大，且受神经再生支配的影响，不如潜伏期敏感，在轻微的病变中往往表现正常，只有当病变严重才表现出异常。运动神经传导速度是指在神经干上选择两个点进行电刺激，获得两个CMAP后得到2个潜伏期$L1$和$L2$，用软尺量出2个刺激点之间的距离为D。运电神经传导速度即被检测的神经节段的长度除以潜伏时所得到的计算值，其计算公式为$MCV=D/(L2-L1)$，单位为米/秒（m/s）。波宽（duration）是指CMAP从偏离基线到再次回到基线所经历的时间，单位为毫秒（ms）。波宽反映动作电位传导的同步性，可用于分析CMAP的离散程度，当同步性较差时，将会出现波幅下降和波宽增大。

感觉神经传导速度测定通过电刺激感觉神经，在该神经的近端或远端记录感觉神经动作电位（Sensory Nerve Action Potential，SNAP），因此分为顺向传导和逆向传导两种测定方法。前者是在指、趾端或皮肤进行刺激，在相应的神经干记录SNAP，后者则相反。临床上常用的测定参数为潜伏期、传导速度和波幅。潜伏期一般采用刺激开始至SNAP的第一个正向波波峰的时间作为潜伏期。波幅一般测量SNAP的第一个负相波与正向波波峰之间的差值。感觉神经传导速度（Sensory Nerve Conduction Velocity，SNCV）测定时用软尺量出刺激点与记录点之间的距离D，L为潜伏期，其计算公式为$SNCV=D/L$，单位为米/秒（m/s）。

（一）神经传导检查中的注意事项

第一，电刺激时应逐步增加刺激强度，获得最大波幅后，再增加20%的刺激强度达到超强刺激，以确保所有的神经纤维均被兴奋。

第二，刺激电极位置要准确，由于个体差异，要不断地移动刺激电极找到最佳刺激点，对于位置较深的神经，适当地施加压力，保证刺激指向神经。

第三，记录主电极与参考电极间要相距 3～4cm，地线位于刺激电极与记录电极之间。运动神经传导速度测定时注意记录电极要放在肌腹，感觉神经传导速度测定时注意如果电极稍微偏离神经波幅即可导致其明显下降。

第四，感觉神经传导速度测定时两个刺激点之间的距离应为 10～15cm。距离过大会使 SNAP 的离散度增大，使本来就较小的 SNAP 的波幅更小，而距离过小则会使测量误差增加。

第五，仪器参数的设定会影响波幅的形状，注意设定合适的测量参数。

第六，来自患者和外界的干扰可能影响测定，因此要注意患者皮肤的清洁，减少外界的干扰。

（二）影响神经传导速度的因素

1. 温度

肢体温度下降会导致传导速度减慢，但对波幅影响较小，体表温度每下降 1℃，神经传导速度下降 2.4m/s。

2. 年龄

正常足月新生儿神经传导速度约为成人的一半，3～5 岁接近成人，十几岁达到成人水平，60 岁后显著下降。

3. 不同神经及部位

上肢神经传导速度较下肢快，神经近端传导较远端快。

4. 身高

身高越高，传导速度越慢，波幅越低，但对感觉和运动传导速度的影响并不明显。

六、F 波

运动神经纤维在受到刺激产生兴奋时，其冲动会向近、远两端呈双向传导。冲动沿神经向远端顺向传至肌肉，直接使之兴奋产生 CMAP，即 M 波；冲动沿神经逆向传至脊髓前角，使前角运动神经元兴奋，该兴奋性冲动再顺向传导至肌肉，使之再次兴奋而产生一个迟发性反应，即 F 波。F 波可反映近端运动神经的功能，有助于神经根病的诊断，补充了神经传导测定的不足。

F 波测定时电极放置同运动神经传导速度测定相同，给予超强刺激，连续刺激 10 次或 20 次。主要测定 F 波的潜伏期、出现率、传导速度。潜伏期包括最短潜伏期、最长潜伏期和平均潜伏期。最短潜伏期反映最快速传导纤维的传导情况，其与最长潜伏期的差值被称为时间离散度，正常情况下时间离散度为几个毫秒。潜伏期延长表明有传导阻滞。并不是每次刺激均可引出 F 波，正常情况下，F 波的出现率为 90%～100%，F 波出现率下降是神经病变的早期征象。F 波传导速度测定意义同潜伏期。

七、H 反射

H 反射（H reflex）是一种脊髓单突触反射，是在以低于运动传导测定阈值强度刺激混合神经干时，在该神经支配的肌肉上引出的一个迟发性复合性肌肉动作电位。从阈下刺激到次强刺激的过程中，H 反射波幅逐渐增高，进一步加大电流，H 反射波幅逐渐减小，M 波波幅逐渐增高。当刺激强度到达可以诱发最大 M 波时，H 反射消失。

记录电极置于比目鱼肌，参考电极置于跟腱，接地电极置于记录电极与刺激电极之间，刺激电极置于腘横纹中点的胫神经，刺激强度应由小到大缓慢调节，且引出的 H 波波幅达最大为止。

H 反射潜伏期与下肢肢体长度和年龄显著相关。正常人比目鱼肌 H 反射潜伏期上限为 30ms，双侧潜伏期差值应小于 1.2ms，超过此值则为异常。单侧 H 反射潜伏期延长或消失见于单侧坐骨神经、胫神经或 S1 神经根受损；双侧 H 反射异常则是多发性周围神经病的敏感指征。桡侧腕屈肌 H 反射的延迟或缺如见于 C6 和 C7 神经根病变。如在通常不出现 H 反射的肌肉广泛引出 H 反射，则提示反射亢进，可能存在上运动神经元病变。

八、常见的神经传导异常

轴索损害的典型表现是波幅明显降低，降低程度与轴索损害的程度有关，而传导速度正常或轻度减慢，但不低于正常值下限的 75%，末端潜伏期则正常或轻度延长，但不超过正常值上限的 130%。严重者无法引出波形。

脱髓鞘的典型表现是出现神经传导速度明显减慢，一般低于正常的 40%或潜伏期延长超过正常的 50%，同时伴随波形离散或传导阻滞，但一般不伴有 CMAP 和 SNAP 波幅的改变。

在运动神经传导检查过程中，分别刺激神经近端和远端，如果于近端刺激时肌肉动作电位波幅比远端刺激下降大于 50%，并且近端刺激出现波形离散，即被称为神经传导阻滞。

九、肌电图检查

肌电图检查检测肌肉中的电位活动，并对该电位活动的振幅、时限、频率进行分析，从而协助确定有无肌肉或支配该肌肉的神经的损害。

（一）正常肌肉肌电图

1. 插入电位

针电极插入正常肌肉或在其中移动时，由于针的机械刺激引起的肌纤维短暂电位发放，停止电极移动后立即消失，这称为正常插入电位。

2. 静息电位

正常肌肉在放松状态下除终板区外应无任何电位。终板区电位包括终板噪声和终板电位。

3. 运动单位电位

运动单位电位（Motor Unit Potential，MUP）是肌肉在小力收缩时针电极所记录到的某一运动单位的靠近针电极附近肌纤维的动作电位的总和，见图 2-6。评定者需要观察 MUP 的时限、波幅、多相波。正常情况下，单个运动单位电位的峰-峰波幅为 0.3～5mV，时限为 3～16ms，相位数为 1～3 相，超过 4 相则为多相波，多相波所占比例一般少于 10%。

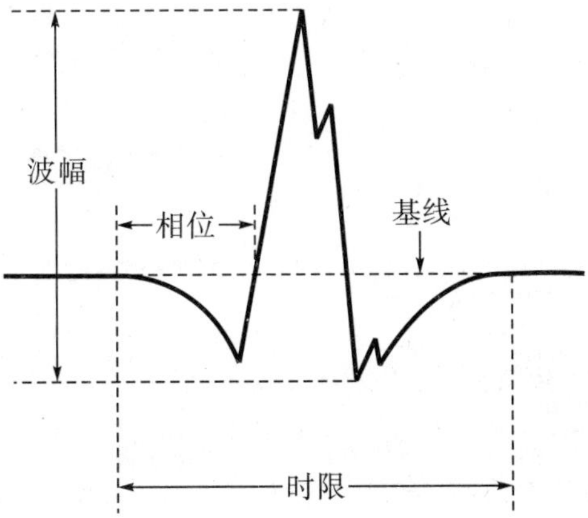

图 2-6　MUP 示意图

4. 募集电位

嘱患者大力收缩受检肌肉，观察肌电募集形式及波幅。正常情况下难以区分单个运动单位电位及辨认基线，为干扰型或混合相，波幅为 2～4mV。

（二）异常肌电图

插入电位延长或增加，见于神经源性和肌源性损害，应注意仔细寻找有无纤颤电位或正锐波。如果没有纤颤电位或正锐波，单纯插入电位延长意义不大。插入电位减少或消失见于肌肉纤维化或肌肉为脂肪组织所替代。

纤颤电位为针电极在肌细胞外时记录到的单根肌纤维的自发电活动，为双相或三相，短时限（<2ms）低波幅（<100 μV）起始为正相的电位，一般在失神

经支配 2 周后出现。其主要特点为发放规律，起始位正相，声音如雨滴打在白铁皮上，如图 2－7 中 A。正锐波为一正相尖形主峰向下的负相波，形似“V”字形，时限 10～50ms，波幅差异很大，一般为 20～200μV，规律出现，声音稍钝如钟表的滴答声，如图 2－7 中 B。临床意义同纤颤电位。复合性重复放电为一连串以 5～150Hz 频率规律发放的电位，出现和停止均很突然；波形复杂，但各波波形较为一致，声音类似摩托车发动的声音。束颤电位是运动单位自发的非自主放电而产生的肌电表现，其特征为发放频率慢（<5Hz）且无规律，波形和大小变异范围大，可为双相、三相，亦可为多相，系由于组成单个运动单位的肌纤维兴奋所致，但与运动单位电位不是相同的。肌纤维抽搐放电是束颤电位的一个特殊表现形式，是运动单位电位的同时或成群出现所致。

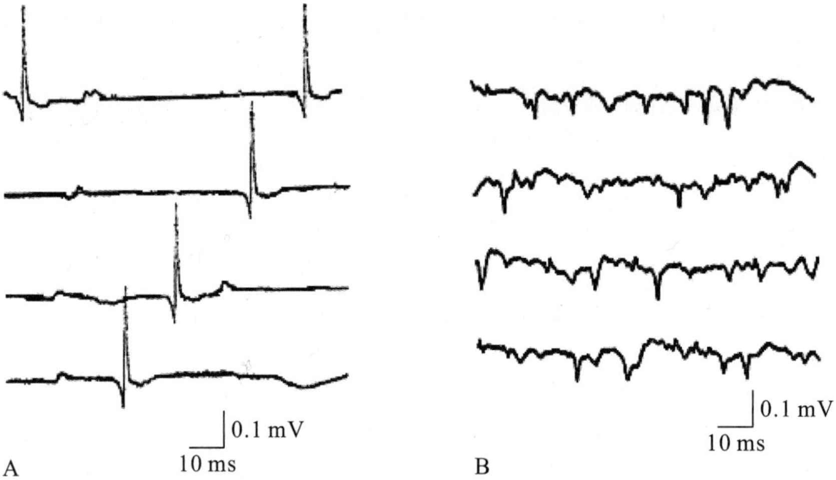

图 2－7　纤颤电位（A）**和正锐波**（B）

（三）异常 MUP

常见的异常 MUP 有二类。第一类为宽时限高波幅 MUP，见于神经源性疾病，也可有多相波增多。一般与轴索损伤后数月肌纤维进行神经再支配后引起的运动单位范围增大有关，是神经源性损害的典型表现。第二类为短时限低波幅 MUP，是典型的肌源性疾病表现，与肌纤维坏死后运动单位内有功能的肌纤维减少，运动单位变小有关。

异常的募集电位包括单纯相、病理性干扰相。单纯相指肌肉大力收缩时，参加发放的运动单位数量明显减少，在肌电图上表现为单个独立的电位，见于神经源性损害。病理性干扰相为肌纤维变性或坏死使运动单位变小，在肌肉大力收缩时参与募集的运动单位数量明显增加，表现为低波幅干扰相，见于各种原因导致的肌源性损害。

十、诱发电位

诱发电位（Evoked Potential）指刺激周围神经在头颅记录到的皮层电位和在脊髓记录到的脊髓电位，或刺激皮层运动区或脊髓在相应肌肉表面记录的电位。诱发电位分为感觉诱发电位和运动诱发电位。

（一）感觉诱发电位

1. 视觉诱发电位

视觉诱发电位（Visual Evoked Potential，VEP）指用光刺激单眼或双眼，在枕部记录到的皮层电位，主要反映从视网膜到视觉皮层，即整个视觉通路的功能状态。视觉诱发电位异常见于视神经病变，以及视神经通路其他部位的病变，如视神经炎、多发性硬化。

2. 脑干听觉诱发电位

脑干听觉诱发电位（Brain Stem Auditory Evoked Potential，BAEP）是用声音刺激单耳或双耳诱发的电位，主要反映听神经和脑干部分听传导通路的功能状态。脑干听觉诱发电位异常可见于传导性耳聋、耳蜗毛细胞损害、小脑和脑桥角肿瘤、遗传性脊髓小脑变性和酒精中毒等。

3. 躯体感觉诱发电位

躯体感觉诱发电位（Somatosensory Evoked Potential，SEP）指刺激躯体感觉神经时，在头皮或脊髓的相应点记录的电位。刺激强度一般介于感觉阈以上，运动阈以下，主要反映躯体感觉神经传导通路的功能状态。

（二）运动诱发电位

运动诱发电位（Motor Evoked Potential，MEP）指应用电、磁刺激皮层运动区或脊髓，产生的兴奋通过下行传导通路使脊髓前角细胞或周围神经运动纤维兴奋，在相应肌肉表面记录到的运动单位电位，主要反映运动神经传导通路的功能状态。因运动诱发电位测定对电刺激强度要求太大，疼痛明显，临床较少应用。

（许惊飞）

参考文献

［1］Johnson E W. Practical Electromyography ［M］. New York：Lippincott Williams & Wilkins，1997.

［2］Joodaki M R，Olyaei G R，Bagheri H. The Effects of Electrical Nerve Stimulation of the Lower Extremity on H-Reflex and F-Wave Parameters ［J］. Electromyogr Clin Neurophysiol，2001，41：23－28.

[3] 崔丽英. 简明肌电图学 [M]. 北京：科学出版社，2006.
[4] 陆廷仁. 骨科康复学 [M]. 北京：人民卫生出版社，2007.

第五节 诊断性超声技术

一、诊断性超声技术的概述

随着计算机技术进步、设备灵巧化、费用降低、操作简便化，超声诊断技术已广泛应用于包括肌肉骨骼医学在内的各医学领域。磁共振成像（MRI）与超声是诊断软组织损伤的两种主要影像学工具。超声检查作为体格检查的延伸，不能取代磁共振成像。一般来说，磁共振成像虽然可显示肌肉、肌腱、神经、骨的静态特征，但和超声相比，其有门诊普及受限、检查时间较长、医疗费用较高的缺点。相反，在被检查组织不太深且无高回声性物体阻挡的情况下，现代肌肉骨骼超声可提供神经、肌腱、肌肉及关节隐窝等构造的高分辨率及实时动态影像。

肌肉骨骼超声除了应用于检查软组织病变外，也可辅助若干常用的介入性治疗。如果使用恰当，超声引导可提高肌肉、韧带、神经、关节腔、滑液囊及腱鞘内类注射的准确度，以增进疗效及降低医源性并发症的风险。在骶髂关节注射、脊柱小关节注射及脊神经后支内侧支阻滞方面，超声引导与X线透视引导、CT引导同样可行。

超声图像与超声反射量有关，反射波数量的多寡决定影像的“回声”度，可以用高回声、等回声、低回声和无回声来描述被检查区域内的解剖结构。在超声报告中，图像需要根据扫描平面（纵轴或横轴）来描述。线阵探头的扫描面较宽，且近距离分辨率较高，可为表浅结构提供良好的成像质量，故一般骨骼肌超声检查多采用此类探头。超声的穿透力取决于频率的高低。较高频率范围探头（7～12MHz）常用于检查表浅结构，而较低频率范围探头（5～7.5MHz）因有较高的组织穿透力，常用于检查较深层的结构。除此之外，能量多普勒技术可探测扫描区域中的血红细胞数量，以间接显示扫描区域内的血流分布情况。

二、超声检查仪器及技术

（一）仪器

中高档彩色超声仪具有良好的浅表器官分辨率，同时亦具有一定穿透力。一般多使用线阵探头，频串 7～10MHz，深部病变辅以 3.5MHz 凸阵或扇扫探头。

（二）检查方法

一般采用直接扫查法，即将探头直接置于涂有偶合剂的探查部位，对于特别表浅者应用间接扫查法（加用水囊），这可使浅筋膜和肌肉、腱连接处显示效果最佳，否则可能会漏诊筋膜的缺陷、肌疝和肌肉表面的撕裂。目前，主要有两种新技术应用于肌肉和骨骼超声，即三维超声和宽景成像技术。三维超声与 MRI 和 CT 无太大区别，是一系列图像的堆叠存贮，可以进行立体重建。宽景成像是用超声来显示肌肉及肌腱的最好方法，能更容易地被初学者接受，并且可用于与非专业人士交流。

（三）超声触诊

肌肉损伤引起的疼痛常定位明确，所以检查首先应寻找疼痛最明显的部位或有外伤区域，这被称为超声触诊。超声检查不同于其他影像学检查的是超声医生与患者之间是面对面的检查，即患者可以直接指出疼痛最明显部位或提醒医生在皮肤上标记出疼痛区，然后用探头以一般的压力对标记区进行系统检查。检查过程中用力的程度应尽可能一致。

（四）动态检查

肌肉及肌腱是动态结构，所以不能只进行静态显像检查，超声能进行动态条件下的肌肉及肌腱检查，这是超声检查不同于其他影像学检查的重要特点。肌肉的辨别在超声检查中可根据肌肉位置起点、附着点和功能来确定。此外，可根据相应肌肉与其相延续的肌腱来判断所属肌腱，如与肱三头肌肉相延续的是肱三头肌腱，与股四头肌肉相延续的是股四头肌腱等。最初检查时探头放置与肌肉长轴一致，确定异常区域后，在肌肉放松和等容收缩时分别成像，然后探头转动 90°横切，重复上述过程。

三、超声检查概述

（一）肌肉正常声像图

骨骼肌纤维由肌内膜包裹，肌肉纤维聚集成束状，被肌束膜包裹。肌内膜、肌束膜由结缔组织、血管、神经和脂肪组织组成，整块肌肉周围致密的结缔组织鞘被称作肌外膜，室筋膜把单块肌肉或肌肉群分开，这些结构在超声上很容易观察到。肌束可被理解为低回声，肌束膜纤维脂肪隔看起来像强回声线把肌束分开。肌外膜、神经、筋膜、肌腱和脂肪相对于肌束可被理解为强回声，这些结构使肌肉的翼状结构更容易被辨认，肌肉之间的脂肪层有助于肌肉的分开，在长轴翼状结构易被辨认，在横切面上，肌肉表现为斑点状结构。

（二）肌腱正常声像图

肌腱由大量平行的胶原纤维肌束组成，胶原纤维肌束互相交织连接，因而肌腱超声长轴表现为线样强回声与低回声间杂的束状结构。肌腱周围或是滑囊鞘，或是厚厚的一层结缔组织（腱鞘），腱鞘周围有一层稀薄的液体作为润滑剂，滑囊鞘的厚度一般不超过 2mm。正常的滑囊鞘内有稀薄的液体，超声表现为低回声的暗晕围绕着腱鞘，在长轴切面上，表现为肌腱两侧线状无回声。没有滑囊鞘（腱鞘）的肌腱，有一厚的结缔组织层紧紧围绕肌腱，结缔组织纤维透过肌束使肌腱旁组织附着于肌腱上，血管和神经沿着这些纤维进入肌腱及疏松结缔组织，肌腱旁组织组成了肌腱纤维鞘。在声像图上，肌腱纤维鞘呈围绕肌腱的强回声，肌腱的横断面呈圆形（肱二头长头腱）、椭圆形（跟腱）或矩形（髌腱）。肌腱横断面轮廓经运动训练后可以被改变，圆形的跟腱见于未训练的人，运动员的跟腱则趋于椭圆形。窄带状的纤维软骨把腱与骨联结在一起，即所谓腱附着是无血管结构，超声表现为在腱远端的易于分辨的低回声区，在长轴观察是三角形的，纤维软骨附着的低回声与体内其他部位软骨的超声表现类似。

（三）周围神经正常超声

正常神经纵切显示为内有纤维样回声束样结构，横切表现为圆形或椭圆形低回声，内见点状强回声，类似筛网状结构。实时超声显示肢体运动时，肌腱为主动水平滑动、神经为被动牵拉滚动。

（四）骨骼正常超声

正常骨超声纵切显示为平直、光滑强回声，后方伴声影，横切表现为弧形或半月形强回声，伴声影。

四、相关疾病诊断

（一）冈上肌肌腱撕裂

冈上肌肌腱撕裂常见于棒球、网球、游泳等运动者。肩部抗阻外展时疼痛代表可能提示冈上肌肌腱病变。纵轴扫描时，正常的冈上肌肌腱应位于肩峰下、肱骨头与肩峰下，三角肌下滑囊下间，形似鸟嘴状，呈纤维状回音结构。横轴扫描时，此肌腱位于三角肌下滑囊下方，低回音，得到肱骨头透明软骨上方呈一带状、中等回音结构。冈上肌肌腱的撕裂发生于低血流灌注区，其部分厚度撕裂在超声下呈现为一局灶性无回音病变或高低回音混合病灶。全层厚度撕裂的主要图像特征为横向扫描时肌腱局灶性的全层不显影。虽然冈上肌肌腱的超声检查及描述存在着检查者的差异，然而多个研究均显示通过制订标准化的诊断条件、采用高质量的扫描设备及训练有素的检查医师，超声诊断肩袖的部分或全层厚度撕裂的灵敏度和特异性均超过 90%。

（二）肱二头肌腱鞘炎

肱二头肌腱鞘炎，即经过肌间沟的肱二头肌长头的炎症。肱二头肌肌腱炎常表现为肌间沟处压痛及疼痛弧阳性，肩部自 30°至 120°外展时产生疼痛感。当临床医师对 Yergason 旋后实验或速度实验的准确度存疑时，可考虑使用超声检查来增加其诊断的准确性和疗效。二头肌长头起自肩盂最上端的盂上结节及盂唇，行经肱骨头大小粗隆间的肌间沟，并由二头肌横韧带将肌腱固定于沟中。横向扫描时，手臂置于中位，正常人可于肌间沟中看到呈卵圆形回声结构的二头肌肌腱长头，超声下典型的肌腱呈纤维状线条排列回音，自肩峰下发出，向远程延伸至骨骼肌交界，至此难以和肌肉区别。肱二头肌肌腱炎时，腱鞘积液常与局部压痛及肌腱异质性病变同时发生，由于肱二头肌腱鞘与盂肱关节相连，在腱鞘内发现积液代表存在盂肱关节内病变，而非二头肌肌腱本身病变，故在冈上肌肌腱撕裂时也可见二头肌腱鞘内积液。

（三）外上髁炎

外上髁炎通常因共同伸肌腱于肱骨外上髁骨肌腱连接处的反复牵拉造成。通常依据临床检查即可诊断，不需要影像学检查。然而超声检查可让医生及患者直接观察共同伸肌腱，并可提供确诊依据。纵向扫描时，共同伸肌腱应呈现鸟嘴状回音结构，网球肘的主要超声特征可包含肌腱肿胀、部分撕裂、钙化及充血。失去正常纤维状结构的、广泛的、增厚的低回音区，符合肌腱病变的诊断。若超声下看到一局灶性无回音区，则代表有共同伸肌腱的完全或部分断裂，可能需要手术治疗。肌腱内钙化表现为高回音区，其下方可伴随或不伴随声影，有时在共同伸肌腱附近可看到囊状病灶，能量多普勒超声下看到血流量增多代表局部充血及急性炎症。

（四）膝关节积液

使用超声检查膝关节积液时，患者取仰卧位，膝关节下方置一软枕，使膝关节伸直或微屈。探头纵向置于股四头肌纵轴，髌上隐窝位于股四头肌肌腱与股骨前脂肪之间。正常的髌上隐窝呈裂隙状，厚度不超过 2mm。膝关节积液的超声表现为扩张的髌上隐窝呈现无回声区，压迫时易消失，且能量多普勒超声下无血流。反复性受伤时于髌上隐窝可见滑膜增生。增生的滑膜照常表现为漂浮于髌上隐窝中或连接于隐窝壁上的高回音团块。如果在其他部位，滑膜的血流增加代表急性炎症。若于受伤后发现大量膝关节积液，应怀疑是否有膝关节内损伤，并考虑行对此诊断准确性较佳的磁共振或关节镜检查。

（五）肌肉损伤

肌肉损伤在运动员身十分常见。可由于直接创伤或过度牵张造成，特别容易发生于未足够热身时。正常肌肉在超声下呈羽状纵向纤维，肌肉撕裂时可见肌纤维中断。若在受伤的肌肉中发现无回音区，则代表有血肿或积液，超声影像中，肌肉损伤的严重度可分为三级：①一级肌肉损伤：损伤肌肉的回声度可能因肿胀或出血而降低，然而不会看到明显的肌纤维中断，代表为较轻微的损伤。②二级肌肉损伤：可见肌纤维撕裂及正常肌肉纹理被打断，也常见因局部血肿或积液造成的无回声区，有时可见肌纤维的断裂端漂浮在局部积液中，称作“钟锤征”。③三级肌肉损伤：损伤肌肉完全断裂，可见断裂“断端"的圆形末端，拉伸时可见肌肉间隙变宽。

五、总结

超声影像可执行动态检查，提供实时影像及快速的双侧比较，非常适合用于诊断肌肉骨骼病变。除了协助诊断，超声也可用来引导注射及量化疗效。然而，超声不能用来取代其他诊断工具，如磁共振影像及关节镜检查。相反，超声应被视为体格检查的延伸。操作者的经验及相对较长学习过程的需要限制了超声影像检查技术的使用。适当的培训及督导可减少这些限制。目前肌肉骨骼超声检查的培训及认证尚未标准化，由于缺乏被广泛接受的标准化检查流程，所以依赖操作者的结果的变异度比较明显。虽然存在这些限制，适当地使用超声仍可提供体格检查外的重要辅助信息，有助于诊断乃至治疗临床常见的肌肉骨骼疾病，对精准康复起到重要作用。

（马睿、刘岩、何红晨）

第六节　脊髓损伤康复评定技术

一、脊髓损伤的概述

脊髓损伤是由于外伤、疾病和先天性因素，导致神经损伤平面以下的感觉和运动功能部分或全部障碍，使患者丧失部分或全部工作能力、活动能力和生活自理能力的神经损伤，是康复治疗的主要对象之一。

脊髓损伤的临床分类包括创伤性和非创伤性损伤。创伤性脊髓损伤包括：颈脊髓损伤、胸腰脊髓损伤、开放性损伤、挥鞭性损伤。非创伤性脊髓损伤包括：血管性、感染性、退行性、肿瘤。

脊髓损伤的临床综合征包括中央束综合征、半切综合征、前束综合征、后束综合征、脊髓圆锥综合征、马尾综合征（迟缓型瘫痪）、脊髓震荡。

二、诊断要点

（一）症状

症状主要为肌肉运动控制障碍和行动困难、大小便控制障碍、感觉障碍。部分患者有异常疼痛和幻觉痛。高位脊髓损伤患者可伴呼吸困难。有骨折、脱位、压疮等并发症的患者，可出现相应的症状。

（二）体征

体征主要表现为肌力减弱或消失、肌肉张力异常（低张力、高张力、痉挛）、腱反射异常（无反射、弱反射、反射亢进）、病理反射（Hoffman 征和 Babinski 征）、皮肤感觉异常（无感觉、感觉减退、感觉过敏）、皮肤破损或压疮等。高位脊髓损伤可出现呼吸运动障碍和自主神经过反射现象。

三、康复评定

（一）脊髓功能损害分级

脊髓功能损害分级如表 2－18 所示。

表 2－18　ASIA 脊髓功能损害分级

A.	完全性损伤：骶段感觉和运动功能均丧失
B.	不完全性损害：神经平面以下包括骶段（S4～5）有感觉功能，但无运动功能
C.	不完全性损害：神经平面以下有运动功能，大部分关键肌肌力<3 级
D.	不完全性损害：神经平面以下有运动功能，大部分关键肌肌力≥3 级
E.	正常：感觉和运动功能正常，但肌张力增高

1. 不完全损伤

骶段保留部分感觉或运动功能，即肛门黏膜皮肤连接处和深部肛门有感觉，或肛门外括约肌有自主收缩。

2. 完全性损伤

骶段感觉和运动功能完全消失。

3. 脊髓休克

脊髓受到外力作用后短时间内损伤平面以下的脊髓功能完全消失。持续时间一般为数小时至数周，偶有数月之久。脊髓休克期间无法对损害程度做出正确的评估。

4. 四肢瘫

脊髓颈段运动感觉功能损害或丧失。四肢瘫引起四肢、躯干及盆腔脏器功能障碍，但不包括臂丛神经或椎管外神经损伤。

5. 截瘫

脊髓胸、腰或骶段的运动感觉功能损害或丧失。截瘫不涉及上肢功能，但可累及躯干、腿部和盆腔脏器，包括马尾和圆锥损伤，但不包括腰骶丛神经或椎管外神经损伤。

（二）躯体功能评定

1. 球（海绵体）-肛门反射和肛门反射

刺激男性龟头或女性阴蒂时引起肛门括约肌反射性收缩称为球（海绵体）-肛门反射；直接刺激肛门引起直肠肌肉收缩称为肛门反射。这两种反射出现，提示脊髓休克已经结束。

2. 肛门指检

肛门指检是用手指插入肛门，检查肛门的感觉与运动，判断患者的损伤是否为完全性，也可以进行肛门反射或球海绵体－肛门反射，用于判断脊髓休克。这是脊髓损伤患者的必查项目。

3. 部分保留区域

部分保留区域指完全性损伤的神经平面以下仍保留部分神经支配的皮区和肌节。

（三）损伤平面与功能预后关系

脊髓损伤平面与功能预后的关系如表2－19所示。

表2－19　脊髓损伤平面与功能预后的关系

神经平面	最低功能肌肉	活动能力	生活能力
C1～4	颈肌	依赖膈肌起搏维持呼吸，可用声控方式操纵某些活动	完全依赖
C4	膈肌、斜方肌	使用电动高靠背轮椅，有时需要辅助呼吸	高度依赖
C5	三角肌、肱二头肌	可用手在平坦路面上驱动高靠背轮椅，需要上肢辅助及特殊推轮	大部依赖
C6	胸大肌、桡侧伸腕肌	可用手驱动轮椅，独立穿上衣，可以基本独立完成转移，可驾驶特殊改装汽车	中度依赖
C7～8	肱三头肌、桡侧屈腕肌、指深屈肌、手内部肌	轮椅实用，可独立完成床至轮椅/厕所/浴室转移	大部自理
T1～6	上部肋间肌	轮椅独立，用长腿矫形器扶拐短距离步行	大部自理
T12	腹肌、胸肌、背肌	长腿矫形器扶拐步行，长距离行动需要轮椅	基本自理
L4	股四头肌	短腿矫形器扶手杖步行，不需要轮椅	基本自理

第三章　康复医学技术

第一节　康复微创技术

在神经、肌肉和骨骼结构，如滑囊、关节间隙和肌腱附近的注射治疗是康复科常用的微创治疗技术。此外，还包括一些介入治疗的方法，如射频消融术、椎体成形术等。注射局部麻醉剂通常用于短效的麻醉和镇痛，注射糖皮质激素用来控制炎症，应用血管收缩药可以延长麻醉剂的药效并预防药物注射至血管内。近年来，再生医学领域，如干细胞和富血小板血浆，为组织损伤的修复提供了新方法。注射技术具有多种形式和方法，既可用于诊断也可用于治疗。在诊疗过程中，对疼痛和功能障碍根源的查找依赖于仔细询问病史和完整的体格检查。

一、概述

局部注射麻醉剂已被证明是治疗急性和慢性疼痛的有效方法，神经阻滞机制是阻断痛觉传导通路上的感觉传入信号。现已证明关节内和关节周围注射皮质类固醇激素，可减轻炎症反应、缓解疼痛，促进关节活动度和功能的恢复。遗憾的是在治疗中，药物注射通常仅仅局限于解决疼痛。实际上，只有将注射疗法作为系统治疗的一个重要组成部分，与其他疗法相配合，才能更好地发挥疗效。单独应用注射疗法，而不与其他疗法，如物理治疗、运动疗法（牵引治疗、行为矫正等）、心理治疗等相配合的话，其疗效受限，往往无法完全缓解疼痛。因此，注射疗法应运用于全面康复的整体治疗之中。

二、技术和方法

（一）术者的知识和培训

注射治疗在操作上要求术者具有丰富的知识和经验积累，以充分了解疼痛的诊断和治疗。在选择最佳治疗或联合治疗时，必须清楚每个操作的局限性、并发症、优点和不足，以及替代方案。操作者必须通过教育、训练和经验积累获得精湛的注射操作技术。这要求术者拥有全面的相关注射治疗的解剖、药物知识，熟悉包括可能出现的副作用、潜在并发症，及其预防和快速处理措施。

（二）禁忌证

注射操作包括很多技术，包括硬膜外、骶管、神经、运动点、关节和肌肉注射等。注射治疗存在优点和不足，在某些情况下可能会有绝对的禁忌证，在某些情况下也可能不适合进行注射，如患有严重肺疾病的患者是不应进行肋间阻滞的，因为可能引起气胸。

（三）绝对禁忌证

绝对禁忌证包括患者拒绝、局部感染、皮肤情况差不能充分备皮、注射部位有肿瘤、对局麻药物有过敏史、严重低血容量、全身凝血障碍、颅内压升高（硬膜外注射），以及败血症等。

（四）相对禁忌证

操作者方面包括缺乏教育培训和应用技能。患者方面包括轻微凝血异常，同时使用某种抗凝药物（如小剂量肝素），由于可能导致高血糖、糖尿、电解质失衡及感染风险增加，糖尿病注射皮质激素也是相对禁忌证。

（五）筛查禁忌证

在患者就诊之初，应该询问一些有可能不适应进行注射治疗的情况。首先，必须强调抗凝问题，患者应已暂停使用抗血小板（如氯吡格雷）或抗凝（如普通肝素或华法林）药物，并且时间足够长。术者应清楚有关抗凝及神经轴索的指南，并在此前完成关于抗凝及注射的标准化实习。其次，患者可能被转运，术者应注意患者在注射之后要有成人负责照看，特别是当注射治疗有潜在的引起虚弱或镇静作用的时候。最后，患者应当适当保持固定体位以减少误吸机会，尤其是在药物导致镇静作用时。任何对注射药物或其他物质（如乳液）的过敏，都应详细记录并选择替代方案。

（六）与患者的交流

在诊治的每个阶段与患者的交流都很重要。向患者充分解释操作步骤会使其增加信心、减轻焦虑。在操作过程中，医生应不断地告知患者情况，并使患者确信操作会顺利进行。

（七）知情同意制度

虽然国家有很多关于医疗文书的法律法规，但为使患者理智地决定是否接受注射，依据国家法律，患者应签署知情同意书。知情同意书应包括足够的注射治疗相关信息（不得强制或操控）。签署知情同意书时应与患者详细讨论有关注射治疗的细节，包括可能的获益、替代方案、常见的副作用、风险以及并发症。应给予患者询问关于注射治疗细节的机会。在签字之前不应给予患者可能损伤其反应或判断能力的药物。

（八）一般预防措施

所有注射技术都要求有一定预防措施以减少传播疾病的可能性，包括使用手套和防护性眼罩。由于可能造成严重后果，患者和医生均应关注在医疗过程中血源性病原传播的可能。虽然对病原传播的关注较多地集中在 HIV，但其他病原，特别是 HUV、HCV 等则有更大风险。资料显示，医务工作者被患者传染的风险要远高于患者被医务工作者传染的风险。

（九）体位

能否产生注射的最佳效果与患者在注射操作前、中、后是否保持适当的体位紧密相关。合适的体位既有利于术者操作，又可使患者尽可能得舒适。骨性突出部位应垫起以避免由于受压造成的不适。操作时尽可能让患者保持仰卧位，因为这种体位状态下患者感觉最舒适，同时还能使操作过程中血管迷走反射而引起的直立性低血压的概率降到最小。体位对避免给患者和医生带来人体工程学方面的压力是很重要的此外，还应考虑到特殊设备的放置问题，如 C 型材或超声设备。

（十）皮肤准备

所有注射操作都要求严格消毒及注射部位皮肤完整。注射部位应进行标准消毒，消毒区域应足够大，以利于体表标志的触诊及扩大注射区域。整个操作过程采用无菌技术以使感染的风险降到最小。对注射部位进行消毒准备使皮肤表面的微生物水平降到最低。通常使用的消毒剂包括氯已定和酒精。在消毒之后应该等待大约 2 分钟以达到最大除菌效果。在进行椎间盘操作或长时间导管操作时，除了皮肤准备，可能还需要在穿刺之前经静脉使用抗生素。操作者可戴外科手术帽、过滤面罩，以及穿戴完整的外科手术衣。

（十一）一般程序

如果患者需要镇静或有其他并发疾病时，应事先置入静脉导管并给予监护（血氧饱和度、无创血压、导联心电图）。复苏设备，包括氧气、通气面罩、球囊、吸引器、药物、呼吸机等，应随时备用。患者应处于适当体位，注射部位备皮并给予适当消毒，且消毒区域应该足够大以方便体表标志的触诊。所有药物、针筒、针头及其他器材均应备好。需要准备 3～12ml 不同规格针筒，1～9cm 不同规格的针头。为了使从药瓶中抽药方便，应备好 18G 针头。所有参与操作者均应戴手套并做好预防措施。应及时核对患者的信息、注射部位。操作进行时，应不断地与患者交流以及时发现问题，如观察针刺造成的疼痛，局麻药物毒性的表现症状等。注射完毕后，继续监护患者以发现任何可能出现的副作用，并重新检查、评估止痛的区域和效果。患者的出院指导应包括注射后可能出现的反应症状、需要及时就医的症状、活动限制（如果需要）、随访时间表，以及关于疼痛缓解的时间、程度等。

（十二）穿刺

为减轻针体刺入患者皮肤时造成的疼痛，应绷紧皮肤快速穿刺，一旦穿过，应松开皮肤并缓慢进针。快速推药会造成组织扩张而引起疼痛。其他减轻疼痛的方法包括表面麻醉和气雾降温。

（十三）常用神经阻滞技术

沿着神经轴突的不同部位给予局麻药是诊断和治疗多种疼痛（如复杂性区域综合征、疱疹后神经痛）的重要工具。周围神经阻滞可以使肌肉放松、疼痛缓解，配合理疗可提高疗效。

一旦确定注射点，最好用记号笔或针柄作压迹标志，局部皮肤常规消毒，无菌技术应贯穿整个操作过程。注射部位的皮肤和皮下组织可用 25～30G 的针头进行利多卡因麻醉（不含肾上腺素），也可用气雾剂喷洒或止痛乳剂作皮肤表面麻醉。推药前应回抽以避免针头进入血管内。确定针头进入关节间隙，应缓慢、平稳推药。

神经阻滞可用于疼痛的诊断、判断预后和开展治疗。选择性神经阻滞可区分特殊解剖结构，而被用于疼痛病因的查找。选择性神经阻滞可用于确定疼痛产生所涉及的特殊的非感受伤害的通路和其他机制。诊断性阻滞可辅助缩小疼痛部位和缩小诊断范围。预后性神经阻滞用于评估破坏神经的操作可能产生的后果。治疗性神经阻滞用于降低急性术后疼痛、创伤后疼痛，以及自限性疼痛的发病率。神经阻滞可以快速缓解疼痛，帮助患者参与全面的康复计划。治疗性神经阻滞可以充分打断疼痛环路，使疼痛得到长期缓解。

（十四）常用肌肉注射技术

肌肉注射包括：肌肉损伤后富血小板血浆注射修复治疗、痛点（扳机点）注射治疗等。

肌肉损伤后可先对受伤部位触诊，再通过超声确认，并用记号笔做标记，常规消毒铺巾，超声无菌处理后引导，皮肤和皮下组织常不需麻醉，通过超声确认穿刺针到达的损伤部位，此时注射富血小板血浆进行修复治疗。注射之前谨记回抽以避免意外的血管内注射。

痛点注射最好用深触诊受累肌肉的方法定位，此时患者可诉局部以及牵涉区域疼痛。痛点一般非常局限且有明显压痛，主动或被动伸拉受累肌肉常可加重疼痛。与正常肌肉受到相同的按压比较，痛点区域表现为独立带压痛加重，以及牵涉痛。紧邻痛点的肌肉常被述为粗大、紧张和可触及的带状。触及受累肌肉后压痛最明显且再现疼痛的点得以确认，此时可进行痛点注射。确定注射点之后，最好用圆珠笔或针柄压迹做标记。常规消毒铺巾，皮肤和皮下组织常不需麻醉，4～5cm、22～25G 穿刺针在压痛最明显的地方穿刺，推药之前谨记回抽以避免意外的血管内注射。可通过跳跃征或再现疼痛确认穿刺针到达痛点，此时以扇形注射药物。痛点注射可用于确定疼痛的起源，最大限度地减轻肌筋膜疼痛，以及辅助物理治疗局部疼痛。

（十五）常用关节注射技术

关节注射常在伸肌表面滑膜离皮肤最近的地方进行，该点使穿刺累及主要动静脉和神经的可能性降到最小。确定穿刺点之后最好用记号笔或针做唯一标记。常规消毒铺巾，穿刺点皮肤及皮下组织可用 25～30G 穿刺针，1%不含肾上腺素的利多卡因进行局部浸润麻醉。用 4～5cm、22～25G 穿刺针较慢向关节内进针。推药之前，经常回抽以避免药物意外注入血管内。确认穿刺针在关节腔内后，缓慢、稳定推药。相关研究报道显示超声引导可提高关节穿刺术、向关节内和腱鞘注射药物进针的准确度。

关节注射技术适用于确定疼痛源于关节内还是关节外，并在非甾抗炎药无效或禁用时最大限度地控制关节炎症。关节内注射可用于降低自限性、无菌性炎症状态的患病率，还可以快速减轻炎性疼痛，辅助炎症关节的理疗。超过三个关节炎症未得到病愈控制时，应考虑全身使用皮质激素。关节内注射透明质酸还可起到润滑作用，在骨关节炎的早期有较好的疗效，但对进展性骨关节炎效果不明显。关节内富血小板血浆注射是近年来一项较新的技术，有研究表明注射富血小板血浆可促进软骨下骨、软骨的修复及再生，促进关节滑膜再生，从而增加关节液的分泌，加速关节周围炎性因子的代谢，对于缓解疼痛有较好效果，是治疗各关节退变及损伤的一项十分有前景的新技术。

（刘岩、罗卓夫、余曦、何红晨）

第二节　肉毒素注射技术

一、概述

肉毒毒素（Botulinum Neurotoxin，BoNT）是肉毒梭菌在生长繁殖过程中产生的一种细菌外毒素，不同的菌株产生不同亚型的神经毒素（分为 A、B、C、D、E、F、G 七种抗原型），其中 A 型毒力最强，是导致肉毒中毒（Botulism）

的原因。自人类发现肉毒毒素到将其用于治疗领域的过程已历经百余年，近年来，神经内科、整形科和康复医学科等各科医生，逐渐将其治疗范围扩大。这种范围的扩大，是建立在 BoNT 药理学及疾病病理生理学基础上的。

BoNT 的作用机制是通过阻止运动神经或自主神经神经末梢突触前膜内乙酰胆碱的释放而阻滞神经冲动传递，也可以作用于感觉神经，抑制 P 物质、谷氨酸等疼痛介质的释放和传递。BoNT 的作用通常是可逆的，其在神经末梢内逐渐降解、失活。乙酰胆碱释放缺失，导致新轴突发芽再生，随后，这些发芽再生的轴突可形成新的神经肌肉接头，开始释放乙酰胆碱。动物实验显示：轴突芽生最终消退，原来的神经肌肉接头重新恢复活性。多数研究报道表明 BoNT 注射的疗效可持续 3~6 个月，结合口服药物、康复等治疗方法，部分患者可获较长时间缓解。

自 20 世纪 90 年代起，BoNT 在国内首先被用于眼睑痉挛、偏侧面肌痉挛和颈部肌张力障碍等神经科疾病。随后，康复医学科医生开始使用 BoNT，开展针对成人和儿童的痉挛状态的治疗，并通过不断尝试和验证，将其逐渐用于其他疾病的治疗。

二、方法与技术

（一）适应证

内毒素注射技术主要用于缓解或消除存在局部肌肉过度收缩或自主神经功能亢进的相关症状，如出现明显的不自主运动或姿势异常、上运动神经元综合征引起的肌肉痉挛、肌肉痉挛伴有的局部疼痛或肌肉肥大、多汗、流涎、多泪，以及鼻溢等。慢性头痛常规药物治疗失败、顽固性疼痛、神经痛等相关症状或不适，使得患者痛苦、工作能力受限，及反应性抑郁等可考虑 BTX 注射对症治疗。

（二）禁忌证

已知对 BoNT 及配方中任一成分过敏者、重症肌无力患者、Lambert-Eaton 综合征患者、妊娠和哺乳期妇女、凝血性疾病患者、应用氨基糖苷类抗生素及其他干扰神经肌肉传递药物的患者，及拟注射部位感染者等应禁用。由于肉毒毒素有抗胆碱能作用，对有患闭角型青光眼危险的患者应慎用。

（三）不良反应

严重不良事件罕见，但可发生轻度、一过性的不良反应。不良反应与 BoNT 弥散到邻近和远端组织相关，不同产品的弥散度是不同的，因此不同产品的安全性是不同的。不良反应一般最常发生于注射后 2~4 周，且都有自限性。报告的不良反应包括局部肌肉无力、吞咽困难、呼吸衰竭、自主神经功能障碍、流感样症状、皮疹及过敏反应、味觉改变等。其中最常见的不良反应为头痛、流感症状、乏力、恶心，但不会有长期的后遗症。

（四）注意事项

使用 BoNT 产品前，需仔细阅读产品说明书并严格按照厂家所推荐的方法配制和储存药品。掌握好肉毒毒素注射治疗的适应证，选择明确的治疗目标。首次注射前告知患者有关肉毒毒素治疗的一般事项，包括作用机制、疗效持续时间、可能出现的不良反应，及其他治疗选择。注射 BoNT 前必须征得患者或其监护者的同意，并签署知情同意书。

（五）常用注射药物及管理

目前国内被批准上市的 BoNT 产品均为 A 型 BoNT。虽然属于同一类型的 BoNT，但由于每个产品的生产工艺、配方、结构及均匀程度不同，故不可认为剂量单位标识相同的 BoNT 产品之间是等效的，国际上还没有公认的换算不同 BoNT 产品剂量单位的方法。

BoNT 的剂量用单位（U）表示，虽然定义相同，但生物制品本身的不均一性及测试方法不尽相同，各产品的剂量相互之间不能换算，所以说明剂量时一定要注明具体产品。

（六）肉毒毒素在痉挛状态中的使用

目前约有 54 个国家或地区批准 BoNT 使用于成人肢体痉挛状态，其中主要为上肢痉挛状态。

1. 总体原则

第一，BoNT 只能作为综合治疗痉挛状态的组成部分，使用 BoNT 时必须结合应用其他康复计划。

第二，BoNT 应该用于解除局部痉挛状态所致的具体功能限制，即与具体的功能问题有关的肌肉过度活动，只累及数块肌肉。

第三，用 BoNT 治疗不能恢复已丧失的功能，除非该功能的丧失是因为拮抗肌过度活动造成的。

第四，关于急性期痉挛状态的 BoNT 应用，BoNT 可以对某些急性神经系统疾病（如卒中）的患者产生长期益处。如果在康复早期使用得当，就可预防因痉挛状态和肢体制动的综合作用所致的软组织短缩，有助于神经系统功能的恢复。

第五，关于 BoNT 长期应用，对于重度且长期的痉挛状态患者，治疗重点更多要放在控制症状或改善被动活动上（如减轻疼痛、使用夹板）。例如，重度屈指畸形可引起疼痛，影响手的卫生，造成皮肤损害。这些患者可能要用 BoNT 反复治疗数年。在注射间期要进行物理治疗和作业治疗，这样有助于减少 BoNT

治疗的次数，降低继发性无效的概率。

2. 肉毒毒素治疗痉挛主要步骤

（1）制订康复治疗计划。

康复治疗计划包括痉挛状态的总体治疗策略、靶肌肉治疗的优先次序、后续治疗计划及评价治疗效果的方法。

（2）患者的准备。

首先，应使患者加强对 BoNT 的认识，了解 BoNT 的性质、作用、不良反应，以及注射后可能达到的效果。其次，用 BoNT 治疗前，要与患者及其家属沟通治疗目标和预期效果。再次，要向患者、患者家人说明注射方案，要注射哪些肌肉，注射几次，有哪些潜在益处和不良反应。最后，征得患者和家属的知情同意，并签署知情同意书。

（3）药品的准备。

①未开封的药物应保存在 2～8℃ 的环境中。一旦配药后，在 2～8℃ 的冰箱中一般最长可保存 24 小时。产品的具体保存及运输方法参见该产品的说明书。②用注射用生理盐水稀释本品。稀释比例可参考药品说明书。③建议在铺有带塑料衬垫的纸巾上进行稀释操作和注射器准备，以防液体外溅。本品会由于气泡或类似力量的振动而变性，所以应使稀释液通过瓶中负压被缓慢吸入。如果瓶中无真空负压抽吸稀释液，应废弃该瓶药物。本品配制后应为无色至略显黄色、不含杂质的透明液体。本品只能单次使用，剩余溶液应丢弃。

（4）确定注射计划和注射部位。

进行靶肌肉的定位可选用 EMG 或神经/肌肉电刺激器、超声或 CT 等影像技术定位。徒手定位是上述定位注射的基础，但是仅徒手定位不易精确注射。理论上最佳注射部位是运动终板。一些肌肉的终板定位已经明确，可参照相关文献。但实际上 BoNT 可从注射部位向周围小范围扩散，因此一般可将 BoNT 注射到靶肌肉的肌腹。小肌肉和中等大小的肌肉，通常只要将 BoNT 注射到肌腹中就可产生疗效，这可能是因为 BoNT 对胆碱能神经具有高亲和力，往往可“找出”活跃的神经肌接头的缘故。但是对于有相互清楚边界的肌肉块组成的肌肉，如股四头肌，则建议每块肌束单独注射。理想的注射点数尚无统一观点。

（5）注射 BoNT。

常规消毒皮肤，让各定位方法定点进针至靶肌肉，回抽无血，注入预先计算好的剂量，拔针后棉签轻压止血，并各点依次重复。

（6）观察。

注射后适当观察患者症状及生命体征，以便在发生过敏反应时及时处理。注射后 6～24 小时禁忌进行注射部位的局部按摩。

（7）记录。

记录内容应包括治疗目标、功能评定、BoNT 的产品名、剂量、稀释情况、注射的靶肌肉、后续治疗计划和不良反应等。

（8）注射后的评定。

对治疗效果，以及目标达成情况进行评价和回顾分析：7～14 天后复查，判断是否需要使用夹板、矫形器；4～6 周评估治疗效果及患者的状态；3～4 个月评估功能性结果，制订进一步治疗计划。

（9）注射后的治疗。

①其他康复治疗，进行合适的牵伸和主动活动；②注射肌的练习和（或）电刺激，由于活跃的神经肌接头比静息的神经肌接头更易于吸收 BoNT，因此可以根据情况，对所注射的肌肉采用强制性运动疗法或电刺激；③使用矫形器和夹板，包括热塑夹板、石膏、充气夹板和动态夹板，与 BoNT 一起使用时，可更好地拉长肌肉，纠正和预防挛缩，最大程度地增强功能。

（七）肉毒毒素的其他临床应用

目前约有 61 个国家或地区批准 BoNT 使用于痉挛性脑瘫。在痉挛性脑瘫中，可使用 BoNT 治疗马蹄足，也可用于治疗痉挛性的屈膝、屈髋和髋内收畸形。美、英、加等国家批准 BoNT 使用于逼尿肌过度活动。多涎是康复医学科较常见的问题，可见于脑瘫、生长发育迟滞、帕金森病、卒中等，可影响外观、损害口唇皮肤，并可能造成吸入。将 BoNT 注射于腮腺和下颌下腺，可减少腺体分泌并带来一些益处。BoNT 可能对带状疱疹神经痛、糖尿病性神经痛、雷诺病伴肢体疼痛有效。BoNT 注射也出现在康复医学的其他领域，如抑制瘢痕（可能与 BoNT 可抑制成纤维细胞中 α 平滑肌肌动蛋白及肌球蛋白-Ⅱ表达有关）、促进压疮愈合等。

（李利娟）

参考文献

[1] 李放．肉毒毒素在康复医学科的临床应用［J］．中国康复医学杂志．2015，30（3）：211－212.
[2] 万新华．肉毒毒素注射手册［M］．北京：人民卫生出版社，2013.
[3] 中国康复医学会．BoNT 治疗成人肢体痉挛状态中国指南 2015［J］．中国康复医学杂志，2015，30（1）：81－110.

第三节　康复治疗技术

第一部分：物理疗法

一、概述

物理疗法（Physical Therapy，PT）是应用声、光、电、磁、热、力和运动等天然或人工的物理因子作用于机体，并通过人体神经、体液和内分泌等生理调节机制，用以防治疾病，改善功能的康复治疗技术。物理疗法与作业疗法、康复医学工程（假肢及矫形器）、言语治疗、心理治疗构成了康复医疗的主要技术体系。而物理疗法是目前发展最为成熟和庞大的技术体系。

二、物理因子疗法

物理因子治疗是康复物理治疗技术中的重要手段，主要通过声、光、电、磁、热等自然或人工的物理因子作用于机体以达到治疗疾病、改善功能的作用。目前常用的物理因子疗法包括：电疗、光疗、磁场治疗、热疗和冷疗、压力治疗等，见表 3-1。

表 3-1　物理因子治疗分类

分类	常用方法
电疗	直流电疗
	低频电疗
	中频电疗
	高频电疗
	静电治疗
光疗	红外线治疗
	紫外线治疗
	激光治疗
磁场治疗	静磁疗法
	动磁疗法

续表

分类	常用方法
热疗	传导热
	内生热
	辐射热
冷疗	冰敷
压力治疗	气压循环治疗
	压力衣治疗

电疗是利用电能作用于人体以防治疾病的方法。常用的电能有直流电、交流电和静电三类。电疗主要有直流电疗、低频电疗、中频电疗、高频电疗、静电治疗。低频电疗为采用频率小于1000Hz的电流进行治疗的方法；中频电疗为采用频率为1000～100000Hz的电流进行治疗的方法；高频电疗为采用大于100000Hz电流进行治疗的方法。

（一）直流电药物导入疗法

直流电药物导入疗法是直流电疗法的一个扩展。利用同性相斥，异性相吸的原理，将带有极性的药物离子导入人体的特殊部位进行治疗。该疗法除了具有直流电疗法的作用外，还具有药物对局部的治疗作用。

直流电药物导入的途径主要是沿着皮肤汗腺管口、皮脂腺管口、毛孔以及伤口等细胞间隙进入机体产生作用的。一般可在皮下1cm深度形成药物离子堆，局部浓度较高。在实际的运用中，常用的有衬垫法、电水浴疗法等，目前最常用的是衬垫法。常用的导入药物包括碘化钾碘离子（－）、维生素C（－）、维生素B_1（＋）、透明质酸酶（＋）等。

选择离子导入用药时，常常遵循以下的原则：第一，易溶于水，易于电离、电解。第二，明确需导入的药物有效成分及其极性。第三，成分纯，不得同时应用几种药物或单味、多味中草药煎制导入或阴阳极交替导入。第四，局部用药有效。第五，一般不选用贵重药。

直流电药物导入疗法的适应证有：周围神经炎、慢性咽炎、表浅皮肤和黏膜溃疡、盆腔炎、神经痛、关节炎等。禁忌证包括局部肿瘤、结核等。

此外，由于直流电在电极下会产生酸碱离子，为避免酸碱对药物（如青霉素等）的负面作用，常常采用非极化电极。非极化电极分为五层：第一层为药物溶液浸湿的药垫；第二层为浸水衬垫；第三层为浸湿5％葡萄糖或1％甘氨酸的缓冲滤纸或纱布，用以吸收电解产物；第四层为浸水衬垫；第五层为导电胶或电极。衬垫使用后，由于在垫子上有寄生离子，所以需要对其进行分开清洗，以减少对下次治疗的影响。

（二）低频电疗法

1. 低频电疗的治疗作用特点

低频电疗法是利用频率小于 1000Hz 的电流进行治疗的方法。低频电治疗具有以下作用：第一，兴奋神经肌肉低频脉冲电流可兴奋神经和肌肉，引起肌肉收缩。引起肌肉单收缩的较适宜的电流频率是 1～10Hz，引起肌肉完全性强直收缩的较适宜的电流频率是 50Hz。第二，促进血液循环。低频脉冲电流，尤其是 50Hz 的电流作用于人体时可促进局部组织血液循环。第三，对交感神经的作用。频率是 1～10Hz 的低频电流可兴奋交感神经，而 100Hz 的低频电流可降低交感神经兴奋性。第四，镇痛。低频脉冲电流可以通过神经、体液等机制缓解疼痛。

2. 适应证与禁忌证

低频电治疗的临床适应证包括：颈椎病、肩周炎、腰背疼痛、骨关节炎；神经损伤后肌肉萎缩，肌力降低；神经损伤后肌张力下降或者升高。禁忌证主要包括：恶性肿瘤、出血倾向、有心脏起搏器、急性化脓性感染等。

常用治疗方法包括：经皮神经电刺激治疗、低周波治疗、感应电治疗、间动电治疗、痉挛肌电刺激治疗、小脑顶核电刺激治疗等。

（三）中频电疗法

1. 中频电疗的治疗作用特点

中频电治疗是利用频率在 1000～100000Hz 的电流进行治疗的方法，具有以下特点。

第一，中频电治疗组织作用深度大于低频电疗，人体对低频电的阻抗较高，随着电流频率的增高，人体的电阻逐渐下降。此外，人体还具有电容的特性，频率较高的电流较容易通过电容，中频电比低频电更容易通过电容，因此中频交流电通过人体时人体的电阻和容抗都低于低频电。

第二，中频电治疗无电解作用，因此中频电疗时可以使用 3～4mm 厚的较薄衬垫。患者皮肤上不会受到电解产物刺激，因而耐受较好，能坚持较长疗程治疗。

第三，中频电治疗具有神经肌肉兴奋作用。周围运动神经每兴奋一次以后都有一个大约 1～2ms 的绝对不应期。所以中频电并非每次刺激都可以引起周围神经的兴奋和肌肉的收缩。只有综合多个周期连续作用，并且达到足够强度时才能产生可传播的兴奋，引起一次肌肉收缩，这就是中频电刺激的综合效应。

第四，中频电流对感觉神经没有强烈刺激而其镇痛作用较明显。

第五，中频电治疗可改善局部血液循环。

第六，中频电治疗可提高生物膜通透性提高细胞膜的通透性，扩大细胞间隙或组织间隙，从而促使营养物质和代谢产物的流通。

第七，中频电治疗有松解粘连、软化组织的作用。

第八，中频电治疗舒适度好。强度大的中频电流刺激引起肌肉收缩时的感觉比低频电刺激时的感觉舒适得多，尤以6000～8000Hz电流刺激时肌肉收缩阈值明显低于痛觉阈值，肌肉收缩时无疼痛感，故患者能耐受较大的电流。

2. 适应证与禁忌证

中频电疗的适应证包括：颈椎病、肩周炎、腰背疼痛、骨关节炎；神经损伤后肌肉萎缩，肌力降低；神经损伤后肌张力下降或者升高；术后粘连、皮下瘢痕硬结等。中频电疗的禁忌证主要包括：恶性肿瘤、出血倾向、有心脏起搏器、急性化脓性感染等。

常用治疗方法包括：等幅中频电刺激疗法、低频调制中频电疗法、干扰电疗法、音乐电疗法等。

（四）高频电疗法

采用频率大于100000Hz电流进行治疗的方法被称为高频电疗法。临床常用的包括短波疗法、超短波疗法、微波疗法。电频电疗法以电磁波形式作用于人体，产生热效应和非热效应达到治疗目的。临床常用的高频电疗法有短波治疗、超短波治疗、微波治疗。

1. 高频电疗的治疗作用特点

高频电疗作用于机体时没有电解作用，作用于神经肌肉时，也不会产生低、中频电刺激那样的兴奋作用。在通过人体时，由于离子的高频震荡和摩擦而产生热效应和非热效应。治疗时电极不需要接触皮肤。

高频电疗法主要用于急慢性炎症，具有控制炎症、促进炎症消散、促进组织修复愈合、缓解疼痛和肌紧张等作用。强热剂量还有抑制和杀死肿瘤细胞的作用。

2. 适应证与禁忌证

适应证包括各种软组织的急慢性炎症、慢性疼痛等。

禁忌证包括局部恶性肿瘤、化脓感染的急性期、眼部、睾丸、小儿骨骺部位等。

（五）静电疗法

静电疗法利用静电电场对人体的作用。常用电子管式静电机，输出两极间的高压可高达50kV，为防止短路，在输出电路中串联高阻值保护电阻，使短路电流在1mA以下。由于静电电场方向恒定，体内离子或有极性分子定向移动，因而引起体内一系列变化。此外，火花放电和静电电场可使氧变为臭氧（O_3），对人体感受器有一定刺激作用。全身应用对人体的反应可表现为：中枢神经兴奋性降低，自主神经系统功能改善，故临床常用于神经症、早期高血压、更年期综合征、自主神经功能紊乱的治疗。静电疗法局部应用时，可改善组织的血液循环和营养状态，抑制感觉神经，常用于慢性溃疡、皮肤瘙痒等的治疗。

三、运动疗法

运动疗法是根据伤病的特点，利用体育运动的手段或机体功能练习的方法，及其他力学的因素，对伤病进行预防、治疗及功能康复的方法。

（一）运动疗法对人体的作用

运动疗法具有维持和改善运动器官的功能，增强心肺功能，促进代偿功能的形成和发展，提高神经系统的调节能力，增强内脏器官和内分泌系统的代谢能力，发挥主观能动性，转化消极情绪的作用。

1. 运动对心血管系统的影响

运动可以引起心率加快，血液输出量增加，心肌摄氧量增加。长期坚持适当的运动可以降低静息状态下的心率和血压，增加心脏搏出量，增加对运动的适应能力，减少心血管疾病发生的危险。

2. 运动对呼吸的影响

运动可以增加呼吸频率和呼吸容量，改善肺的顺应性和弹性，增加气体交换的效率。

3. 运动对肌肉的影响

运动可以维持和增加肌纤维的直径，增加肌肉收缩的能力。不同的运动对于肌肉的影响也不同。有氧运动主要使Ⅰ型肌纤维（慢肌纤维）增粗，而力量训练主要使Ⅱ型纤维（快肌纤维）增粗。

4. 运动对神经系统的影响

运动可以促进神经的重建，促进神经兴奋性，使得运动控制能力得到提高。

5. 运动对骨代谢的影响

运动可以刺激骨骼的生长，并且使得骨的结构符合运动功能的需要。

此外，运动对于代谢、内分泌均产生较大影响。通过合理的训练可以改善人体的功能，而缺乏运动则可导致疾病和功能障碍，如长期卧床出现骨质疏松、心肺功能降低等。

（二）常见的运动疗法

针对不同的功能问题，有不同的特殊的运动治疗技术，如被动活动技术、肌力训练、有氧训练、关节活动度训练、手法治疗等。

1. 被动活动技术

被动活动技术是临床常用的治疗方式。通过外力，被动的活动关节和肌肉以维持和改善骨骼关节、软组织的功能，避免由于活动减少导致的挛缩、僵直、粘连等。在患者某些肢体不能实现主动运动，但是可以接受被动运动以维持关节活动度等目标时可以采用被动活动技术，如神经损伤后的肢体、骨折早期不能自主运动的肢体等均需要被动运动治疗。临床常用的如持续关节被动活动（Continuous Passive Movement，CPM）。

2. 肌力训练技术

肌力训练技术是通过不同程度抗阻力负荷进行主动的运动训练，以实现增加肌力的训练技术。可运用于由于神经损伤、运动减少等原因导致的肌力降低。高选择性的肌力训练也可用于肌力不平衡相关的脊柱侧弯矫形、关节炎治疗等。肌力在 3 级以下时，可以采用助力主动运动方式，肌力在 3 级以上时，可以进行抗阻训练。

3. 有氧训练

有氧训练是一种通过低强度、长时间的运动，以提升机体运动耐力的训练方法。一般要求达到靶心率的时间为 20～30min。常用的运动方式包括自行车、慢跑等。通过有氧训练可以改善肌肉代谢，增强心肺功能，提高全身运动耐力和气体代谢能力，提高身体免疫能力。有氧训练常用于心肺功能障碍、运动减少致运动耐量降低等患者。

4. 关节活动度训练

关节活动度训练是康复方法之一，是恢复或增大关节活动度的一种康复性训练。训练可分为矫正性措施和预防性措施，常配合其他物理疗法使用，如按摩、牵引等。关节活动度训练一般用被动运动。因关节自身损伤、关节周围组织损伤、神经麻痹以及老年退行性病变等，均可引起关节活动受限。关节活动度训练的主要方法包括：主动运动、助力运动、配合器械运动等。

5. 手法治疗

手法治疗属于被动运动的范畴而囊括在运动疗法中。常见的手法治疗包括关节松动技术、软组织牵拉技术等。

（1）关节松动技术。

关节松动技术是指在关节活动允许范围内，由治疗师对关节进行的一种针对性极强的手法操作，以解决关节僵硬、疼痛等问题。

关节松动技术的手法分为Ⅰ～Ⅳ级：Ⅰ级手法为关节活动起始端的小范围节律性的运动；Ⅱ级手法为关节活动范围内大范围节律性的运动，不接触关节起始和终末端；Ⅲ级手法为关节活动范围内大范围节律性的运动，不接触起始端，但是到达关节终末端；Ⅳ级手法是在关节活动终末端进行的小范围节律性的运动。

一般对以疼痛为主的患者，采用Ⅰ和Ⅱ级手法进行治疗，对关节僵硬的问题采用Ⅲ和Ⅳ级手法进行治疗。

关节松动技术适用于任何因力学因素引起的关节功能障碍，如关节炎、可逆的关节活动范围降低等。对关节松弛、局部骨折不稳的患者不宜使用牵拉技术。

（2）软组织牵拉技术。

软组织牵拉技术是通过特殊的牵伸技术拉长痉挛、挛缩软组织的治疗方法。通过牵拉技术，可以维持和改善软组织的伸展性、降低肌张力、增加关节活动范围。

在软组织牵拉过程中，需要注意牵拉的力度、速度和时间。要求牵拉柔和，不能快速和暴力牵拉。每次牵拉持续至少大于 15s，重复 3～4 次。牵拉时不要产生疼痛以免导致损伤。

牵拉技术可以运用于肌张力增加、软组织挛缩、瘢痕导致的伸展性降低和活动受限。对于关节松弛不稳、局部骨折不稳、软组织撕裂等患者禁用或慎用牵拉技术。

第二部分：作业疗法

一、概述

（一）定义

作业疗法（Occupational Therapy）是以有目的、经过选择的作业活动为主要治疗手段，用来维持、改善、补助患者的功能的专业学科。作业疗法能够帮助因躯体、精神疾患、发育障碍造成的暂时性或永久性残疾者，最大限度地改善和提高其自理、工作、休闲娱乐等作业活动能力，提高生活质量，促进其回归家庭与社会。从事作业疗法专业的技术人员被称为 OT 师（Occupational Therapist，OT）。

（二）分类

作业疗法包含的范围非常广泛，按照不同的标准有不同的分类方法，根据其工作内容不同，分类方法也不同。目前最常用的一种分类方法是按照作业活动特点和性质提出的常用技术分类方法，将作业疗法分为：功能性作业活动训练技术、治疗性作业活动训练技术、日常生活活动能力训练技术、环境改造技术、辅助技术、压力治疗技术、职业康复技术。

（三）治疗作用

1. 提高躯体的感觉和运动功能

通过感觉和运动功能的作业训练，结合神经生理学的方法，治疗性锻炼改善躯体的活动功能，如增加关节的活动度、增强肌肉的力量和耐力、改善身体的协调性和平衡能力等。

2. 改善认知和感知功能

通过认识和感知的作业训练，提高脑的高级功能能力，如定向力、注意力、认识力、记忆力、顺序、定义、概念、分类、解决问题、安全保护等。

3. 提高生活自理能力

通过日常生活活动的作业训练及工具的使用，患者提高自行活动的能力、自我照顾的能力、适应环境的能力及工具的使用能力等。

4. 改善社会、心理功能

通过作业活动可以改善进入社会和处理情感的能力，包括自我概念、价值、兴趣、介入社会、人际关系、自我表达、应对能力等，并增强患者积极战胜疾病的信心。

5. 提供患者职业前的技能训练

通过提供职业性作业治疗活动，对患者进行全面评价和试训练，为患者回归工作提供训练和准备。

（四）适应证和禁忌证

凡是涉及功能减退，日常生活活动能力、工作能力、参与能力受到影响的患者均是作业疗法的适应证，主要包括：神经系统疾病，如脑卒中、颅脑损伤、脊髓损伤、中枢神经退行性变、周围神经损伤、老年痴呆、老年认知减退等；骨关节疾病，如骨折、骨关节损伤后遗症、手外伤等；儿科疾病，如小儿脑性瘫痪、肢体功能障碍、发育障碍等；内科疾病，如冠心病、高血压、慢性阻塞性肺部疾病；精神科疾病，如精神分裂症，以及其他常见精神科疾病等；其他疾病，如烧伤等。

作业疗法的禁忌证包括：严重认知障碍无法配合治疗者、器官功能不全或衰竭需要绝对休息者。

二、功能性作业疗法

功能性作业疗法主要是针对躯体和肢体功能障碍或残疾，根据障碍的性质、范围、程度而采用适当的作业活动，以改善运动功能、感觉功能以及脑高级认知功能，使其能达到完成日常生活和生产性活动以及休闲娱乐活动所必需的能力，同时促进运动发育。

功能性作业活动相对传统的作业治疗活动，具有显著优点。其不受场地和设备的限制，直接针对患者的功能水平，多适用于功能障碍的早期，便于在医院或康复科室开展。

感觉和运动功能的作业疗法主要适应用因各种原因造成的躯体功能障碍或肢体（尤其是上肢）功能障碍者，如小儿脑瘫、小儿麻痹后遗症、肌营养不良、截肢后、骨关节损伤、手外伤、颅脑损伤、脊髓损伤、脑血管意外后、关节疾患等。无特殊禁忌证。

（一）感觉功能的作业疗法

1. 手部感觉的作业训练

（1）保护觉的作业训练：以视觉代替触觉识别物品，避免手指接触过热、过冷、尖锐、沉重的物品。

（2）位置觉的作业训练：先后在直视与闭眼时以木杆、笔或铅笔橡皮头刺激手指，判断刺激的位置。

（3）动静态触觉的作业训练：先后在直视与闭眼时以木杆、笔或铅笔橡皮头在手指上滑动与按压，判断感觉的状况。

（4）振动觉的作业训练：以 30Hz 和 256Hz 音叉反复刺激手指，判断振动觉的状况，并促使 256Hz 振动觉的出现。

（5）两点辨别觉的作业训练：将两脚规的针尖距离由 10mm 逐渐缩小至 2mm，促使辨别觉的出现与加强。先后在直视与闭眼时用手触摸布袋与盒内不同形状、大小、质地的物品，如小球、硬币、纽扣、钥匙、木块、塑料块、布料、棉团等，加以描述、比较和识别。

（6）物体分辨觉：让患者闭眼触摸不同大小、形状的物品，并加以描述、比较和识别，回答有误则睁眼感觉，如此反复进行。

2. 缓解疼痛的作业活动

疼痛是一种常见的临床症状，病因较为复杂，它不仅会影响患者情绪，而且还会影响康复治疗的顺利进行。

以类风湿性关节炎所致的手指疼痛患者为例，患病之初，患者因疼痛导致关节活动减少，逐渐形成关节周围组织的萎缩、粘连，关节软骨、骨组织破坏和关节挛缩畸形。这时可选用温热箱棋子游戏或热粘土作业，既能减轻疼痛，又能让患者手指进行伸屈运动，是较为理想的治疗方法。作业治疗目的主要包括减轻疼痛、消肿，训练手指的伸屈，提高对指、拾捏、内收、外展的复合功能。

3. 其他感觉的作业训练

其他感觉的作业训练包括视觉、听觉、本体感觉、感觉运动觉、实体觉的作业训练。

（二）运动功能的作业疗法

1. 维持或加大关节活动范围的作业训练

（1）肩肘伸屈作业训练：在台面上推动滚筒、擦拭桌面、可调式沙磨板、手指阶梯、上肢推举训练器、滑轮吊环训练器等。

（2）肩外展内收作业训练：绘图、拉线、手拉力器、肩关节回旋训练器等。

（3）肘伸屈作业训练：锤钉木板、体操棒、抛接球等。

（4）前臂旋前旋后作业训练：拧铁丝、体操棒、前臂旋转练习器等。

（5）腕伸屈、桡尺偏作业训练：锤钉、木插板、套圈、腕关节旋转器、腕关节屈伸训练器等。

（6）髋膝伸屈作业训练：上下楼、踏自行车等。

（7）踝伸屈作业训练：脚踏缝纫机、脚踏风琴、踏自行车等。

（8）手指关节活动度：分指板、木插板、矫形器等。

2. 增强肌力的作业训练

（1）增强上肢肌力的作业训练：手动功率车、拉锯、磨砂板推把上加重物、上肢拉力计等。

（2）增强手部肌力的作业训练：橡筋手指练习器、手指功能训练器、捏粘土或橡皮泥、重锤式手指肌力训练桌等。

（3）增强下肢肌力的作业训练：站立架、踏功率自行车、立式踏步器、坐式踏步器、液压式踏步器、股四头肌训练椅、上下楼梯活动等。

3. 改善协调的作业训练

（1）眼手上肢协调作业训练：砂磨板、拉锯、刺绣、编织、缝纫、嵌插、剪贴、木刻等。

（2）下肢协调作业训练：踏功率自行车、立式踏步器等。

（3）上下肢协调作业训练：脚踏缝纫机等。

4. 改善平衡的作业训练

改善平衡的作业训练包括套圈、仍保龄球、推小车、向两侧摆放物品、抛接球、平衡板（带扶手）等作业训练。

利用单手或双手进行躯干双侧的木钉盘摆放作业，可进行坐位的平衡训练。利用套圈作业，可进行立位状态的平衡训练。利用抛接球在不同的体位下的作业，可进行不同的平衡功能训练。

5. 增强全身体力耐力的作业训练

增强全身体力耐力的作业训练包括使用活动平板、平行杠、助行器、训练用阶梯等的作业训练。

6. 改善手指灵活性作业训练

改善手指灵活性作业训练包括简易上肢功能评价器、下棋、拼图、上螺丝、上螺母、几何图形插板、铁棍插板、手平衡协调训练器、堆杯、书法、绘画等的作业训练。

（三）感知、认知功能的作业疗法

感知、认知训练是通过一些有选择性的作业活动，改善患者脑的高级功能，提高如定向、注意、认识、记忆、顺序、定义、概念、分类、解决问题、安全保护等能力的治疗方法。

适应证包括：脑萎缩、脑部炎症、早脑性退行性疾病（阿尔兹海默）、缺氧性脑损害、中毒性脑病、脑性瘫痪、老年性脑病、脑血管疾病、脑血管意外、脑外伤等脑部伤病引起的感知、认知功能障碍。

禁忌证包括：全身的状态不佳、病情进展期或体力不能耐受者、意识丧失或障碍者、拒绝训练或完全无训练动机和要求者。

1. 知觉功能的作业训练

知觉功能的作业训练包括失认症（单侧忽略、疾病失认等）和失用症（结构性失用、运动失用、穿衣失用、意念失用等）的作业训练。

（1）失认症的功能恢复训练。

第一，单侧忽略的训练包括：①改变环境，不断让患者集中注意于他所忽略的一侧。例如，治疗师站在患者忽略的一侧训练患者和与他谈话，在患者忽略侧内用颜色鲜艳的物体或手电筒光提醒他对该侧的注意，将患者急需的物体故意放在患者的忽略侧。但在患者生活环境中，在症状未克服之前，为了避免碰撞和损伤患者，易碰倒和易伤患者的物体仍暂放于患者健侧为宜。可让患者用一侧手越过中线去取另一侧物品；让患者向健侧翻身，鼓励他用病侧上肢或下肢向前探，若患者没有足够的运动功能去完成这种动作，可让他用健手帮助病手；可用弧形训练架训练患者跨过中线的活动。②加强患侧的感觉输入，向他忽略侧提供触觉、扣打、按摩、冷等感觉刺激。③阅读训练。阅读时为避免漏读，可在忽略侧的一端放上颜色鲜艳的规尺或让患者用手摸着书的边缘，从边缘处开始阅读。④躯干旋转及双手交叉活动，如利用躯干向忽略侧旋转、向健侧翻身、十指交叉对握活动等。疾病失认的训练和治疗很困难，需要经常提醒和加以监护，该症状多于 3~6 个月内自愈。

第二，Gerstmann 综合征的训练包括：①左、右失认的训练。治疗时经常提供左右方向的暗示，以帮助患者辨认在他左或右方的物体。在进行作业时，相应地喊出左或右的方向；在给予指导时，明确地呼出左或右侧名称。②手指失认的训练。给患者手指以触觉刺激，同时叫出该手指的名称，反复在不同的手指上进行。③失读的训练。给患者以能自动出现数目的作业，让他辨认和熟悉其中的数字，如玩扑克牌、投骰子等可以训练患者的数目知觉，有利于治疗数目失读，让患者阅读短句、短文，给予暗示或提醒，帮助理解句和文的意义等。④失写的训练。辅助患者书写，并告知写出材料的意义，若健肢有可能书写，应着重训练健肢在这方面的功能。

（2）失用症的功能恢复训练。

①结构性失用的训练。治疗训练选用的作业要确保对患者而言是有目的和有意义的，治疗中要用增量提示和提醒，可让患者复制治疗师事先示范的平面图形或立体构造，起初给予较多暗示和提醒，有进步后再逐步减少暗示和提醒的数量，并增加图形或构造的复杂性。

②运动失用的训练。治疗训练先给予大量暗示、提醒，或用术者的手教患者进行，改善后再减少暗示和提醒，并加入复杂的动作。

③穿衣失用的训练。治疗时术者可用暗示和提醒，一步步地用言语指示，同时用手教患者进行，最好在上下衣和衣服的左右作上明显的记号或贴上特别的标签以引起注意。辅之以结构失用的训练方法，常可增加治疗的效果。

④意念性失用的训练。治疗时可选择日常生活中一些由系列动作组成的完整动作来进行训练，如泡茶后喝茶、洗菜后切菜、摆放餐具后吃饭等。由于顺序常混乱，术者除将动作一个一个分解训练以外，还要对下一个步骤给予提醒，或用手帮助患者进行下一个运动，直到有改善或基本正常为止。如已知患者的整个知觉技能已不可能改正时，可集中改善其中某个单项技能。这时要通过组织得很好的学习程序，并要求患者进行大量重复，学会一种单项技能。

⑤意念运动性失用。在此病症中，患者不能按术者命令进行有意识地运动，但过去曾学习过的无意识运动常能自发地发生，这是运动记忆基本完好的表现。治疗时要设法按要求触发患者无意识的自发运动。例如，要让患者刷牙，直接命令他刷牙是不能完成的，让他假装刷牙或让他模仿术者刷牙也不一定能完成（因意念运动性失用患者不能模仿他人动作），但将牙刷放在他手中，却能完成一系列刷牙动作。又如，命令患者划火柴后吹灭它不能被完成，假装或模仿也不能被完成，但术者把火柴和火柴盒放在患者手中或许能完成，把点燃的火柴放在患者面前，他常能自动吹灭。因此，要常启发患者的无意识活动，以达到成功的目的。但必须注意患者过去没学过的活动，由于无运动记忆活动是不能被患者完成的，如让患者用牙刷去刷餐具等，患者过去没有做过此类事情，就不能引起运动。

2. 认知功能的作业训练

认知功能的作业训练包括定时定向力、注意力、记忆力、表达力、理解力、判断力、计算力、自知力的作业训练。

（1）自知力的训练。

认知功能障碍多发生于颅脑损伤的患者，这些患者在恢复早期，常缺乏自知力，否认疾病、拒绝治疗，使康复治疗开展困难，因此，在此阶段应首先恢复患者的自知力。①改善患者对自己的缺陷的察觉。如有条件录像，可向患者播放一段显示他在一些活动中缺陷的视频，向他指出哪些是对的，哪些是错的，并逐步将放像任务交给患者，并要求他在视频中出现他的错误时停住视频，由自己述说错误的所在。如无录像条件，可面对镜子活动，并在自己的实际活动中指出自己的错误。②改善患者的感知功能。让患者观看一群颅脑损伤患者的集体活动，并让他观察和记下其中某一患者的错误，和他一起分析错误的特征和原因。③改善患者判断行为是否成功的知觉。选出一些与患者康复目标有关的行为，分别播放该行为成功和不成功的视频，和患者一起进行足够详尽地分析，使他认识行为成功和不成功的特征和原因，并告诉患者克服不正确行为的方法。④改善患者对现存缺陷和远期目标之间差距的认识。具体详尽地讨论患者的长期目标和期望，拟定一个为了达到这一目标所需技能的详尽的一览表，和他讨论哪些已掌握，哪些尚不足。

（2）注意力的训练。

①猜测作业：取两个透明玻璃杯和一个弹球，在患者注视下将一个杯子扣在弹球上，让患者指出哪个杯子中有弹球，反复数次，成功后逐渐增加难度。②删除作业：在白纸中部写几个大写的汉语拼音字母（亦可依据患者文化程度选用数字或图形），让患者删除由治疗师指定的字母，如其中的“B”，成功后，改变字母顺序和要删除的字母，反复进行多次，逐渐增加难度。③时间感作业：给患者一个秒表，让他按命令启动，并于10s内停止，然后将时间延长到1min，当误差小于1～2s时，改为不让患者看表，让他启动秒表后进行心算，并于10s时将表停止，逐步延长时间到2min，并于误差不超过1.5～10s时停止。然后改为一面与患者交谈，一面让他进行上述的作业，目的是观察患者在注意力分散的情况下，能否完成任务。④顺序作业：让患者按顺序写出0～10的数字，如有困难，可排列10张数字卡。成功后，加大数字系列，再次进行；成功后，改为让患者按奇数或偶数的规律说出或写出一系列数字，并由治疗师任意改变起点的数目；成功后，将顺序的方向改为由大到小，反复数次，成功后逐渐增加难度。

（3）记忆力的训练。

①运用环境能影响行为的原理，日复一日地保持恒定、重复的常规和环境。注意控制环境中信息的量和呈现条件，每次提供的信息量少要比多好，信息重复的次数多比少好，多个信息相继出现时，间隔时间长比短好。②利用内部策略和外环境中的记忆辅助物，可采用反复无声地背诵要记住的信息。背诵的好处是背诵一个项目可以增加注意时间，加强记忆，另外，背诵可以将一些项目保持在短期记忆之中，形成编码，并将之转移到长期记忆中去。若语言记忆差，可改用视意象方法记忆、首词记忆、编故事记忆等，同时利用身体以外的提示或辅助物来帮助记忆。辅助物包括日记本、时间表、闹钟、手表、地图、记号、地址、电话号码等。

此外，应用连接法训练记忆，将作业分解为许多步骤，每次只要求患者记住一个步骤，记住后再加入下一步。改善外部环境以利于记忆，如门上贴大的字或鲜明的标签，物品放置的位置恒定，简化环境，突出要记住的事物等，均有助于记忆。

（4）思维能力的训练。

思维能力的训练所能帮助克服的思维障碍不是精神病中的妄想等产生的思维障碍，而是由于器质性中枢神经疾病引起的推理、分析、综合、比较、抽象、概括等多种认知过程的障碍。器质性中枢神经病引起的思维障碍常表现为解决问题的能力差。对于这些患者，训练其解决问题的能力的方法包括：①提取信息训练：取一张当时的报纸，让患者找出尽可能多的不同种类的信息。②排列顺序训练：让患者排列表中的有序数列，将上述内容制成分离的卡片，每次一组，打乱后让患者重新排好，正确时给相应的分。③物品分类训练：将各类物品的卡片打乱后让患者分类。④从一般到特殊推理的训练：向患者提供一类事物的名称，让患者通过向术者提问的方式，推导出究竟为何物。患者提的问题越准确、问题数量越少即可推导出，得分越高，从而衡量患者的进步。⑤解决问题能力训练：可以由浅到深地让患者解决设想中的问题，训练患者解决问题的能力。⑥计算和预算训练：让患者进行简单的计算，并做出一个家庭预算，在计算方面，可以先笔算，每题限半分钟，以后改为心算，最后对心算也将规定完成的时间缩短。

以上各种训练，均应在正确率达到 80％或以上之后，方可增加难度或更换训练项目，上述所有训练并非要在一日之内做完，可以每日选择其中两至三种进行练习，视患者的耐受和反应而定。

（四）注意事项

第一，选择功能性作业活动时要注意考虑患者的疾病性质、运动功能需要、心理需要和社会生活技能需要，同时还要考虑患者的性别、年龄、文化程度、个人兴趣等因素。

第二，功能性作业是经过改良的、有一定治疗目标的、对患者身体功能有一定治疗作用的、患者本人愿意参加的、符合患者兴趣的、活动量可以调节的治疗活动，不符合这些特点的活动不能作为功能性作业治疗活动。

第三，功能性作业训练活动可以在医院治疗室进行，也可以在家自行开展，治疗师定期对训练和治疗效果进行评价并及时调整训练内容。

第四，认知训练场地应安静，光线良好，无干扰。

第五，训练前准备好患者所需要的物品，尽量减少患者视野内的物品，避免视觉干扰。

第六，治疗师应充分理解患者，尊重患者的人格，使患者对自己的障碍能有正确认识，注意正面引导，避免直接否定，以增强患者的自信心，提高患者的训练欲望。

三、日常生活活动能力训练

日常生活活动能力训练是作业疗法的重要工作内容，是治疗师教会患者如何在现有身体条件下完成各项日常生活活动，提高生活自理能力的训练。适应证包括因发育障碍、疾病、创伤导致的日常生活活动能力受限者。禁忌证包括严重的痴呆患者，处于疾病急性期的患者。

（一）床上训练

1. 良好的体位

不同的伤病患者对卧床的体位有不同要求，但总原则是保持良好的功能位，避免肢体挛缩畸形，避免不利于疾病恢复的体位。

2. 翻身训练

早期定时翻身，病情允许条件下尽量让患者主动翻身。

3. 坐起训练

让患者先靠坐，然后再端坐。训练时可反复让患者从卧位到坐位活动，再由坐位到卧位活动。

（二）转移训练

转移困难的原因是由于患者上肢和下肢的关节活动受限、四肢肌力低下、上肢和下肢的协调性障碍、一侧肢体瘫痪等。

转移涉及床与轮椅之间、轮椅与座椅之间、轮椅与坐便器之间、轮椅与浴缸之间，以及轮椅与汽车座位之间患者的移动，是一个复杂的动作过程。转移训练时要注意安全，脑卒中患者和脊髓损伤患者转移的具体操作有不同。

（三）针对进食障碍的训练

进食障碍的原因主要包括：上肢颌面关节活动受限；上肢或口周围肌群肌力低下；上肢、颈部及口周肌群协调性障碍；一侧偏瘫；认知障碍及感觉障碍；等等。

1. 吞咽动作训练

吞咽动作训练涉及唇、下颌、舌的运动训练，以冰棉签刺激吞咽反射，进行呼吸、构音、咳嗽等训练，改变食物的性状，改变体位，必要时可采用吸管等进食。

2. 进食动作训练

对于因上肢功能障碍而不能进食者开展进食动作训练，一方面要进行上肢功能训练，训练摄食动作，另一方面可使用自助餐具或辅助进食器具，如在饮食器具上增设把手等。

（四）针对洗漱障碍的训练

造成洗漱障碍的原因多是由于上肢和颈部关节活动受限、上肢和颈部肌群肌力低下、上肢和颈部肌群协调性障碍、一侧偏瘫、认知和知觉障碍等。

针对洗漱障碍的训练与针对进食障碍一样，除了训练患者的上肢功能外，还要借助自助具和辅助装置开展功能性活动。例如，拧毛巾困难时可将毛巾缠在水龙头上，用健手将毛巾拧干。又如，采用带吸盘的刷子洗手，刷子背面安装两个橡皮吸盘，固定于洗手池旁，患者手指可在刷上来回运动进行刷洗。

（五）针对穿脱衣服障碍的训练

造成穿衣障碍的原因是由于上肢和躯干的关节活动受限、上肢和躯干的肌力低下、上肢肌群协调性障碍、上肢偏瘫，以及认知、知觉、感觉障碍等。

针对穿衣障碍的训练除进行上下肢的功能训练外，还可对患者做如下指导：改造衣服，简化操作；穿上衣时先穿患侧再穿健侧，脱衣服时顺序相反；使用带长柄的钩子取衣服或拉拉链，用长柄鞋拔提鞋；等等。

（六）针对洗澡障碍的训练

造成洗澡障碍的原因多是由于上下肢和躯干的主动运动及被动关节活动受限、肢体协调障碍、一侧肢体偏瘫等。

针对洗澡障碍的训练涉及体位转移，见转移训练方法。解决洗澡动作困难的方法主要是利用各种辅助装置。

（七）针对如厕障碍的训练

造成患者上厕所障碍可能的原因包括上下肢和躯干的被动与主动关节活动受限、上下肢和躯干的协调性障碍、一侧身体障碍，以及认知、知觉及感觉障碍等。

除了开展相应的运动功能训练外，对于如厕困难的患者主要可通过改变厕所的构造来克服如厕障碍，如使用坐式便座、垫高便座、室内便器等。能步行的尿失禁患者可应用特殊工具，如集尿器、塑料集尿袋。卧床患者也可使用特殊工具，如男性患者可使用活动式集尿瓶、集尿器、阴茎套集尿器，女性患者可使用尿布。对于大便失禁的患者可使用布垫。

（八）针对家务活动障碍的训练

家务活动的范围包括自我照料、做饭、洗衣、到市场或商店购物、住房收拾、维修等。可以将训练安排为社会服务或医院服务，在可能情况下，也可以将上述两种形式结合起来。理想的训练计划，应在康复中心或医院中的物理医学和康复科就开展基础训练，并应在患者住院期间就开始进行。康复中心或医院的康复工作小组，可将家务操作训练列为患者康复总计划的一个组成部分。

（九）注意事项

第一，ADL 的训练效果会受到记忆障碍、严重的感觉性失语、定向障碍、意念性失用以及焦虑的影响，故有上诉情况时暂不进行 ADL 训练。

第二，患者接受 ADL 训练的需求程度取决于患者的动机和对于不同独立水平的要求。因此，训练内容要与患者的需求相结合。

第三，上肢的 ADL 训练，应尽早从床边开始。为此，可以利用功能夹板及其他自助工具。不管功能障碍多么严重，尽量让患者靠自己力量来完成动作。

第四，ADL 训练主要由作业治疗师组织开展。患者回到家庭后，可在居室、卧室环境中进行练习。

第五，作业治疗中所教给患者的 ADL 训练，如果不在病房和家庭中实施则失去意义，身边动作尤其如此，治疗师需要与病房护士、家属密切联系并取得其协助。

（刘珂）

参考文献

[1] Beck J S. Cognitive Behavior Therapy：Basics and Beyond [M]. New York：Guilford Press，2011.

[2] Core Curriculum for Professional Education in Pain [M]. Charlton JE (Ed)，IASP Press，Seattle，2005.

[3] Franke H，Fryer G，Ostelo R W，et al. Muscle Energy Technique For Non -Specific Low-Back Pain [J]. Cochrane Database Syst Rev 2015，CD009852.

[4] French S D，Cameron M，Walker B F，et al. Superficial Heat or Cold for Low Back Pain [J]. Cochrane Database Syst Rev 2006，CD004750.

[5] Frost M. The Role Of Physical，Occupational，and Speech Therapy in Hospice：Patient Empowerment [J]. Am J Hosp Palliat Care，2001，18：397.

[6] Pollens R. Role of the Speech-Language Pathologist in Palliative Hospice Care [J]. J Palliat Med，2004，7：694.

[7] 屈云，刘鸣. 作业疗法常用临床技术及治疗策略 [J]. 中国临床康复，2005 (33)：148−150.

第四节　高压氧技术

一、概论

（一）相关概念

高压氧医学（Hyperbaric Oxygen Medical，HBOM）是高气压医学（Hyperbaric Medicine，HBM）的一个重要分支，属于特种医学。近年来已逐渐形成一个临床医学应用学科，在许多临床疾病的综合治疗中起到重要作用。

高压氧（Hyperbaric Oxygen，HBO）疗法，又称高压氧治疗（Hyperbaric Oxygen Therapeutic，HBOT），是指在高气压（Atmosphere Absolute，ATA），即大于1个标准大气压环境下，吸入纯氧或混合氧来治疗疾病的方法。高压氧疗法起源于海军潜水与高气压医学中一种特殊的治疗方法，其本质是利用氧气这个物理因子，结合大气压的变化来提高组织供氧、改善循环等。因此，从广义上讲，HBOT可归属于康复医学中物理因子治疗的范畴。高压氧舱如图3−1所示。

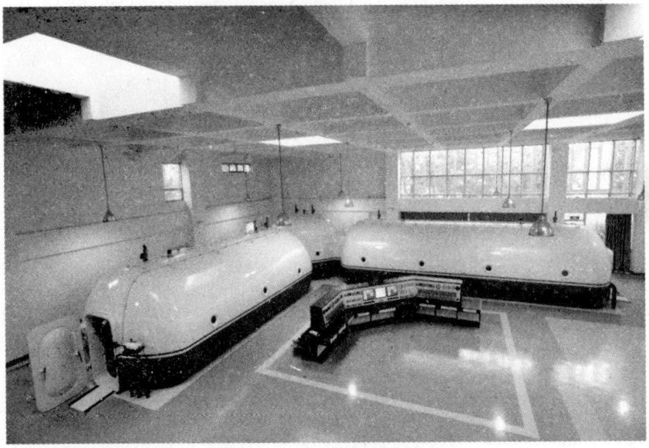

图3−1　高压氧舱

注：拍摄于四川大学华西温江院区，康复医学中心高压氧舱。

（二）高气压医学的发展

人类认识高气压首先是从潜水开始的。高压氧医学通过“气压治疗疾病”和“氧气的临床运用”相结合得到发展。早在1662年，牧师Henshaw设计建造了世界上第一台加压舱，尝试用高压空气来防治某些疾病，这被认为是高气压医学的起源。当时因为氧气还未被分离，人们在舱内所呼吸的也只是压缩空气。1841

年，Pol 和 Wattelle 在明确了“潜水员出水后出现的特殊症状是因为减压不当引起的”，便尝试用“再回到当时压力下”的方法来治疗，这是真正意义上的高气压治疗。1890 年，Moir 建造了医用加压舱，在潜水现场治疗减压病，开始了正规的加压治疗。

1774 年，Priestley 成功分离出氧气，急救医学之父 Thomas Beddos 首次提出氧气可用于救治危重患者。随后，法国内科学家 Caillens 第一次将氧气运用于临床急救。随着氧气在临床实践中的不断运用，它在急救中的作用和地位被更加深刻地认识到。由于氧气对多种疾病的治疗作用和对危重疾病的抢救作用不断被证实，也启发人们思考一个问题，“是否有一种方法可以使我们在单位时间内吸入更多氧气，这样是否可以达到更好的治疗效果”。随着物理学的发展，对气体在液体中的溶解及气体分压定律的认识为 HBO 的出现奠定了基础。当时人们推测，如果暴露在高气压环境下，单位时间内吸入体内的气体就会明显增多。1887 年，Valenzuela 第一次尝试让患者暴露于 2.0ATA 的纯氧环境中，这开启了 HBO 治疗疾病的序幕。

1918 年，美国流感大流行，Cunningham 医生将一名濒死的年轻医生放入氧舱，成功挽救了他的生命，接着在 1928 年，他建造了有史以来最大的高压舱（直径 19.5m，5 层楼高）。1937 年，Behnke 和 Shaw 首次直接采用高压氧治疗减压病，使得高压氧在潜水疾病的防治中起到了重要作用。

20 世纪 60 年代，荷兰 Amsterdam 大学外科教授 Boerema 在海军支持下，建造了一台手术加压舱，完成了许多心血管外科手术。他多次报道了在 3.0ATA 下，延长循环时间成功进行心脏直视手术，对 HBO 疗法的重视扩大到了世界范围。1959 年，Boerema 做了一个著名的实验“无血的生命（Life of Without Blood)”，将 18 头猪分成两组，将血液抽出滤掉血红蛋白再回输，一组暴露在正常空气中，另一组暴露在 3ATA 的 HBO 下，结果暴露在正常空气中的动物在几分钟内先后死亡，而暴露在 HBO 下的动物成功存活，证明了仅靠血液中物理溶解的氧便可维持没有血红蛋白动物的生命。接着，1961 年，Brummelkamp 发现 HBO 还可抑制厌氧菌感染，成功采用 HBO 治愈了梭状芽孢杆菌引起的气性坏疽，扩大了 HBO 的应用范围。1962 年，英国的 Smith 在门诊用 HBO 成功治愈了急性 CO 中毒患者。

二、高压氧技术

（一）高气压医学基础知识

在 HBOM 领域常需使用具体的计量数值来表示压强（压力）。1 个大气压可以用不同的单位表达。通常所说的海平面的 1 个大气压是指在温度 0℃、纬度

45°时所承受的大气重力，也称为常压。1979 年，国际上规定 101.325kPa 的气压为 1 个标准大气压，相当于重力加速度为 9.80665m/s^2、温度为 0℃、760mm 垂直水银柱产生的压强。

1. 水银柱的高度

相当于 1 个标准大气压的水银柱高度为 760 mm 或 76 cm。

2. 水柱的高度

(1) 淡水柱的高度。

相当于同一大气压的水柱高度是水银柱高度的 13.6 倍。因此，相当于 1 个标准大气压的淡水柱高度为：76cm×13.6=1033.6cm。在江、河、湖的淡水中，水深每增加 10.336m，压力就增加 1 个大气压。

(2) 海水柱的高度。

海水含有较多盐分，海水的相对体积质量为 1.03，所以相当于 1 个标准大气压的海水柱高度为：10.336/1.03≈10m。在海水中，水深每增加 10 米，压力增加 1 个大气压。在 HBO 治疗中，许多资料（包括减压方案等）都引用自潜水医学在海水环境中获得的研究数据。因此，需要了解换算关系。

3. 法定计量单位

我国于 1984 年发布了统一实行法定计量单位的规定，明确了压力、压强的法定计量单位为帕（斯卡），符号为 Pa。常用的单位为 kPa、mPa.

1mmHg=0.133kPa

1kPa=7.5mmHg

4. 气体溶解与气体分压的关系

气体在溶液中的溶解量同它本身的分压值相关。分压越高，溶解量越大；分压越低，溶解量越小。混合气体溶解于液体时，各个组成气体的溶解量与各自的分压成正比，与混合气体的总压无直接关系，即为亨利定律（Henry's law）。例如，在 37℃ 时，氮气在水中的溶解系数为 0.013，空气中的氮气分压为 760mmHg×79%≈600mmHg。因此，1ml 水在 1ATA 的空气中所溶解的氮气量是 0.013×600/760ml≈0.01026ml；在 5ATA 空气中，氮分压也随之增加 5 倍，溶解的气量也增加 5 倍，即为 0.01026ml×5=0.05130ml。

（二）高压氧的基本原理和机制

HBO 治疗疾病是气体的压强、气体分压差以及氧气等因素单独或联合作用产生的综合效应。对大多数病理生理类型为缺血、缺氧的疾病，以及减压病、有害气体中毒、动脉气栓等疾病的治疗具有明显疗效，对多种疾病及损伤的预防也有一定作用。对于不同疾病而言，高压氧发挥的机制是不同的，而对于同一种疾病，疾病的不同阶段所利用的高压氧作用机制也不同。目前，HBO 的作用机制尚未完全阐明。一般认为，HBO 通过以下几个方面发挥治疗作用。

1. 增加机体组织的氧供

（1）增加血液中物理溶解的氧。

HBO 可迅速增加体内物理溶解的氧含量，促进氧气与血红蛋白的结合，提高血氧分压。亨利定律指出，气体在溶液中的溶解量与压力成正比，即血液中物理溶解氧随氧分压的升高而增加。研究表明，HBO 环境下动脉血氧分压将成几倍甚至几十倍增长，从而有效增加血氧含量。

通常情况下，正常成年人 100ml 动脉血中的氧含量约为 19ml，其中约 0.3ml 为物理溶解的氧，其余均与血红蛋白相结合。常压环境中，氧饱和度大多接近 100%。因此，当呼吸气中氧分压增高时，血液中增加的氧含量几乎都是以物理溶解状态存在，而这部分“游离氧”能够迅速被组织细胞利用。在 2.5ATA 下吸入纯氧，动脉血氧分压从常压状态的 13kPa 升高至 235kPa，此时 100ml 动脉血中的溶解氧增加至 5.4ml，而这时全身组织供氧的 87%左右都是由这部分物理溶解的氧来提供。因此，呼吸高气压氧时，很少或无须依赖结合氧，仅靠物理溶解氧便可基本满足人体的基础代谢。

通过提高物理溶解氧的含量来增加供氧，是 HBO 治疗绝大多数疾病的共性机制，特别是对于严重贫血、低血容量性休克，以及血红蛋白病变引起的急性缺氧，如 CO、亚硝酸盐等导致的血红蛋白携氧功能丧失的毒物损伤等，HBO 可发挥特殊作用。

（2）提高血液中氧的弥散速度和弥散距离。

氧分子在体内的弥散率和有效弥散距离，取决于扩散区与被扩散区氧分压（张力）的梯度大小。高压氧可显著增加肺泡与血液间、血液与组织细胞间氧分压的梯度，从而使氧的扩散速度加快，有效弥散距离增大。在组织中，氧以毛细血管为中心向周围不断扩散，途中被组织细胞利用。在高分压氧环境下，氧在组织间的弥散速度和弥散半径均成倍增加，有利于纠正因血管痉挛、狭窄、阻塞、断裂或血容量降低导致供血不足引起的缺氧。增加的氧气弥散距离和弥散量，对纠正细胞缺氧状态、挽救濒死组织具有关键作用。

提高氧的弥散率和弥散距离是 HBO 治疗绝大多数缺血缺氧性疾病的共性机制。例如，脑、肺等组织的水肿，心、脑梗死，气栓或血栓性疾病，挤压综合征，存在血供障碍的断肢（指、趾）和皮肤移植术后，顽固性皮肤溃疡，等等。

（3）有效增加组织的氧储备。

在氧气从肺泡通过血液向组织细胞间运输，又被细胞不断消耗的过程中，组织会保持一定的氧储备量，平均约 13ml/kg。正常情况下每千克组织耗氧量为 3～4ml/min。因此，阻断循环后组织仍能安全获得氧供的理论时间约 10min。如果配合低温，可进一步延长组织安全无供血时间。这也是早期还未发明体外循环时，可在高压氧下开展心脏直视手术的理论基础。另外，HBO 治疗后屏气时间的延长也是因为增加了组织氧储备，但这种氧储不能在脱离高压氧环境后持续存在。

2. 收缩血管，加速侧支循环形成

在高压氧治疗过程中，人体大多数的血管会发生不同程度的收缩，导致所供血区域血流量减少。但由于氧分压增高，血流量减少区域的氧供仍然比常压状态时要丰富。例如，在 2.0ATA 压力下，脑血流量可下降约 21%，这使得颅内压可下降约 36%，但脑组织氧分压仍从正常时的 4kPa 升高至 31kPa。这对治疗各种原因引起的脑水肿具有非常重要的意义。但研究表明，HBO 会导致肝脏的血流量明显增加。另外，HBO 对视网膜血管的收缩作用较显著，2ATA 纯氧可导致视网膜血流量下降约 40%。因此，视网膜本身的病变，或重度近视的患者在行高压氧治疗时需权衡利弊。不论引起血管收缩还是舒张，高压氧下组织氧分压均是明显增加的，但由于对视网膜缩血管作用较明显，少数特殊人群（特别是早产儿）用氧，包括常压高浓度给氧时，应加以重视。

HBO 还能够促进缺血损伤区组织侧支循环的形成。研究表明，HBO 治疗可促进血管内皮生长因子（Vascular Endothelial Growth Factor，VEGF）的释放，促进新生血管的生长，加速缺血濒死组织的恢复和促进移植组织的存活，还能通过增加红细胞变形性和提高微血管功能改善微循环。

通过 HBO 收缩血管、加速侧支循环形成、改善微循环的机制，可治疗多种原因引起的各类组织水肿，特别是脑水肿、肺水肿（非心源性）。通过对微循环功能的改善，HBO 可用于治疗各种缺血性损伤，并用于肢体、皮肤和皮瓣的移植等。

3. 增加活性氧生成

在 HBO 的环境下，细胞生成的活性氧显著增加，厌氧菌因缺乏抗氧化酶而无法清除活性氧，加上缺乏细胞色素及其氧化酶而无法在有氧条件下生成能量，因而容易在高压氧下被氧化损伤而杀灭。在较高的氧分压下，即使是需氧菌因一些关键酶被活性氧抑制，其生长也会被抑制，甚至被杀灭。同时，高压氧也能增加缺血区域组织内白细胞活性氧的生成，从而增强对病原生物的杀灭作用。在炎症组织中，高压氧下增加的活性氧可以通过抑制 β2 整合素而抑制白细胞黏附，从而改善炎症。研究表明 HBO 通过下调低氧诱导因子（Hypoxia Inducible Factor 1，HIF-1）及其下游的靶基因表达从而减轻缺血性伤口处的细胞凋亡和炎症反应。在肿瘤组织中，经常因为组织生长过快而存在缺氧，在进行放疗或化疗时辅助高压氧治疗，可有效增加组织内活性氧的生成，发挥放、化疗的增敏作用。活性氧对免疫细胞的作用，也与活性氧的生成量及其效应有关，通常在高强度高压氧暴露时出现抑制作用，而较低强度暴露则可能发挥促进作用。

高压氧通过活性氧生成来发挥治疗作用的适应证包括气性坏疽、破伤风、脑脓肿等厌氧菌感染，以及坏死性软组织感染、顽固性骨髓炎、肿瘤放化疗辅助治疗和一些炎症的抑制和免疫调节等。

4. 适度氧化应激动员保护机制

对高压氧治疗各类疾病的效应和机制进行分析，可发现很多作用与高分压氧导致机体发生适度的氧化应激，进而激发机体的保护性防御机制有关。例如，适度高压氧暴露后机体各类抗氧化酶水平增加，单次高压氧暴露就能增加在体组织和离体细胞热休克蛋白（HSP）的表达。这些蛋白都能提高机体对抗各类损伤的能力，不仅是在治病过程中发挥作用，更是可以作为可预见的创伤或高风险作业，如作为择期手术和潜水作业的有效预防手段。适度的氧化应激还可以动员干细胞，促进损伤修复和组织再生。高压氧对各类内分泌腺的刺激作用也可能与其产生的氧化应激有关。高压氧暴露，只要控制好压强和时程，不会对机体产生毒副作用；而它通过活性氧生成导致的适度氧化应激，却是激活机体内源性保护效应的独特方式。

研究发现，HBO 环境能促进人体自身干细胞数量的增长，这种调节机制与 HBO 刺激一氧化氮合成，进而促进干细胞的动员有关。另外，HBO 还可通过 Wnt3α/β-catenin 信号通路促进骨髓间充质干细胞向成骨分化，为临床中诱导骨髓间充质干细胞分化为骨组织提供了一种安全有效的干预方法。这些作为 HBO 治疗和预防各类疾病的新型机制，值得被探索。

5. 促进气泡溶解和消散

在人体血管或组织中的气泡，遵循波-马定律，气体体积会随压强升高而缩小。在被压缩的过程中，气泡内的各气体成分分压也同比例增高，与周围组织中溶解的该气体的张力间产生压差，气泡按亨利定律重新溶解。当体内气泡缩小到一定临界值以下时，由气泡占位或栓塞引起的临床症状和体征便会消失，加压治疗的效果得以体现。此时，虽然气体体积缩小，但尚未完全消失，如果立即减压，这些“隐形气泡”又会膨胀回“显性”的致病气泡，导致病情复发。因此，应在症状和体征显著缓解或完全消失的气压或稍高气压下停留一段时间，使自由相气体重新溶解入组织并通过呼吸循环向体外扩散排出。与此同时，在呼吸空气或混合气的较高压强下，还会有新的惰性气体溶解进入体液中，所以需要控制好高气压下停留的时间，至少不是越长越好。尽管如此，采用非高压氧治疗方案进行加压治疗时，还必须有充分的减压过程，以保证重新溶解入组织的气泡内气体和加压治疗过程中从呼吸气中新溶解入体内的惰性气体有充分的时间安全排出体外。

可通过本机制治疗的疾病包括减压病、肺气压伤导致的动脉气栓、重度气肿，以及临床操作（置管、心脏手术等）导致的动脉气栓等，都是加压治疗的绝对适应证。

6. 加速置换致病气体

临床中治疗气泡性疾病时，如果治疗呼吸气中惰性气体与气泡中所含的惰性气体不同，或采用高分压氧以及在适当压强下直接使用高压氧，高气压除了发挥压缩气泡、促进溶解的作用外，还可通过气体交换的原理加速置换出致病气泡中的惰性气体。而采用高压氧治疗时，这种加速置换的效果最好。因为 HBO 不会给组织带来新的惰性气体。但因氧中毒的风险，HBO 治疗的压力会受到很大限制。

采用高压氧治疗有毒、有害气体中毒时，是通过高分压的氧气加速体内有害气体排出的机制而作用的。例如，CO 中毒时，由于 CO 与血红蛋白的亲和力是氧气的 240 倍左右，而与血红蛋白的解离率仅是氧的 1/3600，所以只有采用 HBO 才能一边通过物理溶解氧快速解决组织缺氧，另一方面又有通过较高的氧分压竞争性结合血红蛋白，加速 CO 的解离和排出。呼吸 3ATA 高压氧时，CO 从体内排出的速率是常压空气中的 16 倍，是呼吸常压纯氧时的 4 倍。

通过加速置换致病气体的机制可得到治疗作用的疾病包括各类气泡性疾病、CO 等有毒气体中毒、减压病、动脉气栓等。

从原理上讲，通过适度氧化应激来治疗和预防疾病的方法，适合绝大多数临床疾病。目前在高压氧预适应保护心脑缺血性损伤和减压病等的实验研究甚至临床试验中，其已被证明有明确效果。

（三）临床运用

1. 适应证

总的来说，HBO 通过提高机体物理溶解的氧含量，使机体产生一系列的物理及化学变化，造成机体生理的改变，利用这一系列变化来治疗缺血缺氧性的疾病。对临床工作来说，高压氧是一种较为特殊的治疗方式。对于大多数情况下可以通过临床常规方式和手段解决的缺血缺氧性疾病，HBO 通常只是一种辅助手段。以下是 2009 年中华医学会列出的高压氧的适应证，分为两个部分，急症适应证和一般适应证。

（1）急症适应证。

急症适应证包括：CO 中毒及其他有害气体中毒、气性坏疽、破伤风及其他厌氧菌感染、减压病、气栓症、各种原因引起心肺复苏后急性脑功能障碍、休克的辅助治疗、脑水肿、肺水肿（除心源性肺水肿）、挤压综合征、断肢（指趾）及皮肤移植术后血供障碍、急性缺血缺氧性脑病、药物及化学物中毒。

（2）一般适应证。

一般适应证包括：CO 中毒及其他中毒性脑病、颅脑损伤（脑震荡、脑挫裂伤、颅内血肿清除术后、脑干损伤)、缺血性脑血管病(动脉硬化症、TIA、脑血栓形成、脑梗死)、突发性耳聋、脑出血恢复期、骨折及骨折后骨愈合不良、脊髓损伤、植物状态、周围神经损伤、视神经损伤、血管神经性头痛、病毒性脑炎、面神经炎、骨髓炎、无菌性骨坏死、脑瘫、病毒性脑病、糖尿病及糖尿病足、冠状动脉粥样硬化性心脏病、快速性心律失常(房颤、期前收缩、心动过速)、心肌炎、周围血管疾病(脉管炎、雷诺病、深静脉血栓形成等)、眩晕症、植皮术后、消化性溃疡、溃疡性结肠炎、传染性肝炎(使用专用舱)、冻伤、烧伤、整形术后、慢性皮肤溃疡(动脉供血障碍、静脉淤血、压疮)、运动性损伤、放射性损伤(骨、软组织、膀胱炎等)、恶性肿瘤的辅助治疗(与放化疗并用)、疲劳综合征、脓疱疹、银屑病、玫瑰糠疹、多发性硬化、急性感染性多发性神经根炎、复发性口腔溃疡、麻痹性肠梗阻、支气管哮喘、急性呼吸窘迫综合征、中心性浆液性脉络膜炎、高原适应不全症、颅内良性肿瘤术后、胎儿宫内发育迟缓、牙周病。

2. 并发症

高压氧是一种特殊的治疗方式，特殊的方式必然有特殊的并发症，主要包括：气压伤，如中耳气压伤、鼻窦气压伤等；气体脱饱和问题，如减压病(DCS)、动脉气栓等；高分压氧问题，如氧中毒等。

3. 禁忌证

禁忌证分为了绝对禁忌证和相对禁忌证，前者在任何情况下都不得进舱行HBO治疗，后者在一般情况下不宜进舱，如有特殊情况或紧急抢救时可进舱行HBO治疗。以下是中华医学会推荐的禁忌证。

(1) 绝对禁忌证。

绝对禁忌证包括：未经处理的气胸、纵隔气肿；活动性内出血及出血性疾病；结核性空洞形成并咯血；氧中毒史。

(2) 相对禁忌证。

相对禁忌证包括：重症上呼吸道感染；重度肺气肿、肺大泡、支气管扩张症；重度鼻窦炎；心脏度房室传导阻滞；血压过高者(>160/100mmHg)；心动过缓者(<50次/分)；未经处理的恶性肿瘤；视网膜脱离；早期妊娠(三个月内)；高碳酸血症。

(张渟婷)

参考文献

[1] 李温仁，倪国坛. 高压氧医学 [M]. 上海：上海科学技术出版社，1998.
[2] 高春锦，郭国明. 实用高压氧医学 [M]. 西安：第四军医大学出版社，2004.
[3] 徐伟刚，陶恒沂，蒋春雷. 高气压对免疫机能的影响 [J]. 中华航海医学与高气压医学

杂志，2004，11（3）：191－193.
[4] 李宁，黄怀. 高压氧临床治疗学［M］. 北京：中国协和医科大学出版社，2007.
[5] 陶恒沂，蒋功达，林峰. 高压氧的临床应用［M］. 上海：第二军医大学出版社，2015.
[6] 徐伟刚. 潜水医学［M］. 北京：科学出版社，2016.
[7] Braks J A，Spiegelberg L，Koljenovic S，et al. Optical Imaging of Tumor Response to Hyperbaric Oxygen Treatment and Irradiation in an Orthotopic Mouse Model of Head and Neck Squamous Cell Carcinoma［J］. Mol Imaging Biol，2015，17（5）：633－642.

第五节　传统康复技术

第一部分：针灸治疗技术

一、概论

针法和灸法是两种不同的治疗方法。针法是运用各种金属针刺入穴位，运用不同手法进行治病的方法；灸法是采用艾条、艾柱点燃后熏灼穴位进行治病的方法。由于二者都是通过调整经络、脏腑、气血的功能达到治病的目的，常配合使用，所以合称为针灸。

二、方法及技术

（一）毫针刺法

毫针疗法是指用毫针（包括芒针）刺入体表的经络、腧穴或病变部位以治疗疾病的方法。

1. 进针法

进针法包括切进针法、夹持进针法、舒张进针法、提捏进针法、单手进针法等几种常用方法。

2. 针刺角度和深度

根据针刺角度和深度的不同，毫针刺法分为直刺、斜刺、平刺三种。

3. 行针手法

行针基本手法包括提插法、捻转法。辅助手法有循、刮、弹、搓、摇、震等。

4. 针刺得气

得气也被称为针感，是指将针刺入腧穴后所产生的经气感应。

5. 针刺补泻

针刺补泻是指通过针刺腧穴，采用适当的手法激发经气以补益正气，疏泄病邪而调节人体脏腑经络功能，促使阴阳平衡而恢复健康。

6. 留针与出针

留针是指将针刺入腧穴行针施术后，将针留置穴内。留针的目的是为了加强针感和便于继续行针施术。出针时术者先以左手拇、食两指按住针孔周围的皮肤，右手持针轻微捻转并慢慢将针提至皮下，然后将针起出，并用消毒棉球轻揉针孔，以防出血。

（二）灸法

灸法是指用艾叶等可燃材料在腧穴或病变部位进行烧灼、温烤，以起到温通经络、调和气血、扶正祛邪作用的一种方法。

1. 施灸材料

施灸材料主要为艾叶。艾叶味苦、辛，性温，入脾、肝、肾三经，有温经通络、行气活血、祛湿散寒、消肿散结的功效。除艾叶外，还有灯芯草、硫黄、黄蜡、桑枝、桃枝等易燃药物和材料。在艾绒中也可掺入芳香类药物，如麝香、冰片、丁香、木香、乳香等。

2. 常用灸法

艾炷灸分为直接灸和间接灸两类。直接灸分为瘢痕灸和无瘢痕灸。间接灸因使用药物不同有隔姜灸、隔附子饼灸、隔盐灸等。艾条灸分温和灸、雀啄灸两类。

3. 其他灸法

其他灸法包括药锭灸、灯火灸、温针灸、电热灸等。

4. 适应证

对慢性、虚弱性及风寒湿邪为患的病症为适宜。

（三）拔罐法

拔罐法指应用各种方法排除罐筒内空气以形成负压，使其吸附体表特定腧穴或病变部位以治疗疾病的方法，古称角法。

1. 拔罐器具

拔罐器具包括竹筒火罐、陶瓷火罐、玻璃火罐、抽气罐。

2. 吸罐方法

吸罐方法主要包括火罐法、水罐法、抽气法。

3. 拔罐操作方法

拔罐操作方法主要包括留罐、闪罐、走罐、药罐、针罐、刺络（刺血）拔罐等。

4. 拔罐疗法治疗机理

拔罐疗法治疗机理包括机械刺激作用、负压效应、温热作用。

（四）其他疗法

针灸治疗的其他疗法包括头皮针、耳针、皮肤针、皮内针、三棱针、电针、水针、穴位埋线等。

第二部分：推拿治疗技术

一、概论

推拿是指在人体经络腧穴及一定部位上主动或被动地施以特定的操作手法或肢体活动以达到保健、治病目的的方法，又被称为导引、按摩、按蹻等。唐释慧琳《一切经音义》卷十八的《十轮经·按摩》中提到，“凡人自摩自捏，申缩手足，除劳去烦，名为导引。若使别人握搦身体，或摩或捏，即名按摩也”。唐王冰认为，“按，谓抑按皮肉；蹻，谓捷举手足”。

（一）历史

我国第一部推拿专著为成书于秦汉时期的《黄帝岐伯按摩经》十卷[①]。东汉著名医学家张仲景在《金匮要略》中介绍了前胸按压抢救心跳、呼吸骤停的心肺复苏术和膏摩治疗方法。

（二）推拿手法的基本作用

推拿手法的基本作用包括：调整脏腑功能、疏通经络、行气活血、理筋整复。

（三）分类

根据操作者的不同，推拿可分为自我推拿和被动推拿两大类。自我推拿主要用于保健强身，又可分为眼保健按摩、四肢保健、宽胸法、健胃法、安神法、十二段锦、气功、铁档功等。被动推拿主要用于防治疾病，有小儿推拿、正骨推拿、指压推拿、一指禅推拿、宽喉法等分支。

根据研究目的的不同，推拿学可分为推拿学基础理论、推拿手法学、推拿功法学、推拿治疗学、康复推拿学、骨伤推拿学、养生推拿学、小儿推拿学、实验推拿学、推拿文献学等分支。

二、常用的推拿手法

常用的推拿手法包括：推法、摩法、搓法、拿法、按法、揉法、拨法、滚法、击法、动法。

---

① 见《汉书·艺文志》，已佚。

（一）手法的分类

手法主要按其动作形态特点、主要作用机理、用力方向及应用对象等进行分类。

1. 根据手法的动作形态特点分类

（1）摆动类。

摆动类是指主要以前臂的主动运动带动腕关节左右摆动来完成手法操作过程的一类手法，如一指禅推法、滚法、大鱼际揉法等。

（2）摩擦类。

摩擦类是指手法操作过程中，着力部位与被治疗部位皮肤表面之间产生明显摩擦的一类手法，如推法、摩法、擦法、抹法、搓法等。

（3）振颤类。

振颤类是指术者以特定的活动方式使治疗者皮下组织产生明显振动感的一类手法，如振法、颤法、抖法等。

（4）挤压类。

挤压类是指通过单方向垂直向下用力和两个方向相对用力作用于某一部位的一类手法，如拿法、按法、压法、点法、捏法、捻法、拨法、踩跷法等。

（5）叩击类。

叩击类是指有节律地富有弹性地打击机体表面的一类手法，如拍法、击法、叩法、弹法等。

（6）运动关节类。

运动关节类是指运用一定技巧在被治疗者关节生理活动范围内活动其关节的一类手法，如摇法、扳法、拔伸法、背法等。

2. 根据手法的主要作用机理分类

（1）松解类。

松解类是指以一定压力作用于软组织的一类手法。松解不单纯是指对粘连软组织的松解，也包括对紧张痉挛软组织的放松，所以除运动关节类手法以外的绝大多数手法，皆属于松解类手法。

（2）整复类。

整复类是指以一定技巧性力量作用于骨关节，起到矫正关节错缝作用的一类手法，如运动关节类手法和部分按法，皆属于整复类手法。

3. 根据手法作用力的方向分类

（1）垂直用力类。

垂直用力类是指手法作用力方向与治疗部位皮肤表面互为垂直的一类手法，如按法、压法、点法、掐法、一指禅推法、滚法、踩跷法、拍法等。

（2）平面用力类。

平面用力类是指在一定按压力的基础上，手法移动方向与治疗部位皮肤表面互为平行的一类手法，如摩法、擦法、推法等。

（3）对抗合力类。

对抗合力类是指在某一部位两侧呈对称性用力的一类手法，如拿法、捏法、拧法、挤法、搓法、捻法等。

（4）对抗分离类。

对抗分离类是指两个相反方向的作用力同时作用于某一部位的一类手法，如拔伸法、扳法等。

（5）复合用力类。

复合用力类是指两个以上方向的力同时作用于某一部位的一类手法，如摇法、脊柱旋转扳法、背法等。

4. 根据推拿手法的应用对象分类

（1）成人推拿手法。

成人推拿手法是指主要应用于成人的一类手法，如摇法、一指禅推法、踩跷法等。

（2）小儿推拿手法。

小儿推拿手法是指主要应用于小儿的一类手法，如打马过天河、黄蜂入洞、掐揉二扇门、旋推法、分推法等。

（二）基本技术要求

1. 松解类手法的基本技术要求

松解类手法的种类较多，每一种手法都有其特定的技术要求，但一般认为均必须符合持久、有力、均匀、柔和的基本技术要求，从而达到深透的作用效果。

2. 整复类手法的基本技术要求

整复类手法的操作应符合稳、准、巧、快的基本技术要求。

（三）推拿手法禁忌证与慎用证

1. 禁忌证

不宜施术按摩手法的禁忌证包括：骨折固定期、脱位早期局部出血或固定期；局部有明显的红、肿、热、痛炎症反应，有化脓趋势；局部包块性质不明、皮肤病、感染性疾病、恶性肿瘤或易出血性疾病；等等。施术按摩手法后疼痛增剧，有异常反应或出现全身症状者，不宜继续施术手法，需进一步检查，明确诊断。

2. 慎用证

妇女经期、孕期，不能做重手法，必须施行手法治疗者，宜采用轻手法，并分多次进行，但腰骶部和腹部不宜施术按摩手法。体弱、年老病人，禁施强刺激手法，须用既轻又缓的手法施术。X线照片显示骨质疏松者，不能做重手法。严重脊椎滑脱的病例，局部慎用重手法治疗。

第三部分：中药外治技术

一、概论

中药外治指在中医药理论基础上结合现代科学技术，以中药为基本手段，经由体表经络腧穴或特定部位给药以防治疾病的方法。

二、主要外治技术

（一）熏洗法

熏洗法包括熏烟法、熏蒸法、熏吸法、淋洗法、坐浴法、浸渍法、溻渍法、漱口法、洗眼法、药浴法。

（二）敷贴法

敷贴法是指根据不同病情选用不同的药物或组方制成相应剂型，敷贴于特定腧穴或部位，通过药物和经络腧穴的共同作用以治疗疾病的一种外治方法。敷贴法包括敷药法和贴膏法。

（李凌鑫）

第六节　康复工程技术

一、概论

（一）定义

康复工程学（Rehabilitation Engineering，RE）是应用现代工程学的原理和方法，减轻、代偿或适应患者残疾的科学，具体包括：康复评定设备的研制；功能恢复训练器械的研制；功能代偿性用品，如假肢、矫形器、自助具、拐杖、助行器或轮椅等的研制；功能重建新用品，如人工喉、人工耳蜗等的研制；康复工程材料，如人工骨、关节、肌肉、血管等的研制；装饰性器官，如人工眼、耳、乳房等的研制；方便残疾人活动的无障碍建筑和设计；等等。

从事康复工程相关工作的工程师即康复工程师（Rehabilitation Engineer），从事假肢设计和研制的技师即假肢师（Prosthetist），从事矫形器设计和制作的技师即矫形器师（Orthotist），兼从事假肢与矫形器设计和制作的技师即假肢矫形器师（Prosthetist and Orthotist，P&O）。

（二）发展历史

康复工程起源于19世纪末，特别是第一次世界大战后，为了服务战争期间的伤残者，在英国、德国等欧洲国家相继出现了假肢制造厂，但尚未形成规模性生产。第二次世界大战后，康复工程相关学科和产业开始较快发展。美国于1945年制订了以伤残退伍军人为服务对象的假肢研究计划。1969年成立了世界上第一个国立康复工程研究所，由此产生了康复工程学。随后，法国、英国和日本相继成立了各自的康复工程研究中心。

经国务院、国家科学技术委员会批准，我国民政部于1979年成立了假肢科学所。中国康复研究中心所属康复工程研究所于1983年开始筹建。20世纪90年代初，康复工程研究所与清华大学合作研制了我国第一只复合材料下肢运动假肢。与此同时，我国的高等学校和科研机构，如清华大学、四川大学、东南大学、同济大学、中国科学院生物医学工程研究所等纷纷开展康复工程学研究，为提高我国残疾人康复事业做出贡献。

（三）发展意义

康复工程学是采用工程学方法实现人体功能的康复，是医学和工程学密切结合的产物，是康复医学的重要组成部分。没有康复工程的介入，许多功能的恢复、改善、代偿和替代都是无法实现的，如脑血管意外、脊髓损伤，以及意外损伤造成的肢体伤残者，借助康复工程学有时是唯一的方法。

康复工程学涉及面较广，需要多学科交叉，康复工程技术的发展对提高康复医疗水平，加快康复医学现代化步伐具有重要作用，其研究成果具有较大的经济效益和社会效益。

二、康复工程产品分类

凡是为帮助残疾人独立生活、回归社会而开发、设计、制造或改制的产品都是康复工程产品，可分为康复评定产品、康复训练产品和残疾人辅助器具。

（一）康复评定产品

康复评定是康复诊断和治疗的基础。康复评定不仅需要确定疾病的病因，还要准确地评估功能障碍的原因、性质、部位、范围、严重程度、发展趋势、预后和转归，以及影响功能恢复的个人因素与环境因素。常见的康复评定产品包括：量角器、肌力测试器、强度-时间曲线测定仪、肌电图等。

（二）康复训练产品

康复训练产品按其用途可分为上肢训练器、下肢训练器、综合训练器、电动起立床、步行训练器等；按其作用动力来源可分为主动训练器和被动训练器两大类。具有明确治疗作用的产品包括：全身功能训练器，如体操垫、平衡木、平衡杠、拉力器、沙袋、哑铃等；作业治疗训练器，如编织、泥塑、五金、木工等；牵引器具、悬吊装置；等等。

（三）残疾人辅助器具

国际标准化组织（International Organization for stamdardization，ISO）于1992年颁布了国际标准ISO-9999《残疾人辅助器具分类》（Technical Aids for Disabled Persons Classification），将残疾人辅助器具分为十大类，包括：①治疗和训练辅助器具；②矫形器和假肢；③生活自理及防护辅助器具；④个人移动辅助器具；⑤家务管理辅助器具；⑥家庭及其他场所使用的家具及配件；⑦通讯、信息及信号辅助器具；⑧产品及物品管理辅助器具；⑨环境改善辅助器具和设备、工具及机器；⑩休闲娱乐辅助器具。

三、康复工程技术应用

假肢与矫形器技术是一项集医学、工程学、生物力学、高分子化学、电子学、材料学以及计算机科学为一体的学科，具有复合性、多样性、主导性和实用性的特点。

（一）假肢与矫形器技术

1. 机电一体化与人工智能化

人工智能与康复相结合的装置包括智能式活动矫形器、智能式假肢、智能轮椅、智能式康复训练器等。智能式假肢的主要特点在于膝关节的智能化，此类产品一般装有力-位移传感器、微机处理系统和力矩控制装置，可以感知步行速度、路面状况等信息，动态调整关节力矩，改善假肢的运动，以达到保证安全、改善步态的目的。

2. 计算机辅助设计与制造

20世纪80年代以来，计算机辅助设计与制造（Computerized Assisted Design/Computerized Assisted Manufacture，CAD/CAM）开始用于接受腔的制作。首先，使用非接触式三维测量系统测出残端形态，通过计算机技术进行数据处理，生成三维图像；其次，通过人工修型得到待加工的接受腔形状；最后，采用数据加工技术制造阳模。近年来，随着互联网技术的发展，CAM/CAD远程接受腔制作技术已逐渐成熟。

3. 人机一体化与生物新材料

20世纪90年代后期，作为假肢装配技术的重大创新，植入式骨整合假肢技术采用生物相容性材料制成植入体，将其一端植入体内与患者残端骨骼长成一体，另一端在体外与假肢连接。这种方法的优点是通过骨骼传力，避免皮肤及软组织受压，减少残端不适感。由于没有接受腔的限制，假肢活动范围增加。此外，人工骨植入可与截肢手术同时进行，特别适用于残端较短，无法使用接受腔安装假肢的患者。

4. 三维超声成像技术优化脊柱矫形器的制作

三维超声成像技术具有无辐射且操作简单的特点，在脊柱矫形器的制作过程中，辅以三维超声的评估，并根据评估结果调整矫形器的作用方向和力度，达到优化矫形效果，控制、延缓脊柱侧凸进程的目的。

（二）智能康复辅具技术

1. 智能轮椅

智能轮椅式移动机器人涉及机器视觉、机器人导航和定位、模式识别、多传感器融合及用户接口等技术。对于残障程度较高、肢体能动性较低的人群，可开发语音控制、头部控制、手势控制、舌头动作控制，甚至肌电信号控制和大脑意念信号控制等操作轮椅的技术。

2. 智能家居与环境控制辅具

通过由计算机控制的传感器、触摸屏等设备，智能家居与环境控制辅具可监视使用者的心跳和呼吸状况，按时提醒使用者吃药、自动关闭水龙头等，可极大提高使用者的日常生活活动能力。

3. 智能生活辅具

智能生活辅具可辅助使用者洗澡，提供护理、大小便控制等功能。

（三）可穿戴技术

可穿戴技术采用生物传感器，如加速度计、位移传感器、角度传感器及电磁跟踪系统和传感织物等的开发和应用，为异常姿势的评估提供了客观参照数据，可用于老年脑血管疾病、骨关节炎等患者的远程监护和康复指导。

（四）肌电生物反馈产品

生物反馈康复治疗是恢复和改善肌肉自主控制能力，提高运动协调性的主动康复训练方法。通过肌电信号、肌音信号、视觉或听觉等信息反馈，使患者自主控制肌肉收缩，达到对神经－肌肉进行康复训练的目的，适用于脑血管疾病、脑外伤、脊髓损伤、骨折术后等患者。

（五）3D打印技术

3D打印技术借助影像学结果，如计算机断层扫描（CT）、磁共振成像（MRI）、激光扫描等，通过采集完整的骨骼数据构建出骨骼3D图像，打印出一个完整的与患者骨骼相同的模型。根据模型的残缺情况，设计人工假体并将其在模型上修正，模拟安装成功后，再使用钛合金打印出真正的植入假体，与残留骨骼精确连接。3D打印技术推动了康复辅具的精准化发展，为康复辅具适配工作保驾护航。

（六）机器人辅助康复产品

康复机器人技术近年来发展迅速，如自动步态训练系统、脑神经康复辅助机器人、镜像运动上肢康复机器人等。通过机器人技术可辅助脑血管疾病、脑外伤、脊髓损伤、骨折术后等的患者进行康复训练，帮助患者恢复正常行走功能，减轻康复治疗师的劳动强度，保证训练过程的一致性和持续性。同时，康复机器人技术的应用实现了训练方案及康复评估的参数化，使康复治疗变得更加科学和高效。

四、总结

现代科学技术的发展是康复工程技术的基础，包括机器人技术、功能仿生技术、神经工程学、显微外科技术、微型机械技术、微电子技术、新型生物材料和“人－机－环境”一体化技术等，使康复工程产品的技术含量和科技水平不断提高。康复工程技术的内涵已扩展为一个宽广的研究领域，不仅突破了早期简单的假肢、矫形器、轮椅等传统技术和产品，而且更趋于向智能化和具有仿生功能的各种技术和产品发展，产生了智能化仿生假肢、神经系统康复技术、感官康复技术、环境控制系统、康复护理技术、无障碍环境、交互技术、智能化康复训练设备等新技术和新产品。

（王谦）

参考文献

[1] Babinec M, Cole E, Crane B, et al. The Rehabilitation Engineering and Assistive Technology Society of North America (RESNA) Position on the Application of Wheelchairs, Seating Systems, and Secondary Supports for Positioning Versus Restraint [J]. Assistive Technology: the Official Journal of RESNA, 2015, 27: 263－271.

[2] Dicianno B E, Lieberman J M, Schmeler M, et al. Rehabilitation Engineering and Assistive Technology Society of North America's Position on the Application of Tilt, Recline, and Elevating Legrests for Wheelchairs Literature Update [J]. Assistive Technology: the Official Journal of RESNA, 2015, 27: 193－198.

[3] Perruchoud D, Pisotta I, Carda S, et al. Biomimetic Rehabilitation Engineering: the Importance of Somatosensory Feedback for Brain-Machine Interfaces [J]. Journal of Neural Engineering, 2016, 13.
[4] Vidaurre C, Klauer C, Schauer T, et al. EEG-based BCI for the Linear Control of an Upper-Limb Neuroprosthesis [J]. Medical Engineering & Physics, 2016, 38: 1195-1204.
[5] 武继祥. 假肢与矫形器的临床应用 [M]. 北京：人民卫生出版社，2012.
[6] 肖晓鸿. 假肢与矫形器技术 [M]. 上海：复旦大学出版社，2016.
[7] 喻洪流. 假肢矫形器原理与应用 [M]. 南京：东南大学出版社，2011.
[8] 卓大宏. 中国康复医学 [M]. 北京：华夏出版社，2007.

第七节　人工智能与远程康复技术

一、概述

（一）定义

人工智能（Artificial Intelligence，AI），也被称为机器智能，是指由人工制造出来的系统所表现出来的智能。在计算机科学领域，人工智能研究是指对智能主体的研究与设计，即可以根据周遭环境做出行动以达成目标的系统。从人工智能的研究本质来看，人工智能是向计算机传授知识，通过计算机的学习能力，形成语言识别、图像识别、自然语言处理和智能专家系统，从而部分或全部地替代人类的劳动。人工智能的相关技术包括信息识别、数据收集、知识整理、数据挖掘、模糊计算、决策支持系统、自我学习、人工神经网络、专家系统等多个领域。

远程康复（Telerehabilitation，TR）是通过有线或无线信息传输手段进行远距离传送康复服务的一种干预方式。远程康复可以利用电话、电子邮件、在线视频、网络留言、录像传送等方式使康复专业医务人员与非可视区域的患者或专业人员建立联系，并在没有康复专业人员现场直接参与的情况下，实现患者在家中、社区、养老中心、其他医疗点等场所接受康复干预的可能。

（二）发展

1956 年，达特茅斯会议首次提出人工智能的概念。20 世纪 70 年代迎来人工智能研究领域的第一次低谷，直到 1981 年才逐渐回暖，研究团队希望研究出可以和人对话、能像人一样分析和处理图片的机器人。在 1997 年由 IBM 研发的深蓝机器人战胜了国际象棋世界冠军，成为人工智能研究领域的里程碑。2006 年，深度学习理论被提出，并与大数据、GPU 等技术相结合，人工智能开始具备部分人类逻辑思维而实现自主发现规律，并在某一细分领域展现出超越人类的决策能力。人工智能从理论研究阶段逐步进入市场化阶段，开始改变人们的生产生活方式。随着越来越多的科学家投入人工智能方向的研究，人工智能开始迅速发展，其研究方向目前可分为认知计算、机器学习和深度学习，其功能也越来越多，包括语音识别、自然语言理解、数据挖掘、计算机感知等。

人工智能近年来逐渐运用于医学领域，包括医学图像分析、可穿戴设备检测数据、智能手术机器人、智能随动步态机器人等。从全球范围来看，随着人类对自身健康追求的提高，对优质医疗资源的需求会不断增多，人工智能的加入能极大提高医生效率，在缓解资源问题的同时还能节省成本，这为其创造了潜在的巨大市场。同时，人工智能的出现或能降低医务人员的疲劳程度，从而减少医疗失误。长远来看，人工智能将助推个性化精准医疗的发展，这是行业发展的大势所趋。

康复是降低致残率最有效的方法之一，但是由于时间、经济、交通、康复资源等多重原因，患者无法在优质的专科康复医院进行长期康复治疗。随着互联网、计算机及无线通信传输等技术的迅猛发展，远程康复提供了一种新的康复治疗思路，可以满足患者在不同地点也能获取优质的康复服务的需求。远程康复只需一台电脑或手机，利用互联网、摄像头和交互设备（如鼠标、数据手套、感知设备、跟踪设备、3D虚拟设备、传感器或带传感器的康复设备等）就可以为需要长期接受康复治疗、行动不方便及缺少康复医疗资源的患者提供治疗。对偏远地区和经济欠发达地区患者的康复保健水平，远程康复技术的应用具有弥补当前康复资源短缺及分布不均衡的作用。而随着通信及相关技术的快速发展，远程康复会变得更加简、便、廉、效。

根据第六次全国人口普查及第二次全国残疾人抽样调查，2010年我国残疾人人数已达到8502万，其中5000多万人有康复需求，预计至2030年，我国80%的慢性疾病患者需要康复治疗，产生庞大的康复需求，需要相应的康复资源供应。然而以我国目前的康复医疗资源和从业人员数量，上门为每位患者进行一对一康复训练是难以实现的。随着科学技术的飞速发展，互联网及手机等信息技术的普及，远程康复及智慧化康复已经成为研究热点，未来的研究趋势将在远程康复的基础上结合人工智能，使远程评估、数据传入、治疗处方的匹配调整与发送均达到自动化、智能化，大大减少人工使用率，最大程度地满足我国庞大的康复需求。

二、人工智能在远程康复中的应用

（一）信息采集、储存及利用

采用人工智能技术可以实现对多种躯体结构和功能信息的采集、储存以及利用。高精度传感器可以准确捕捉肢体运动变化和人类活动变化，记录肢体的轨迹、速度、角度等，并记录人体血压、呼吸、心率、体温、出汗、睡眠等生命数据，同时可以根据动作整体完成情况对患者的运动功能进行评估，并根据个体生活节律对生命质量进行评估。通过植入系统的各项评估量表，人工智能技术可以对患者的生命体征、认知功能、日常生活活动能力、情绪状况等多方面进行评估。利用评估结果与大数据库中的大数据进行匹配，可生成相应的任务处方。

（二）云平台

远程康复设备在传统康复设备的基础上整合了云计算和大数据技术，提供基于康复云平台的综合康复技术与服务。以创新的云端服务，康复云平台实现康复处方的生成与调整、训练结果的同步分享和医生的随时远程指导。

（三）智能处方及监控

以人工智能为基础的远程康复设备可根据评估结果，利用大数据库自动生成智能处方，对个体治疗方案、强度做出规划，同时依据患者每次训练情况的反馈，循序渐进增加训练强度。根据患者的不同需求，远程康复设备还可推送不同形式的智能个体化处方，如智能推荐、专家优先、患者优先、避免疼痛、不要劳累、真实指导等，真正做到因人制宜，以患者为中心。

远程康复设备还具有智能化的监控功能，当患者在训练过程中出现错误活动时，患者佩戴的传感器的自动感应功能可使设备发出语音提醒和文字警示，引起患者注意并及时纠正动作，以避免形成错误的训练模式，起到代替医务人员在旁监督的作用。

除此之外，远程康复设备可以直接连接手机客户端和移动互联网设备端口，可以保持医师和患者，患者和患者，患者和家属之间的技术指导及情感沟通，是远程康复技术最为人性化的设计。

（三）远程康复技术分类

1. 机器人技术

远程康复训练机器人是康复训练机器人与远程通讯技术的有机结合。康复训练机器人可以提供长期、稳定的定量运动输入，提供实时的信息反馈，保证训练过程中的一致性和持续性，实现训练方案及康复评估参数化。远程通讯技术可以实现医师对患者的远程指导和监督，使患者接受正确和连续的重复训练，提高患者机体的运动功能。

2. 虚拟现实技术

虚拟现实（Virtual Reality，VR）是基于传感器和软件模块系统而模拟现实环境，从听、视、触等多方面对患者进行刺激的技术。基于 VR 的远程设备可以在运动过程中采集关节活动度、运动速度等运动学参数。通过模拟现实环境，虚拟现实技术可增强训练活动的趣味性。

3. 可穿戴技术

可穿戴设备具有体积小、价格低、易于穿戴等特点，可以弥补目前康复设备种类少、体积大、笨重且价格高的缺点。可穿戴设备是由微型传感器、数据传输模块、加速度传感器、陀螺仪和磁传感器等硬件，附以运动捕捉技术组成。目前成熟的基于微型传感器的远程康复设备可实现单关节到多关节运动流畅无延迟的追踪及动作评定的量化考核。同时，可穿戴设备采集到的数据与大数据库数据进行对接，可以直接智能化地推送康复治疗处方，并通过 3D 动画展示。可穿戴设备可促进治疗方案的精准化，有利于加快患者功能恢复进程，具有良好的有效性和便利性，有着广泛的应用前景。

4. 移动通信技术

智能手机是重要的生活工具，利用其便携、使用方便等优势，各种远程康复的手机应用程序也应运而生。应用这些手机应用程序可以实现医患之间的沟通、评估、治疗方案制定、监督等功能。

（四）远程康复技术在运动康复中的应用

远程康复技术在运动康复领域的应用较为广泛。康复机器人、传感器等可以对位置、速度、力等的变化进行远程评估。现有的上肢远程康复系统主要通过主被动运动，模拟上肢关节的粗大和精细运动训练上肢肌肉。下肢远程康复训练系统主要通过模拟正常人的行走姿势及步行规律，并且承担一部分人体的重量，而训练下肢肌肉，达到恢复下肢运动功能的目的，帮助患者重返家庭和社会。具体的治疗系统举例如下：

1. 基于网络的远程康复训练机器人

远程康复训练机器人是康复训练机器人与远程通讯技术的有机结合。基于全球移动通信系统（Global System for Mobile Communication，GSM）的远程外骨骼下肢康复机器人集成了外骨骼下肢康复机器人终端、信息管理系统以及用户定制的短信提醒服务，通过收集并检查来自不同地点的外骨骼机器人在运行与操作过程中的重要信息，实现远程的状态监控与信息管理，通过远程电话、互联网进行远程监督、控制和指导患者的治疗过程。

2. 基于虚拟现实的远程康复机器人系统

基于虚拟现实的远程康复机器人系统包括患者端、医生端和两者之间的网络传输，并在患者进行康复训练的过程中融入虚拟现实技术。家用远程康复机器人系统包括带有图形加速器的电脑、跟踪器和多用途的触觉控制接口，采用相关软件开发出虚拟康复程序库，用于患者手、肘、膝、踝的运动训练。患者可以进行虚拟现实中的练习，专业人员在门诊即可通过计算机远程系统运行远程服务器来维护患者数据库、监视进程，并且改变训练方案。在远程康复训练系统中还可以引入虚拟现实技术使康复训练界面生动活泼，引入遥操作机器人技术使医生可同时远程监控多个患者的康复训练。

3. 基于传感器的远程康复训练设备

基于传感器的远程康复跟踪训练系统，可用于四肢关节的功能训练，其由无线移动端、可穿戴运动传感器及蓝牙传输的远程康复系统组成，具有成本低、穿戴便利、操作简单、情景丰富等优点，而且临床验证其对于脑卒中患者运动功能障碍的恢复有效。该系统还可以帮助病人和治疗师定期进行视频电话会议。

（五）远程康复技术在认知康复中的应用

远程认知康复技术包含了评估、监督、防治、辅导、教育、会诊、指导等多项服务内容，其临床应用主要集中在对患者注意力、记忆力、视空间能力、功能性语言交流能力、执行功能和解决问题能力等方面的改善。患者与康复专业人员之间的交流可以通过多种方式进行，如电话、网络视频会议等，也可通过虚拟现实技术作为治疗的媒介，让患者在计算机生成的虚拟环境中完成治疗任务，其生成的数据被传送给治疗人员。

目前研究中涉及的认知评估方式大多采用传统的认知评估量表，将量表植入电脑、VR 系统或手机系统内，治疗人员通过远程操作来完成评估。首先，远程认知评定的实现多是当反应潜伏时，反应模式的自动分析系统将采集的常模资料转入到数据库中进行分析，并与现存的常模数据库比较；其次，远程系统对出现的测试刺激可以精确控制，增加评估信度；最后，测试软件控制视、听刺激特征，如颜色、画面、声音，包括测试指令都融合在评估过程中的各个方面。

关于远程认知康复技术，目前常见的主要有以下方式：

1. 基于远程康复的互联网辅助认知训练

基于远程康复的互联网辅助认知训练是将互联网远程通讯、多媒体技术与康复医学相结合，建立人机交互，对认知障碍的患者进行远程治疗的方法。通过远程康复治疗的模式，实现治疗人员与患者、基层医院、社区医院之间的信息交流和诊疗服务网络的建立。通过多媒体游戏等方式，给予患者任务性训练，增加患者的兴趣，使患者更加投入。这种远程技术对卒中后认知功能障碍的恢复有较好的疗效。作为最常用的远程康复治疗手段，国内外基于互联网技术的认知康复技术已经较为成熟。

2. 虚拟现实技术

虚拟现实技术具有沉浸性、交互性和构想性三大特点，利用其特点可使患者在虚拟场景中与各种对象相互联系，利用认知功能与想象，提升患者的认知功能。该技术可以利用沉浸式虚拟现实环境配合具有陀螺仪的固定自行车，通过促使患者在不同地形、地域的骑行，对患者记忆力、注意力及学习能力等进行训练。该技术还可采用3D平台设计的游戏引擎，通过头盔式显示器等设备对患者记忆力进行训练。

3. 移动终端

利用移动终端，患者可与治疗人员进行实时通话、信息交流以及网络实时视频，实现远程治疗人员对患者认知的评估及训练。使用手机端的认知训练工具对患者的工作记忆进行密集的、个性化的康复干预，其在实用性及患者依从性方面都有良好表现。在基于网络的治疗日程安排与智能手机联合的研究中，脑损伤后患者的前瞻记忆在治疗介入后明显改善，证明了其可行性和有效性。

三、总结

远程康复设备的成本普遍较高，目前尚未被纳入医保报销范围，在康复领域还未实现普及。值得关注的是，2017年7月国务院颁布的《新一代人工智能发展规划》，将类脑智能、混合智能、协同智能、群体智能列为重点发展方向。随着政府鼓励多层次、多样化的医疗服务，未来远程智能化康复医疗将实现稳步发展。但是随着远程康复医疗的发展，一系列法律法规问题不可避免地出现，涉及工程技术、通讯、计算机、遥感技术、伦理等领域，如何利用法律手段规范远程医疗行为、制定远程医疗的指导原则，以及处理过失行为的方法，从而保障医务工作者的行医安全、保护患者的医疗隐私及就医安全，是立法中亟待解决与完善的问题。

既往的远程医疗只能定时定点地通过桌面会诊系统进行对话和阅读影像文书，效率低且缺乏实时数据的采集和反馈。要提高远程医疗的效率和疗效必须要基于人工智能技术。目前，随着支撑人工智能技术发展的大数据、计算能力和算法等核心技术的不断突破，以及互联网远程通信技术、器械设计的逐步发展，多种技术的交叉融合已经成为趋势。一套安全有效、实时数据采集、用户体验感高、便携方便的个性化远程康复设备将为患者的治疗体验提供翻天覆地的改变。未来，医疗资源和大数据库全面开放，共享似乎势不可挡。人工智能将实现用更低的成本提供更优质的服务。但需注意的是，在模拟人性情感、亲情体验、疑难病诊治等方面，人工智能暂时还无法代替人类劳动。

（屈云）

参考文献

[1] Brennan D M, Mawson S, Brownsell S. Telerehabilitation: Enabling the Remote Delivery of Healthcare, Rehabilitation, and Self Management [J]. Studies in Health Technology

& Informatics, 2009, 145 (145): 231.

[2] Brennan D M, Tindall L, Theodoros D, et al. A Blueprint for Telerehabilitation Guidelines [J]. Telemed J E Health, 2011, 17 (8): 662-665.

[3] Chen J, Jin W, Zhang X X, et al. Telerehabilitation Approaches for Stroke Patients: Systematic Review and Meta-analysis of Randomized Controlled Trials [J]. Journal of Stroke & Cerebrovascular Diseases the Official Journal of National Stroke Association, 2015, 24 (12): 2660-2668.

[4] Durfee W, Carey J, Nuckley D, et al. Design and Implementation of a Home Stroke Telerehabilitation System [J]. Conf Proc IEEE Eng Med Biol Soc, 2009: 2422-2425.

[5] Gamito P, Oliveira J, Pacheco J, et al. Traumatic Brain Injury Memory Training: a Virtual Reality Online Solution [J]. Int J Disabil Hum Dev, 2011, 10 (4): 309-312.

[6] Grealy M A, Johnson D, Rushton S K. Improving Cognitive Function After Brain Injury: The Use of Exercise and Virtual Reality [J]. Arch Phys Med Rehabil, 1999 (80): 661-667.

[7] Langhorne P, Bernhardt J, Kwakkel G. Stroke Rehabilitation [J]. Lancet, 2011, 377 (9778): 1693-1702.

[8] Laver K E, Schoene D, Crotty M, et al. Telerehabilitation Services for Stroke [J]. Cochrane Database of Systematic Reviews, 2013, 12 (12): CD010255.

[9] Lloréns R, NoéE, Colomer C, et al. Effectiveness, Usability, and Cost-benefit of a Virtual Reality-based Telerehabilitation Program for Balance Recovery after Stroke: A Randomized Controlled Trial [J]. Archives of Physical Medicine and Rehabilitation, 2015, 96 (3): 418-425.

[10] Popescu V G, Burdea G C, Bouzit M, et al. A Virtual-Reality-Based Telerehabilitation System With Force Feedback [J]. IEEE Trans Inf Technol Biomed, 2000, 4 (1): 45-51.

[11] Tacchino A, Pedulla L, Bonzano L, et al. A New App for at-Home Cognitive Training: Description and Pilot Testing on Patients with Multiple Sclerosis [J]. JMIR Mhealth Uhealth, 2015, 3 (3): e85.

[12] Winston, Patrick Henry. 人工智能（第3版）[M]. 崔良沂，赵永昌，译. 北京：清华大学出版社，2005.

[13] Yip B C, Man D W. Virtual Reality-based Community Living Skills Training for People with Acquired Brain Injury: A Pilot Study [J]. Brain Inj, 2009, 23 (13-14): 1017-1026.

[14] Yip B C, Man D W. Virtual Reality-based Prospective Memory Training Program for People with Acquired Brain Injury [J]. Neuro Rehabilitation, 2013, 32 (1): 103-115.

[15] 都天慧，袁梦玮，屈云. 基于安全性和用户体验的远程康复系统设计 [J]. 中国医疗器械杂志，2017，41（2）：110-113.

[16] 郭素梅，李建民，吴庆文等. Lokomat 全自动机器人步态训练与评定系统的应用 [J]. 中国医疗设备，2011（3）：94-96.

[17] 孟琳，都天慧，范晶晶，屈云等. 基于微型传感器的可穿戴远程康复设备的设计 [J]. 中国医疗器械杂志，2017，41（3）：189-192.

[18] 卫荣，马锋，侯梦薇等. 人工智能在神经医学中的应用综述 [J]. 计算机科学，2017 (44)：29－32，50.
[19] 吴帆，殷跃红. 基于GSM的远程外骨骼下肢康复机器人系统的设计与实现 [J]. 机械与电子，2014 (7)：78－80.
[20] 杨硕，彭思，宋爱国等. 基于虚拟现实的一对多远程康复训练机器人监控系统 [J]. 高技术通讯，2011，21 (2)：191－195.

第八节　康复病房安全管理技术

一、概述

跌倒指突发的、不自主的、非故意的身体任何部位（不包括双脚）的体位改变，患者常倒在地面或比初始位置更低的平面上。跌倒不包括由于瘫痪、癫痫发作或外界暴力作用引起的摔倒。根据国际疾病分类（ICD-10），跌倒分为以下两类：从一个平面至另一个平面的跌落；同一平面的跌倒。

根据统计数据，欧美等国每年35%以上的老年人有1次或多次跌倒。跌倒是65岁以上老年人意外死亡的主要原因（居死亡原因的第六位）。跌倒是康复科护理管理过程中的隐患之一，它不仅可引起患者的头部损伤、骨折、关节脱臼等并发症，给患者带来身心上的痛苦，还会引起肢体瘫痪、意识障碍，威胁患者的生命。患者安全问题是一个全球性的公共卫生问题。防止与减少患者跌倒是《三级综合医院评审标准实施细则》中住院患者十大安全目标之一。

（一）跌倒的影响因素

1. 年龄因素

跌倒是老年人容易发生的意外事件，其危险性随着年龄增长而增加。有研究表明65～80岁及>80岁老年人跌倒发生率分别为30%和50%。这与随着年龄的增长，老年人机体的各个器官功能逐渐减退，感觉、认知、反应迟钝有关。

2. 运动能力

平衡能力的下降是引起其跌倒的主要原因之一。从生物力学角度分析，步态不稳将导致跌倒。老年人的下肢肌肉收缩能力下降，脚跟着地、踝跖屈和屈膝等动作缓慢，伸髋不充分，摆动腿抬高的程度降低，行走时拖拉，增加了老年人跌倒的风险。

3. 周围环境

医院由于床位紧缺，在走廊加床，夜间陪人床摆放不规范，造成病房和通道拥挤混乱；有的病床过高，床腿刹车无固定；走廊过道地面湿滑，工人拖地后未设安全警示牌；灯光亮度不足或过于刺激；厕所内马桶太低，没有扶手和呼叫装置；楼梯和过道没有扶手，台阶高低不等均容易导致患者跌倒。跌倒最易发生的地方是患者的床旁、厕所，其次是病房过道。

4. 精神因素

谵妄、痴呆、兴奋、行为异常、意识恍惚等精神状态不稳的老年人跌倒的概率高于没有上述病症的老年人。抑郁状态和缺乏自信也可导致跌倒危险性增加。

5. 药物因素

长期服药的老年人比不服药的老年人更容易发生不良反应，如服用降压药后，血管床扩张，回心血量下降，心排出量减少，脑部供血供氧不足，患者易出现头昏而跌倒；使用利尿、解热镇痛药后患者可因机体短时间内丢失大量体液和电解质而出现嗜睡、乏力、头昏、站立行走不稳而跌倒。

6. 疾病因素

老年人急、慢性疾病的病理性改变可能影响感觉输入、中枢神经系统功能和骨骼肌肉力量的协调。老年人患慢性病越多，跌倒的危险越大。其中易导致晕厥的老年性疾病以高血压、脑卒中后遗症为多数。老年病人视力下降、看物模糊；四肢无力，站立不稳，更容易跌倒。体位性低血压、糖尿病患者低血糖均可导致患者头晕、体力不支而跌倒。糖尿病合并周围神经病变，出现糖尿病足，导致患者下肢肌力、肌张力的平衡失调易造成跌倒。

7. 心理因素

心理因素与跌倒有一定的联系，“担心跌倒”的心理可以限制老年人的活动，降低活动能力并导致功能缺陷，跌倒的危险性随之增加。患者对自身能力估计过高或自尊心太强，对危险的认识不足，或由于不愿意麻烦家属、护士或护工，而事事亲力亲为，勉力为之，造成跌倒。

8. 时间因素

有研究报道，跌倒发生在夜班时间的最多，其次是中班，白班最少，提示病人在夜间如厕、清晨洗漱、治疗结束后下床活动、夜间入睡前容易发生跌倒。

（二）高危人群

跌倒的高危人群主要包括：年龄＞65 岁的老人或低于 9 岁的幼童；乏人照顾的患者；曾有跌倒病史的患者；有肢体偏瘫或活动时需辅助工具的患者；步态不稳，缺乏自理能力，尤其是如厕需要协助的患者；有贫血或体位性低血压情况的患者；服用影响意识或活动的药物，如利尿剂、止痛剂、安眠药、心血管用药等的患者；营养不良、虚弱、头晕的患者；有意识障碍，如失去定向感、躁动等情况的患者。

（三）诊断要点

1. 了解跌倒过程

医护人员需详细了解跌倒过程，包括跌倒前环境、老年人跌倒时着地部位、能否独立站起等。

2. 体格检查

体格检查包括观察生命体征、意识状态、面容及姿势等。详细检查外伤、头部伤及骨折的严重程度。

3. 辅助检查

辅助检查包括实验室检查、X线平片或CT检查、诊断性穿刺等。

二、方法及技术

（一）评定方法

1. 平衡功能评定

常用的平衡功能评定方法包括主观评定和客观评定。主观评定临床常采用观察法和量表法，客观评定主要采用平衡测定仪。

（1）观察法。

观察法是通过观察患者的平衡反应对其平衡功能做出判断。检查应在患者不同体位下进行，观察患者重新获得新的平衡反应的能力。

Ⅰ级平衡指在静态下患者可以保持坐位、跪位、站位平衡；Ⅱ级平衡指患者在坐位、跪位、站位下，身体自主向前后左右各方向运动时可以保持平衡；Ⅲ级平衡指患者可以在坐位、跪位、站位时接受外力作用下保持平衡。

（2）量表法。

量表法为半定量评定，主要采用的有Berg平衡量表。Berg平衡量表简单方便，在临床上应用普遍，包括在坐位或站立位时进行各种作业活动、站起和坐下等，共14个项目，每个项目都分为0、1、2、3、4五个功能等级，满分为56分。得分为0～20分，提示平衡功能差，患者需乘坐轮椅；得分为21～40分，提示有一定的平衡能力，患者可在辅助下步行；得分为41～56分，说明平衡功能较好，患者可独立步行；得分<40分，提示有跌倒的危险。

2. 协调功能评定

（1）评估方法。

①指鼻试验：让患者肩外展90°，上肢伸直位，然后用食指指尖指鼻尖。

②指–指试验：患者与检查者面对面，检查者将食指举在患者面前，让患者用自己的食指指尖触检查者的食指指尖。检查者可以变换其食指的位置，以评估距离、方向改变时患者的应变能力。

③拇指对指试验：让患者双肩外展 90°，伸肘，再向中线靠拢，双手拇指相对。

④食指对指试验：让患者双肩外展 90°，伸肘，再向中线靠拢，双手食指相对。

⑤对指试验：让患者将拇指依次与其他各指尖相对，并逐渐加快。

⑥握拳试验：让患者交替地用力握拳和充分伸张各指，并逐渐加快。

⑦旋转试验：让患者上臂紧靠躯干，屈肘 90°，掌心交替向上和向下，并逐渐加快。

⑧拍手试验：让患者屈肘，前臂旋前，在膝上拍手。

⑨柏地试验：让患者保持坐位，足触地，用脚尖拍地。膝不能抬起，足跟不离地。

⑩指－趾试验：让患者仰卧，让其用趾触检查者的手指，检查者可改变方向和距离。

⑪跟－膝－胫试验：让患者仰卧，让其用一侧足跟在另一侧下肢的膝及胫骨前方上下滑动。

⑫画圆试验：让患者用上肢或下肢在空中划出想象中的圆。

⑬轮替试验：让患者屈肘 90°，双手张开，一手向上，一手向下，交替变换，并逐渐加快。

3. 步态评定

（1）目测步态分析法。

目测步态分析法是指不借用任何仪器，分析者通过直接注意患者某一关节或身体的某一节段来达到步态分析目的的方法，多数是通过检查表或简要描述的方式完成，分析者需要记录步态周期中存在的问题及其产生的原因。

（2）运动学定量步态分析法。

①足印分析法。准备所用材料，包括绘画颜料、1100cm×45cm 硬纸或地板胶、秒表、剪刀、直尺、量角器。测量参数有速度、步频、步角、步宽、跨步长和步长。足印分析法如图 3－2 所示。

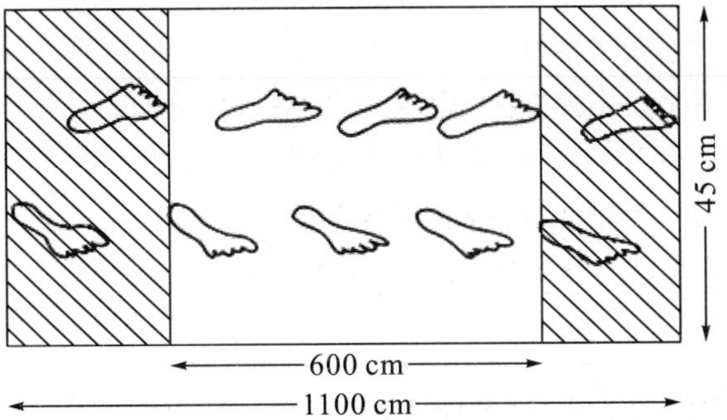

图 3－2　足印分析法

②鞋跟绑缚标记笔法。所用材料包括一只秒表、二只水性记号笔、16m 长的步道。测量参数包括步宽、步长、跨步长、步速、步频。

（二）临床治疗

跌倒的临床治疗主要包括如下方面：①如有外伤、出血，立即止血、包扎。②如有呕吐，将患者头偏向一侧，并清理口、鼻腔呕吐物，保证呼吸道通畅。③如遇呼吸、心跳骤停，立即行心肺复苏。④如有内脏伤、脑出血，行止血处理。⑤针对软组织伤，初期采用局部冷敷，12 小时后改用热敷或红外线照射。⑥针对骨折，按照复位、固定、功能锻炼的原则进行处理，并注意正确搬运患者。⑦及时康复治疗，以预防并发症和继发性残疾。

三、总结重点

预防老年患者跌倒最重要的是保持老年患者良好的身体状态，减少周围环境的危险因素。鼓励并帮助他们多从事有规律的增强肌力及平衡能力的运动，以改善他们的平衡及运动功能而减少跌倒的可能性。

（一）选择促进平衡能力的运动

有些老年人为避免跌倒等危险的发生，多数时间卧床休息或静坐在家中，缺乏功能锻炼，导致运动功能更加衰退。应提倡通过规律的运动增强反应能力、改善平衡功能，预防跌倒的发生。研究发现，太极是最适合老年人的有氧运动之一，特别是对平衡能力的提高最为明显。另外，太极还可增进肌力、骨骼关节活动度和心肺功能，是适合老年人长期开展、预防跌倒、安全而容易的运动。

（二）丰富健康教育形式，普及老年人保健知识

医护人员应重视向危险人群讲授跌倒的不良后果以及预防跌倒的措施。例如，留意病房的环境，注意避开湿滑有障碍物的地面行走，穿防滑鞋；提醒其上、下楼要扶扶手，动作要慢；体位改变时，动作要缓慢，应避免过快地变动体位和长时间站立；起床时要做到“3 个 30s”；如厕最好用坐式马桶，晚间在床旁使用小便器；行动时动作幅度要小，勉强能站立和行走的老年人不可在无人帮助的情况下自己站立和行走，行走不稳时，应使用“三脚手杖”或“前臂支撑型手杖”；如果感到疲劳、睡眠不足时，不应多活动。医护人员应指导老年患者根据自己的情况，适当活动，保持骨关节的灵活性，防止肌肉萎缩和骨质疏松，特别是要加强下肢肌肉、关节的锻炼。

（三）正确使用助行器具

有的老年患者认为拐杖或助行器有损形象或需要花钱而拒用，从而错过了活

动的机会。在康复过程中，若老年人步态不稳，应随时有人陪伴并请教医护人员，应选用适当长度的手杖或助行器，注重加强下肢的运动锻炼。

（刘祚燕）

参考文献

[1] Efraim A，Inna S，Ruben L. Risk Factors and Characteristics of Falls during Inpatient Rehabilitation of Elderly Patients [J]. Archives of Gerontology and Geriatrics，2006，44 (1)：1-12.

[2] Teasell R，McRae M，Foley N，et al. The Incidence and Consequences of Falls in Stroke Patients during Inpatient Rehabilitation：Factors Associated with High Risk [J]. Arch Phys Med Rehabil，2006，83：329-333.

[3] 邓晓清，方芳，蒋红焱等. 脑卒中患者康复期跌倒的危险因素分析 [J]. 右江民族医学院学报，2014，36 (3).

[4] 胡秀英. 老年护理手册（第2版）[M]. 北京：科学技术出版社，2015.

[5] 化前珍. 老年护理学（第3版）[M]. 北京：人民卫生出版社，2015.

[6] 刘青青，钱媛，王芸. 跌倒危险评估表应用于老年患者的信度和效度研究 [J]. 中国护理管理，2011，11 (5)：31-33.

[7] 张景兰，陈宏，王燕. 老年人跌倒危险因素评估及护理干预研究进展 [J]. 中国护理管理，2012，12 (8)：57.

[8] 张丽，瓮长水，王秋华. 老年人跌倒的评估与干预策略研究进展 [J]. 中国康复理论与实践，2010，1 (16)：11-13.

第四章　常见疾病规范化康复

第一节　脑卒中康复

一、概述

脑卒中（Stroke），又被称为脑血管意外、中风，是指各种原因引起急性起病、迅速出现的脑血管循环障碍导致的局限性或弥漫性脑功能缺失征象的脑血管性临床事件。脑卒中一般特指相关临床征象持续 24 小时以上的临床疾病。脑卒中的临床表现以突然昏厥、不省人事、突然发生的口眼歪斜、半身不遂、舌强言蹇、智力障碍等为主要特征。按其病理机制和过程，脑卒中可分为出血性和缺血性两大类。出血性脑血管病包括脑出血和蛛网膜下腔出血，缺血性脑血管病包括短暂性脑缺血性发作（Transient Ischemic Attack，TIA）和脑梗死。

脑卒中常见的相关因素包括高血压、高血糖、高血脂等三高症候群，也包括动脉硬化、血液流变学异常、心脏病、不良饮食习惯和不良行为习惯等。脑卒中是我国的常见病，其发病率、致死率和致残率都非常高。据调查，其发病率为0.1%～0.3%，患病率为0.5%～0.7%，死亡率为0.5%～1%，是人类三大疾病死亡原因之一。存活患者中约50%～70%的患者遗留运动功能障碍、感觉障碍、语言障碍、痴呆等严重后遗症候，给家庭和社会造成了巨大的经济损失和负担。

二、脑卒中发生后引起的功能障碍

脑卒中发生后，会引起各种功能障碍，障碍的表现形式和严重程度主要与脑卒中发生的部位、性质、范围和程度等密切相关。常见的功能障碍如下：

（一）运动功能障碍

脑卒中后引起的运动功能障碍包括病变大脑半球对侧肢体的中枢性偏瘫、交叉性上下肢瘫痪、单侧上肢或下肢瘫痪、四肢运动功能障碍等，最常见的表现为脑损伤对侧上下肢随意运动不全或完全丧失。

（二）感觉障碍

感觉障碍为患者患侧肢体浅、深感觉、复合感觉减弱或消失等异常感觉现象，患者常感觉沉重、麻木、刺痛，以及不知道自己肢体的摆放位置等。

（三）认知障碍

患者的认知障碍表现为记忆力、注意力、理解力、定向力、计算力、空间结构能力等。部分患者有患侧忽略、失认症和失用症等。

（四）知觉障碍

知觉是客观事物的整体在人脑中的综合反映，知觉障碍是由于各种原因引起的知觉异常现象。知觉障碍临床上可见失认症和失用症等。

（五）言语障碍

言语障碍主要表现为失语症和构音障碍。失语症主要表现为语言的表达和/或理解能力的障碍；构音障碍则是由于构音器官的运动麻痹或协调障碍造成发音异常。

（六）吞咽障碍

吞咽障碍主要表现为吞咽困难、咀嚼无力、饮食进水呛咳等。

（七）精神障碍

脑卒中患者的常见精神障碍表现为抑郁症和焦虑症。

（八）日常生活活动能力障碍

日常生活活动（ADL）是指人每日自我照顾所必需的活动。日常生活活动能力障碍主要表现为个人生活不能自理，需要他人照顾和帮助，或者需要辅助设备帮助。

三、康复评定

（一）通用评定

脑卒中的运动、感觉、认知、知觉、言语、吞咽、精神、生活质量、ADL等功能可以按照康复医学常用的评定方式进行。通过治疗后，可以再次评定，比较前后评定结果以便调整治疗方案或结束治疗。

（二）专用评定

针对脑卒中患者的评定方式包括 Brunnstrom 六阶段评估法、Fugl-Meyer

法、上田敏法、NIH 评估方法等，其中 Brunnstrom 六阶段评估法最为常用，见表 4-1。

表 4-1 Brunnstrom 六阶段评估

阶段	上肢	手	下肢
Ⅰ. 迟缓期	无任何运动	无任何运动	无任何运动
Ⅱ. 联合反应期	仅出现协同运动模式	仅有极细微的屈曲	仅有极少的随意运动
Ⅲ. 共同运动期	可随意发起协同运动	可钩状抓握，但不能伸指	在坐和站立位上，有髋、膝、踝的协同性屈曲
Ⅳ. 部分分离运动期	出现脱离协同运动的活动：肩 0°，肘屈 90°的条件下，前臂可旋前、旋后；肘伸直的情况下，肩可前屈 90°；手臂可触及腰骶部	能侧捏及松开拇指，手指有半随意的小范围伸展	在坐位，可屈膝 90°以上，足可向后滑动。 坐位时脚不离地踝关节可背屈
Ⅴ. 分离运动期	出现相对独立于协同运动的活动：肘伸直时肩可外展 90°；肘伸直，肩前屈 30～90°时，前臂可旋前旋后；肘伸直，前臂中立位，上肢可举过头	可作球状和圆柱状抓握，手指同时伸展，但不能单独伸展	健腿站，髋伸展时，患腿可屈膝；站立位，患腿伸膝状态下，踝可背屈
Ⅵ. 正常期	运动协调近于正常，手指指鼻无明显辨距不良，但速度比健侧慢（≤5s）	所有抓握均能完成，但速度和准确性比健侧差	在站立位可使髋外展到抬起该侧骨盆所能达到的范围；坐位下伸直膝可内外旋下肢，合并足内外翻

四、脑卒中康复原则

（一）尽早进行

通常认为脑卒中患者只要生命体征平稳，24 小时后即可进行适当的康复治疗。目前，国内外早期脑卒中康复大都是从接诊的急诊室就开始进行，早期康复是脑卒中治疗重要的组成部分。

（二）循序渐进

康复训练量及强度应由小到大，训练难度逐渐增加，要重视脑卒中患者的主动参与及其家属的配合，并注意将训练与日常生活活动等目的紧密结合。

（三）控制并发症

康复应与临床治疗并发症同时进行，必须控制好高血压、糖尿病、心肺功能障碍等其他疾病。

（四）强调康复流程

康复必须在专业人员指导下进行。由经过专业培训的人员进行指导是保证康复安全和预防医源性损害的基础。康复评定是康复治疗疗效的保证，只有通过康复评定才能对治疗方案进行逐步修正和完善。

（五）强调康复宣教和康复预防

如果脑卒中患者不改变以往的生活习惯和行为习惯，大部分患者可复发脑卒中，故应该强调康复宣教和康复预防，并做好对家属的告知和宣教工作。

（六）注意全面康复

除运动康复外，应注意患者言语、认知、心理、职业与社会等方面的康复，应采用包括物理治疗、作业治疗、言语治疗、心理治疗、传统康复治疗和康复工程等综合康复治疗。

五、康复治疗

目前的循证医学研究发现，正规的脑卒中康复治疗，大部分都可以产生快速疗效。目前脑卒中治疗方法多样多变，发展迅速，不断有新方法被总结出来。研究也发现，目前的脑卒中治疗技术中还没有显示某种技术明显强于其他的治疗技术，最好是根据患者病情选择一种或多种治疗方法同时进行，以保障最佳的临床疗效。常见的治疗技术如下。

（一）物理治疗

物理治疗（PT）包括运动疗法和物理因子疗法。前者包括主、被动训练技术等；后者包括声疗、光疗、电疗、磁疗、水疗、冷热疗等。

典型的运动疗法包括以下内容：

1. 双手上举训练

让患者平卧，双手握在一起，十指交叉并充分向前伸，肘关节伸直，双手叉握上举。

2. 双腿上抬训练

让患者平卧，患侧腿交叉放于健侧腿上方，双腿缓慢抬离床面。

3. 桥式运动训练

让患者保持仰卧位，双下肢屈曲，双膝关节并拢，双足平放在床面，嘱患者将臀部抬起，尽量抬高。

4. 床上翻身训练

让患者双手交叉，双上肢向头的上方上举，双侧肘关节伸展，在头的上方做水平摆动的同时，躯干上部向翻身的一侧旋转、骨盆旋转，完成翻身。

5. 从卧位到坐位的训练

患者翻身于侧卧位，健侧足置于患足下方，将双下肢移至床边。治疗者一手托住患侧肩胛骨，另一手托住骨盆，嘱患者用力，以臀部为轴旋转坐起，即可完成从卧到坐的动作。

6. 坐位平衡能力训练

让患者坐在床边，手放在膝上，足膝分开与肩同宽，足平放于地上。让患者进行头和躯干的旋转及屈伸运动、重心向侧方转移的运动、躯干伸直并叉握双手向前。

7. 从坐到站的训练

让患者双足分开，双手十指交叉紧握，上臂尽量向前伸直，身体慢慢前倾，将重心前移，臀部充分抬离支撑面后，双下肢用力，躯干向上伸直，完成站立动作。

8. 痉挛抑制训练

使患者的患侧躯干伸展可对抗躯干的痉挛。使患者的患侧上肢处于外展、外旋，伸肘，前臂旋后，伸腕、伸指，外展拇指，可对抗上肢的屈曲痉挛模式。使患者轻度屈髋、屈膝、内收内旋下肢、背屈踝、趾，可对抗下肢的伸肌痉挛模式。

9. 站立平衡训练

让患者取站立位，双足分开与肩同宽，嘱患者做抬头、转头，躯干向转移、患手伸向前方、侧方及后方取物等训练。

10. 步态训练

让患者注意整体的姿势，包括步行节律、稳定性、流畅性、对称性、重心偏移、手臂摆动、诸关节姿态与角度、神态与表情、辅助装置（矫形器、助行器）的作用等。

11. 上下楼梯训练

上楼梯时，让患者健手先扶住栏杆并将身体重心移至健手，然后用健足上台阶，最后患肢跟上。下楼梯时，健手先向前扶好栏杆，然后患肢向下迈一个台阶，最后健肢迈下台阶。

（二）作业治疗

对患者日常生活活动能力进行训练，常用的作业治疗（OT）训练包括：进食训练、穿脱衣训练、个人修饰训练、如厕训练、洗澡训练、转移训练、平地行走训练等。

（三）言语治疗

言语治疗（ST）针对构音障碍和失语症的患者，对患者说话、听理解、复述等进行训练，提高患者语言理解和表达能力，恢复其交流功能。

（四）吞咽训练

吞咽训练通过对患者吞咽肌肉进行训练，从而促进口咽部肌肉正常收缩，减少食物误吸或饮水呛咳，改善患者的吞咽功能。

（五）心理治疗

通过言行、音乐或生物反馈的方法，鼓励脑卒中患者建立、巩固与疾病相抗衡的积极心理。

（六）康复工程

康复工程是指暂时或永久性替代或代偿患者脑卒中后的某些功能障碍，如提供假肢、矫形器、助听器、拐杖、助行器、轮椅等辅助工具。

（七）传统疗法

传统疗法指运用传统的中药、针灸、推拿等方法进行脑卒中的康复治疗。

（八）神经促通技术

神经促通技术主要是运用神经发育的原理，采用特殊的促进神经功能、抑制异常反射和运动模式的训练和刺激，来改善患者肌张力、运动模式，最终实现功能改善的运动治疗技术。遵循神经发育的顺序，及按照从近端到远端，从原始运动到高级运动，从粗大运动到精细运动等法则进行训练。神经促通技术是综合了感觉刺激、运动学习、认知训练的多重训练而实现的。常见的神经促进技术包括Bobath技术、Rood技术、PNF技术、Brunnstrom技术、MRP技术等。

随着临床技术的发展和脑卒中早发现、早治疗、早康复的“三早模式”的推进，脑卒中患者的功能预后得到明显改善。正规、及时、系统、规范的康复治疗可减少并发症、保证治疗安全、改善患者功能、促进生活自理能力和社会参与能力的提高，减少社会医疗资源的消耗。

（屈云）

参考文献

[1] 都天慧，屈云. 经皮神经电刺激在脑卒中后患者治疗中的应用［J］. 华西医学，2016，31（6）：1133－1136.

[2] 关敏，刘四维，李宝金，李程，屈云. 运动再学习训练对脑卒中急性期偏瘫患者运动功

能的康复作用 [J]. 中国现代神经疾病杂志，2017，17 (3)：197-201.
[3] 李懿，屈云，苟巍，孟琳，黄丹. 阳极经颅直流电刺激治疗脑卒中后手功能障碍的 meta 分析 [J]. 中国康复医学杂志，2016，31 (9)：1001-1007.
[4] 李懿，屈云. 高压氧治疗缺血性脑卒中的研究进展 [J]. 中国康复，2013，28 (4)：302-305.
[5] 孟琳，黄丹，刘洪红，屈云. 脑卒中康复治疗新技术研究进展 [J]. 中国现代神经疾病杂志，2017，17 (3)：171-175.
[6] 孟琳，魏清川，都天慧，屈云. 卒中患者在日常生活及社会参与能力方面康复需求情况的调查分析 [J]. 贵州医药，2017，41 (5)：549-550.
[7] 屈云，刘鸣. 作业疗法常用临床技术及治疗策略 [J]. 中国临床康复，2005 (33)：148-150.
[8] 屈云，盛敏. 脑卒中的作业治疗：国外临床研究现状、问题与展望 [J]. 中国临床康复，2005 (29)：144-146.
[9] 屈云，蒋毅，杨霖，何成奇，刘沙鑫，熊淑芳，罗祖明. 作业宣教对早期脑卒中患者的心理影响 [J]. 中国临床康复，2003 (13)：1954-1955.
[10] 屈云. 脑卒中生存质量健康因素康复现状问题与展望 [J]. 中国实用内科杂志，2013，33 (8)：591-594.
[11] 陶英霞，屈云. 虚拟现实对脑卒中后上肢功能康复的研究进展 [J]. 中国康复医学杂志，2014，29 (3)：289-291.
[12] 朱守娟，屈云，刘珂. 任务导向结合构音训练治疗痉挛型构音障碍的疗效评估 [J]. 四川大学学报（医学版），2013，44 (5)：779-782.
[13] 朱守娟，屈云，刘珂. 运动性构音障碍的评估进展 [J]. 中国康复医学杂志，2012，27 (1)：92-95.
[14] 乐趣，屈云，朱守娟，陶英霞，李懿. 低频重复经颅磁刺激对脑卒中后手部运动功能康复疗效的荟萃分析 [J]. 生物医学工程学杂志，2013，30 (6)：1229-1234.
[15] 乐趣，屈云. 脑卒中后偏瘫侧手部运动功能康复技术进展 [J]. 中国康复医学杂志，2012，27 (11)：1084-1086.
[16] 乐趣. 卒中后抑郁的康复治疗进展 [C] 中国康复医学会第九届全国康复治疗学术年会论文集，2012.
[17] 乐趣. 脑卒中后偏瘫侧手部运动功能康复技术进展 [C]. 中国康复医学会第九届全国康复治疗学术年会论文集，2012.
[18] 张一茹，屈云. 脑卒中后感觉障碍的研究进展 [J]. 华西医学，2012，27 (3)：157-158.

第二节 帕金森病康复

一、概论

帕金森病（Parkinson Disease，PD），又被称为震颤麻痹，是一种进行性神经变性疾病，主要病变部位在黑质和纹状体。震颤、肌强直及运动减少是帕金森病的主要临床特征。帕金森病最早由 James Parkinson 于 1817 年提出。我国 65 岁以上的老年人群患病率约为 1%，预计中国在 2050 年帕金森病患者人数将超过 800 万。帕金森病患病率随患者年龄增加而升高，诊断时的平均年龄为 70.5 岁，男性稍高于女性。帕金森病的致残率较高，发病 1～5 年后致残率为 25%、5～9 年时致残率达 66%，10～14 年时致残率超过 80%。

帕金森病的确切病因目前尚不明确，可能与以下机制相关：随年龄增长，黑质多巴胺能（DA）神经元、酪氨酸羟化酶（TH）、多巴脱羧酶（DDC）活力、纹状体 DA 递质，逐年衰退或减少；环境因素；遗传因素，约 10%的帕金森病患者有家族史。目前认为帕金森病并非单一因素所致，而是多因素交互的综合作用下的结果。

帕金森病起病隐袭，进展缓慢。首发症状通常是一侧肢体的震颤或活动笨拙，进而累及对侧肢体。临床上主要表现为静止性震颤、运动迟缓、肌强直、姿势步态障碍。运动症状的严重程度可作为帕金森病患者死亡的独立预测因子。除了运动症状外，其临床特征还包括神经精神性及其他非运动表现，它们对患者生活质量的影响甚至超过运动症状。帕金森病的主要临床特征如下：

第一，静止性震颤（Static Tremor）。约 70%的帕金森病患者以震颤为首发症状，多始于一侧上肢远端，静止时出现或明显，随意运动时减轻或停止，精神紧张时加剧，入睡后消失。手部静止性震颤在行走时加重。典型的表现是频率为 4～6Hz 的“搓丸样”震颤。

第二，肌强直（Rigidity）。肌强直是指被动运动关节时阻力增高，见于 75%～90%的帕金森病患者。与震颤和运动迟缓一样，肌强直也通常起于单侧。如果有震颤的话，经常与震颤在同侧。肌强直最终可进展至对侧，在整个病程中一直不对称。检查者活动患者的肢体、颈部或躯干时可觉察到有明显的阻力，这种阻力的增加呈现各方向均匀一致的特点，类似弯曲软铅管的感觉，故被称为铅管样强直。患者合并有肢体震颤时，可在均匀阻力中出现断续停顿，如转动齿轮，故被称齿轮样强直。

第三，运动迟缓（Bradykinesia）。运动迟缓是全身性的动作缓慢，约 80%的患者在帕金森病发病时存在运动迟缓。这是帕金森病患者失能的主要原因，几乎所有患者最终都会出现该症状。虽然这是帕金森病中最常见的特征，但也是患者最难以描述的症状。患者经常用“无力”“动作失调”“疲劳”来描述启动随意运动的能力下降。

第四，姿势步态障碍、姿势不稳。姿势步态障碍、姿势不稳是由中枢介导的姿势反射受损导致的一种不平衡感和跌倒倾向，带来显著的损伤风险。姿势不稳，往往是到帕金森病病程较晚期才出现。姿势反射可通过后拉试验来检测。检查者站在患者的背后，嘱患者做好准备后牵拉其双肩。正常人能在后退一步之内恢复正常直立。而姿势反射消失的患者往往要后退三步以上或是需人搀扶才能直立。帕金森病患者行走时常常会越走越快，不易止步，被称为慌张步态。在帕金森病的主要运动特征中，姿势不稳对多巴胺能治疗的反应最差。此外，姿势不稳和步态困难是导致帕金森病患者失能的主要促成因素。

第五，非运动症状。传统上帕金森病被认为是一种运动系统疾病，但现在被公认为一种具有多种临床特征的复杂疾病。除了运动症状外，其临床特征还包括神经精神表现及非运动表现。这些临床特征可表现为：认知功能障碍和痴呆、精神病和幻觉、心境障碍（包括抑郁、焦虑、情感淡漠、意志缺乏）、睡眠障碍、乏力、自主神经功能障碍、嗅觉障碍、胃肠道功能障碍、疼痛和感觉障碍、皮肤表现（皮脂溢）、鼻溢等。

帕金森病的诊断主要依靠病史、临床症状及体征。依据发病年龄、缓慢进展性病程、必备运动迟缓，及至少具备静止性震颤、肌强直或姿势步态异常中的一项，结合对左旋多巴治疗敏感，即可做出临床诊断。帕金森病患者常规血、脑脊液检查多无异常，头 CT、MRI 也无特征性改变。嗅觉检查中多可发现帕金森病患者存在嗅觉减退。

帕金森病需与其他原因引起的帕金森综合征、伴发帕金森病表现的其他神经变性疾病，及特发性震颤、抑郁症、脑血管病相鉴别。

二、方法及技术

（一）帕金森病引起的主要功能障碍

帕金森病的康复主要是通过治疗各种损伤将患者的功能受限降到最低程度，以提高患者的生活质量。帕金森病引起的常见功能障碍如表 4−2 所示。

表 4−2　帕金森病引起的功能障碍

1	运动功能障碍，如步态异常、运动的启动及执行动作迟缓、震颤、强直
2	感觉障碍，如疼痛
3	认知障碍
4	胃肠功能障碍，如吞咽障碍、便秘
5	自主神经功能紊乱，如体位性低血压、便秘
6	情感障碍，如焦虑、抑郁
7	精神症状
8	膀胱功能障碍
9	性功能障碍

（二）康复评定

1. 目的

帕金森病康复评定的目的包括：确定患者现有的各种功能障碍；阐明功能障碍的原因；制定客观的康复治疗目标和措施。

2. 内容及方法

（1）运动功能评定的内容及方法包括：关节活动范围测量；肌力评定；肌张力（Ashworth 痉挛量表或改良 Ashworth 痉挛量表）评定；平衡能力评定（主观评定一观察法；量表评定法：Berg 平衡量表、Tinnetti 量表、“站起走”计时测试、功能性前伸及跌倒危险指数；客观评定：平衡仪）；步行能力评定（观察法；测量法：步速和步长的测量、10m 步行速度评测、足印法；量表评定法：Hoffer 步行能力分级、Holden 步行功能分类）。

（2）吞咽功能评定的内容及方法包括：反复唾液吞咽测试、饮水试验、吞咽障碍的辅助检查（电视荧光放射吞咽功能检查、电视内窥镜吞咽功能检查）等。

（3）构音障碍的功能评定的内容及方法包括：Frenchay 构音障碍评定法、中国康复研究中心评定法。

（4）日常生活活动能力评定的内容及方法包括：Barthel 指数（BI）测量、功能独立性评定（FIM）。

（5）认知功能评定的内容及方法包括：简明精神状态检查法（MMSE）、韦氏成人智力量表评定法等。

（6）心理功能评定的内容及方法包括：汉密尔顿抑郁量表（HAMD）评定法、抑郁自评量表（SDS）评定法、汉密尔顿焦虑量表（HAMA）评定法、焦虑自评量表（SAS）评定法、匹兹堡睡眠量表评定法等。

（7）临床分级的方法包括：统一帕金森病评分量表（Unified Parkinson's Disease Rating Scale，UPDRS）评定法、修订 Hoehn-Yahr 分级法、韦氏帕金森病评定法（Webster's Parkinson's Disease Evaluation Form）。

（三）治疗

帕金森病的治疗原则包括：全面治疗；药物治疗为主要治疗手段；手术治疗为有效补充手段；康复治疗应贯穿始终；重视改善生活质量；重视心理疏导、治疗及护理。

1. 药物治疗

目前针对帕金森病运动症状的药物分为六大类：第一类是复方左旋多巴制剂，其控制症状最有效，是帕金森病治疗的金标准；第二类是多巴受体激动剂；第三类是单胺氧化酶 B 抑制剂；第四类是儿茶酚胺氧位甲基转移酶抑制剂；第五类为安坦；第六类为金刚烷胺。

2. 手术治疗

帕金森病的手术治疗包括：深部脑刺激术、神经核团毁损术、干细胞治疗。

3. 康复治疗

（1）康复目标。

①短期目标：合理选择疗法，减轻和控制患者的症状，推迟左旋多巴类药的应用，延缓病情发展；改善患者关节活动度，特别是伸展方面，预防挛缩和纠正不正常姿势；通过功能锻炼，进行松弛训练，预防或减轻患者废用性肌萎缩及无力，维持或改善耐久力，提高患者肢体运动以及平衡、协调功能，改善步态；指导患者掌握独立安全的生活技巧，防止继发性损伤；帮助患者维持或增加肺活量及言语、吞咽能力，通过作业疗法，尽量保持或提高患者日常生活活动能力。

②长期目标：预防和减少患者继发性损伤的发生；维持患者躯体允许范围内的功能；帮助患者和家属调整心理状态；教会患者代偿策略；帮助患者回归家庭和社会。

（2）物理治疗。

①运动治疗。运动治疗的目的是抑制异常运动模式、缓解疾病症状、提升生活质量。运动治疗的原则包括：充分利用视、听反馈，让患者主动积极地参与治疗；避免疲劳、避免抗阻。运动治疗的内容及方法有：松弛训练、维持和改善关节活动度训练、姿势训练、平衡训练、协调训练、步态训练、面肌训练、呼吸功能训练、维持治疗等。

②物理因子治疗。物理因子治疗包括：水疗、热疗、离子导入治疗、神经肌肉电刺激治疗、肌电生物反馈等。

（3）作业治疗。

作业治疗的内容及方法包括：牵张上肢进行 ROM 训练；精细动作协调与训练，如应用彩色的小球或木栓进行手精细动作训练；转移训练。应用的辅助用具包括尼龙搭带、升高的便桶、抓杆、有扶手的餐具与钥匙把手等。

（4）言语治疗。

言语治疗的内容及方法包括：呼吸训练，如深呼吸、腹式呼吸、胸式呼吸；音量的训练；音词的训练；清晰发音训练。

（5）吞咽治疗。

吞咽治疗的内容及方法包括：基础训练、摄食训练、吞咽障碍治疗仪等。

（6）认知训练。

认知训练的内容及方法包括：视觉记忆训练、地图作业疗法、彩色积木训练法等。

（7）心理治疗。

大约有 40%～50%的帕金森病患者会产生抑郁情绪和依赖倾向。医护人员应采取认知疗法，向患者讲解疾病的相关知识，让患者了解自己病情，正确对待疾病，促进患者对现实情况的适应，可采取团体治疗方法，定期举行病友交流会，并帮助患者获取家庭和社会的支持。

（8）传统康复治疗。

传统康复治疗的内容及方法包括：中药治疗、针灸、按摩、气功、太极拳等。

（9）其他治疗。

①Lokomat 机器人步态训练。该系统由瑞士研究人员率先研发，其步态训练的目的是通过调节和控制患者下肢关节运动使其重新获得生理步行模式。Lokomat 步态训练可作为一个外部刺激，起到对内部损害，功能丧失的一个补偿作用。这种训练方式可改善帕金森病患者的步态协调性，提高步速和步长。

②TMS 技术。TMS 技术是一种利用脉冲磁场作用于中枢神经系统，改变皮层神经细胞的膜电位，使之产生感应电流，影响脑内代谢和神经电活动，从而引起一系列生理生化反应的磁刺激技术。重复性经颅磁刺激（rMTS）作为一种无创性治疗方法，对帕金森病有一定的临床治疗效果，但缺少随访时间较长的大样本临床试验加以验证，尚待更大规模，更严格、合理、科学的临床研究予以评价。

③经颅直流电刺激（tDCS）。经颅直流电刺激是一种无创性脑刺激技术，tDCS 能够改变视觉、躯体感觉、前额叶皮质神经元的兴奋性和功能特性，改善帕金森病患者运动功能。

三、结语

中国逐渐进入老年化社会，帕金森病发病明显增多。据统计，目前帕金森病已位居影响中国老年人生活质量的第三大神经系统慢性疾病。全球 400 万帕金森病患者中，中国患者约占其中 1/2。帕金森病的治疗已经越来越倾向于综合关注模式，即综合医学手段和物理康复方法，引进个体化长期关注的理念，重点关注患者个体化的感知需要和功能，开展患者生存质量的健康管理。帕金森病的康复治疗在临床上已获肯定，主要体现在其可改善症状，一定程度上延缓病情，减少用药剂量及无明显不良反应。不过现阶段中国对帕金森病的治疗，由于多方面的原因，仍处于较单一的医学模式。尽管临床上已经取得了诸多成果，但帕金森病物理康复治疗的评定和治疗方法仍然需要进一步探索和发展。

（李利娟）

参考文献

［1］倪朝民．神经康复学［M］．北京：人民卫生出版社，2008.

［2］Darcy A U，Umphred S．Neurological Rehabilitation［M］．St．Louis：Mosby，2013.

第三节 脑外伤康复

一、概论

（一）脑外伤康复的发展历史

脑外伤康复的发展中不可忽视的两个重要标志就是 Graham Teasdale 与 Bryan Jennett 共同首创的格拉斯哥昏迷量表与格拉斯哥预后量表在临床上的推广和应用。从此，对脑外伤严重程度的评估以及长期转归的预测有了标准化的评估措施，标准化评估措施的应用使得脑外伤患者的急性期治疗也得到较大改善，从而使康复医疗进入脑外伤治疗的最前线。Sheldon Berrol、Leonard Diller，以及 Yehuda Ben Yishay 等人是开创脑外伤康复、治疗以及系列研究项目的先驱，他们开展的卓越工作和研究也标志着脑外伤患者的康复治疗场所开始从护理院逐渐转向专门的脑外伤康复中心。同时，脑外伤治疗方式、项目与范围也有了显著变化，如日间治疗、家庭治疗、过渡式居住治疗、住院治疗、行为管理、终身护理规划、职业康复、独立居住、昏迷促醒刺激治疗，以及支持小组等治疗方法先后出现并得到了发展。神经心理学评估、认知康复、计算机以及其他提升记忆力、注意力与组织力的电刺激设备也开始用于脑外伤后遗症的治疗。

（二）概念

脑外伤是指由于外物钝击、穿透或者突然的加减速力造成的脑组织损伤，从而引起一系列不同程度的功能障碍。不同区域的局灶性脑损害可引起不同的症状。局灶性症状包括运动、感觉、言语、视觉、听觉异常等。而弥散性脑损害常影响认知或导致意识模糊、昏迷。局灶性和弥散性脑损害往往混杂存在。严重的或者处理不及时、不恰当的脑外伤可导致死亡。

（三）流行病学

我国脑外伤发病率已超过人口的0.24%，重型脑外伤的病死率和致残率高，总病死率高达30%～50%。发病率男女比例约为2：1，老年人死亡率大于青壮年。脑外伤是可以预防的，如避免酗酒、骑摩托车使用头盔、驾车和乘车使用安全带、减少犯罪和战争、进行环境改造等均可以预防脑外伤的发生。

（四）脑外伤的分类

根据暴力作用于头部的方式，脑外伤可以分为直接暴力脑外伤和间接暴力脑外伤。按脑组织是否与外界相通，脑外伤可以分为闭合性和开放性脑外伤。另外，暴力作用于头部时直接造成的脑损害被称为原发性脑损伤，而在受伤一定时间后在原发性损伤基础上出现的脑损伤被称为继发性脑损伤。

（五）脑外伤主要类型

1. 脑震荡

脑震荡的主要特征包括：①伤后立即发生短暂的意识障碍；②一般不超过半小时；③近事性遗忘；④神经系统检查无阳性特征；⑤CT 检查颅内无异常发现；⑥脑震荡一般被认为是最轻微的一种脑外伤。

2. 脑挫裂伤

脑挫裂伤的主要特征包括：①不同程度的意识障碍；②局灶症状和体征，如偏瘫与失语；③有颅内压增高的症状与体征；④CT 检查如图 4-1。

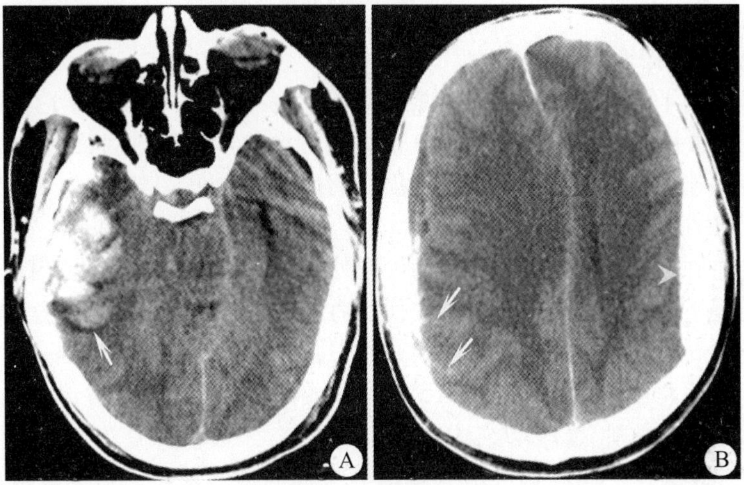

图 4-1 CT **检查影像图**

3. 弥漫性轴索损伤

弥漫性轴索损伤的主要特征包括：①脑实质的弥漫性损伤；②广泛的脑挫裂伤，伴以点、片状出血灶；③伤后通常立即昏迷，而且昏迷程度深、持续时间长，一般无中间意识清醒（或好转）期；④CT 或 MRI 检查显示弥漫性脑肿胀，灰质和白质界限不清，脑室脑池受压，但占位效应常轻微，中线移位不明显，见图 4-2；⑤所引起的病理改变常难以恢复，死亡率高，常导致脑外伤患者伤后植物生存状态和严重神经功能障碍。

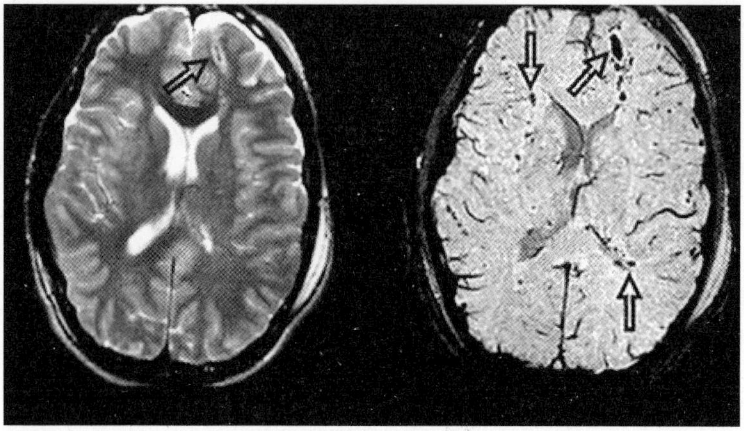

图 4－2　CT 检查显示弥漫性脑肿胀

4. 原发性脑干损伤

原发性脑干损伤的主要特征包括：①脑干表面挫裂伤和脑干内点、片状出血；②伤后立即出现意识障碍，特点是昏迷程度深，持续时间长和恢复过程慢，甚至终生昏迷不醒；③早期出现脑干损伤的症状与体征。

5. 颅内血肿

颅内血肿按血肿来源和部位分为硬膜外血肿、硬膜下血肿和脑内血肿，以硬膜外和硬膜下者为常见。颅内血肿按伤后血肿症状出现的时间分为急性、亚急性和慢性三种，以急性者为常见。颅内血肿引起意识障碍的演变过程一般分为三个阶段：外伤后原发性昏迷、中间意识清醒（或好转）和继发性昏迷。

（1）硬膜外血肿。

颅骨－硬脑膜之间的血肿由脑膜动脉或静脉破裂所致。血肿以颞部最为常见，大多为单发，亦有与硬膜下或脑内血肿合并存在的情况。急性硬膜外血肿多见于成人，典型表现为伤后即有短暂昏迷，继而意识转清，以后又再次昏迷。急性硬膜外血肿患者如果及时接受手术，预后多数良好，除非合并其他严重颅脑损伤，可留严重后遗症，甚至死亡。

硬膜外血肿图像如图 4－3 所示。

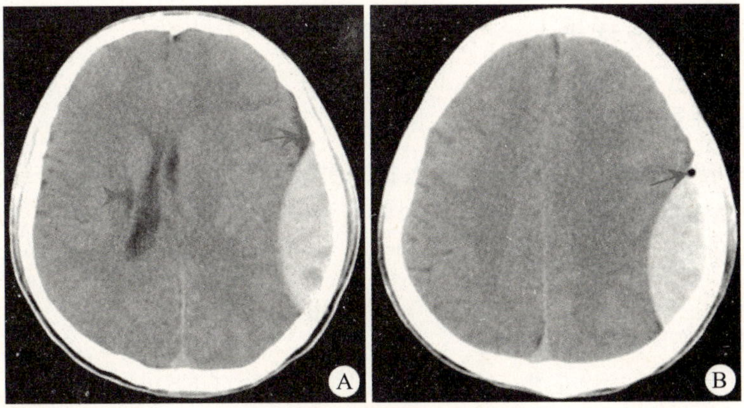

图 4-3　硬膜外血肿图像

（2）硬膜下血肿。

硬膜下血肿分急性和亚急性硬膜下血肿，多在伤后数小时或数日后出现临床症状。慢性硬膜下血肿常在伤后两周以上出现症状。部分病人无明显外伤史，部分病例可因剧烈咳嗽、血管本身缺陷、凝血过程障碍引起。硬膜下血肿的治疗主要是消除血肿，摘除囊壁，以利于受压脑组织复位。手术愈早脑组织受压愈轻，脑功能恢复则愈快，因此，硬膜下血肿的早期诊断至关重要。

硬膜下血肿图像如图 4-4。

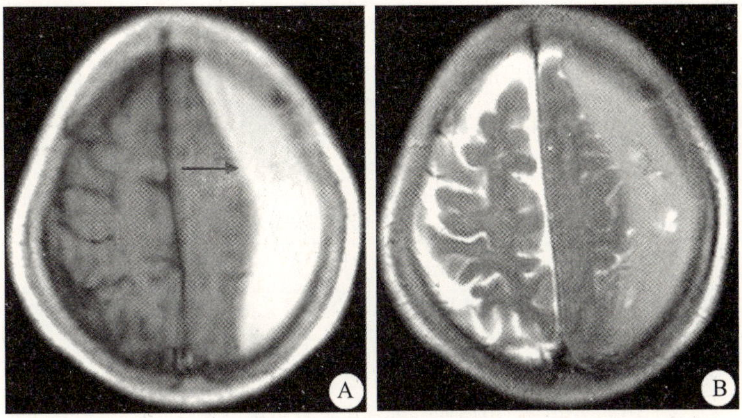

图 4-4　硬膜下血肿图像

（3）脑内血肿。

脑内血肿为脑实质内出血形成的血肿，具有进行性意识障碍加重的特征，其意识障碍过程受原发性脑损伤程度和血肿形成的速度影响。浅部血肿的出血均来自脑挫裂伤灶；深部血肿多见于老年人。

二、方法及技术

（一）评定方法

脑外伤患者在转入康复科后，医护人员应密切观察：辅助检查结果，如X线、CT、MRI等；并发症、合并症；呼吸状况；吞咽和进食情况（营养状况）；膀胱、直肠功能；皮肤情况；用药情况。除此之外，要特别关注以下的康复评定。

1. 脑外伤严重程度的评定

脑外伤的严重程度主要依据格拉斯哥昏迷量表（GCS）与持续时间、创伤后遗忘（Post Traumatic Amnesia，PTA）持续时间来确定。以下主要介绍格拉斯哥昏迷量表，见表4－3。

表4－3　格拉斯哥昏迷量表（GCS）

内容	标准	评分
睁眼反应	自动睁眼	4
	听到言语、命令时睁眼	3
	刺痛时睁眼	2
	对任何刺激无睁眼	1
运动反应	能执行简单命令	6
	刺痛时能指出部位	5
	刺痛时肢体能正常回缩	4
	刺痛时躯体出现异常屈曲（去皮层状态）	3
	刺痛时躯体出现异常伸展（去大脑强直）	2
	对刺痛无任何运动反应	1
言语反应	回答正确	4
	回答错误	3
	用词不适当，但尚能理解含义，言语难以理解	2
	无任何言语反应	1

根据GCS计分及昏迷时间长短，脑外伤分为以下四型.

（1）轻型：GCS13～15分，伤后昏迷时间为30分钟之内。

（2）中型：GCS9～12分，伤后昏迷时间为30分钟～6小时。

（3）重型：GCS3～8分，伤后昏迷或再次昏迷持续6小时以上。

（4）特重型：GCS3～5分。

2. 认知功能障碍的评定

认知功能主要包括记忆、注意、思维等，影响到患者的日常生活活动与社会交往活动。脑外伤后严重认知障碍即外伤性痴呆。

常用的评估量表有以下几种：

（1）简易精神状态检查（Mini Mental Status Examination，MMSE）。

（2）长谷川痴呆量表（Hasegawa Dementia Scale，HDS）。

（3）蒙特利尔认知评估（Moca）。

（4）洛文斯顿作业治疗用认知评定（LOTCA）。

（5）神经行为认知状况测试（NCSE）。

认知功能的评定内容主要包括定向力、知觉、视运动组织及思维运作检查，反映定向、视失认、命名、空间失认、失用、单侧忽略、视空间组织推理能力、颜色失认、失写、思维运作、注意力等功能。其中，MMSE基本涵盖了认知功能的各个方面，操作简单，实用性强，是临床康复中评定认知功能的常用初筛量表。

3. 感知障碍的评定

感知障碍的评定除了评估听力、视力等功能外，还要对失认症和失用证进行评定。失认症主要有疾病失认、视觉失认、Gerstmann综合征。失用症主要包括结构性失用、运动性失用、穿衣失用、意念性失用、意念运动性失用等。

4. 行为障碍的评定

脑外伤导致的常见的行为障碍有发作性失控、额叶攻击行为和负性行为障碍。

5. 语言障碍的评定

脑外伤导致的主要的语言障碍包括：构音障碍；失语；听理解困难，口语表达困难，阅读困难，书写困难；口失用，不可模仿口型；言语失用，可模仿口型，不可模仿发音。

6. 运动障碍的评定

脑外伤导致的运动功能障碍主要表现为肌力和/或肌张力异常、偏瘫、平衡障碍、共济失调等。

7. 情绪障碍的评定

脑外伤导致的情绪障碍通常表现为淡漠无情感、情绪不稳、易冲动、神经过敏、抑郁、攻击性、焦虑、呆傻等，常用的评估量表是汉密尔顿焦虑量表（Hamilton Anxiety Scale，HAMA）和汉密尔顿抑郁量表（Hamilton Depression Scale，HAMD）。

8. ADL能力障碍的评定

改良Barthel指数（MBI）、功能独立性评定（FIM）、工具性ADL（Instrumental ADL，IADL）、社会功能活动问卷（Functional Activities Questionnaire，FAQ）是常用的脑外伤ADL能力评定量表。

（二）康复治疗

脑外伤总的康复目标是使患者感觉运动功能、生活自理功能、认知功能、语言交流功能和社会生活功能恢复到最大限度；促进患者回归家庭，回归社会；提高患者的生活质量。脑外伤康复原则包括：早期介入、全面康复、循序渐进、个体化治疗、持之以恒。

脑外伤康复的三阶段包括：急性期康复、恢复期康复、后遗症期康复。

1. 急性期康复要点

（1）目标：关注患者生命体征是否稳定；颅内压持续24小时稳定在2.7kPa（20mmHg）以内；防治各种并发症，如深静脉血栓、继发性癫痫、异位骨化神经内分泌功能障碍，提高觉醒能力，促进创伤后的行为障碍改善，促进功能康复。

（2）方法：床上良肢位摆放；定时翻身与拍背；指导体位排痰引流；各关节被动活动；牵拉易于缩短的肌群与软组织，必要时应用矫形器固定关节于功能位；尽早开始床上活动和坐位、站位的练习；理疗、按摩、针灸、高压氧治疗等。综合促醒治疗方法主要包括：听觉刺激、视觉刺激、穴位刺激、高压氧治疗等。

2. 恢复期康复要点

（1）目标：最大限度地恢复患者的运动、感觉、认知、语言等功能；提高生活自理能力；提高生存质量。

（2）方法：①物理治疗，如关节活动度训练、关节松动术、牵伸技术（持续性被动牵引、CPM）、呼吸训练、有氧训练、平衡训练、协调训练、肌力训练、步行训练、促通技术、医疗体操等；②作业治疗，如功能性作业活动训练、手功能训练、日常生活活动训练、娱乐与休闲活动训练、职业康复训练等，某些作业治疗项目也包括认知功能训练、环境改造与辅助技术、手支具制作与使用技术、压力衣制作与使用技术；③语言治疗，如声音察觉训练、声音辨别训练、声音识别训练、听理解治疗技术、阅读理解治疗技术、言语表达治疗技术、书写表达治疗技术、辅助交流技术、声带运动训练、呼吸训练、发音训练、吞咽反射促通技术、发声矫治训练等；④药物治疗，如使用改善睡眠觉醒障碍、改善情绪障碍、抗精神障碍等药物；⑤其他治疗，如康复心理疏导、传统康复、康复工程等。

3. 后遗症期康复要点

（1）目标：使患者学会应付功能不全状况；学会用新的方法来代偿功能不全；增强患者在各种环境中的独立能力和适应能力；帮助患者回归社会。

（2）方法：继续加强 ADL 的训练，提高生活质量；矫形器与轮椅的训练；继续维持或强化认知、言语等训练；物理治疗与传统康复疗法；复职前训练。

4. 康复结果

康复结果和脑外伤预后与伤情严重程度、脑损伤的性质与部位、受伤至接受治疗的时间、临床与康复治疗方法、患者的年龄、患者的身体状况等因素有关。

脑外伤康复需要多学科协作，目前比较流行的模式是组工作制，即康复医生作为组长，与康复治疗师（如 PT、CPT、OT、ST、P & O 等）、康复专科护士密切配合，联合社会工作者、神经心理学家、患者及其家庭成员共同努力，共同帮助患者改善功能，提高生活质量。

三、展望

脑外伤康复的机制是基于大脑的可塑性、神经再生和代偿技术的，以下是比较前沿的治疗技术。

第一，神经营养因子体外研究作用明确，但临床疗效缺乏多中心对照研究，且血脑屏障如何突破，尚未定论。

第二，神经干细胞可以通过调节组织内神经营养因子的表达发挥神经保护作用，但神经干细胞的定向诱导分化技术、干细胞增殖和抑制的调控技术尚未完全突破，临床应用的安全性和有效性尚存在争议。

第三，针灸、中药治疗在脑外伤康复中的价值和作用机制也需要进一步研究。

第四，虚拟现实技术、智能机器人在康复训练中的应用具有良好前景。

（何竞）

参考文献

[1] Nathan D Z. 脑外伤医学：原理与实践［M］. 励建安，译. 北京：人民军医出版社，2013.

第四节　运动损伤康复

一、概论

（一）定义

运动损伤通常是指在体育运动中发生的骨骼、关节、韧带、肌肉、肌腱、关节囊及关节软骨的损伤，及其他慢性软组织的微小创伤。运动创伤中骨折、关节脱位等急性严重创伤较少，两者合计约占运动损伤的 3%。运动损伤中肩部、膝部和髋部为最容易受伤的部位，如肩袖损伤、肩关节盂唇撕裂、前交叉韧带撕裂、半月板撕裂和髋关节盂唇撕裂。

（二）病理分期

运动损伤的基本病理过程：首先，组织损伤后断裂处出血，在创伤局部形成大小不等的血肿。其次，随后损伤处出现炎症反应，毛细血管扩张通透性增加，渗出液增加，出现组织水肿。最后，损伤部位成纤维细胞增生形成肉芽组织，肉芽机化最后形成瘢痕。上述病理过程可分为四个阶段：①组织损伤及出血；②炎症反应及肿胀；③肉芽组织机化；④瘢痕形成。

（三）康复原则

根据运动损伤的不同期病理变化，其康复基本原则分别为：

1. 急性期

肌肉、韧带损伤初期，康复重点在于止痛止血，防止肿胀，应用 RICE（Rest，Ice，Compression，Elevation）常规治疗，即局部休息，冰敷，加压包扎及抬高患肢。对于有骨折、韧带、肌肉、肌腱断裂的患者应做适当的外固定。

2. 稳定期

伤后 48 小时，出血基本停止，康复重点是血肿及渗出液的吸收，如采用物理因子治疗、按摩、中药外敷等方法促进损伤部位修复；支具保护，局部制动至创伤愈合。

3. 恢复期

局部肿痛消失后，渐进性进行损伤肢体肌力、关节活动度、平衡及协调性、柔韧性等康复训练；继续使用物理因子治疗，促进瘢痕软化，防止瘢痕挛缩。

4. 功能恢复期

针对不同的运动损伤，功能恢复重点在于恢复日常生活和工作能力。对于专业运动员，要求做到尽快治愈，患肢功能尽可能完全恢复，可进行专项运动所需要的平衡、协调性训练。

下面以膝关节前交叉韧带损伤（Anterior Cruciate Ligament，ACL）为例，重点讨论运动损伤的康复评估及治疗的思路与方法。

二、方法及技术

（一）诊断评估

1. ACL 损伤解剖基础

膝关节前交叉韧带是维持关节前向稳定性的重要结构，其股骨止点位于髁间窝外侧壁的后外上方，胫骨止点位于胫骨平台髁间棘的稍前内侧方。如果膝关节屈曲到 90°，将构成 ACL 分成前内束和后外束。ACL 损伤较多见，可单独损伤，也可与侧副韧带及半月板同时损伤，后者被称为联合损伤。如果暴力过大造成前内束和后外束同时断裂损伤，被称为完全损伤。

2. ACL 损伤症状与体征

当急性 ACL 损伤时，关节内有组织撕裂感或撕裂声，随后产生疼痛及关节不稳，关节出血肿胀，不能完成正在进行的动作和步行。由于疼痛，膝关节周围肌群出现保护性痉挛致使膝关节固定于屈曲位。陈旧性 ACL 损伤患者往往出现膝关节不稳、关节交锁、关节错动，以上下楼梯时明显。体格检查可发现抽屉试验阳性和 Lachman 试验阳性。

3. ACL 损伤康复评定

（1）功能评定。

功能评定包括身体功能评定和心理功能评定。①感觉功能评定。疼痛是本病最常见的症状，关节疼痛的评定可采用视觉模拟评定法（Visual Analogue Scale，VAS）。②运动功能评定。运动功能评定包括关节活动度、肌力、关节稳定性评定。第一，关节活动度是指关节活动时产生的最大弧度，临床上多采用量角器进行膝关节活动度测量。膝关节 ACL 损伤后关节活动度的改变及手术后关节活动度的恢复情况都是膝关节功能和疗效评价的重要内容。第二，肌力评定采用 Lovett 徒手肌力测试方法，有条件的单位可以采用等速肌力设备进行评定。在检查时要求将大腿固定，膝关节进行屈曲或伸展运动，观察动作完成情况、肌肉张力情况和对所施加阻力的对抗能力。第三，膝关节稳定性评定，可采用前抽屉试验和后抽屉试验，判断膝关节前后稳定性。③平衡功能评定。平衡功能评定包括：三级平衡功能评定，测试患者在站立位的静态平衡、自动平衡和他动平衡的能力；TUG 测验（the Timed Up & Go Test，TUG），与平衡功能具有相关性，如完成测验的时间大于 14 秒，提示患者在社区生活中跌倒风险较大。④心理功能评定。心理功能评定是对患者焦虑、抑郁等心理问题评定。

（2）结构评定。

结构评定包括如下内容：①视诊。病变关节有无肿胀、畸形或者手术瘢痕、有无肌肉萎缩情况。②触诊。病变关节周围有无压痛。③测量。对关节周径和生物力线评定包括：第一，关节周径评定，即评定病变关节与健侧是否大小一致。具体方法为：测量髌骨上方 10cm 处或从髌骨上缘起向大腿中段取 6、8、10、12cm 处的围度。第二，生物力线评定，采用皮尺上端从髂前上棘内向 2 横指，下端到内、外踝连线中点内侧 1cm 做一条直线，如果髌骨中点在此线内侧，则有膝外翻可能，反之有膝内翻可能。④影像学表现。X 线可观察韧带止点撕脱性骨折或骨软骨骨折征象；MRI 可观察韧带是否断裂，包括完全或部分断裂。

（3）活动评定。

活动评定包括：①改良 Bathel 指数、MBI 评定。②工具性日常生活评定/IADL 评定。

（4）参与评定。

参与评定包括：①职业评定。评估患者的行走、协调、速度和耐力等对职业的影响，以及患者的工作技能、工作机会、经济状况、雇主的可接受性和社会支持系统等。②社会交往评定。评估患者对社会交往的主动性、交流能力、满意程度。③休闲娱乐评定。评估患者对文娱活动的兴趣、爱好、参与态度和满意程度。④生活质量评定。可采用量表 SF－36。

4. ACL 损伤康复诊断

综合上述评定结果，ACL 损伤患者的康复诊断表现为以下四个方面：

（1）身体功能障碍。

身体功能障碍包括：①生理功能障碍，主要为膝关节的疼痛、关节活动度受限及肌力下降，站立位和行走中膝关节稳定性下降，平衡功能受限。②心理功能障碍，主要表现为焦虑、抑郁情绪。

（2）结构异常。

结构异常包括：①病变关节：肿胀、肌肉萎缩、膝内外翻。②影像学表现：韧带止点撕脱性骨折、骨软骨骨折；韧带完全或部分断裂。

（3）活动受限。

活动受限包括：①经改良 Bathel 指数测定，洗澡、如厕、行走以及上下楼梯活动受限。②经工具性日常生活评定显示，家务活动、社区活动、采购以及旅游等活动受限。

（4）参与受限。

参与受限包括：①职业受限。患者重新参加工作的可能性降低，工作耐力下降，工作适应能力差及兴趣因素减弱。②社会交往受限。患者对社会交往的主动性差、缺乏积极的交流能力、社交满意度降低。③休闲娱乐受限。患者对文娱活动的兴趣、爱好、参与态度和满意程度下降。④生活质量下降。患者日常活动，如跑步、移动桌子、买菜、购物、上下楼梯、步行、洗澡、穿衣等受限；工作受限；心情压抑或忧虑；与家人、朋友、邻居的社会交往受限；身体的疼痛；心情低落、情绪烦躁、疲倦。

（二）康复技术

1. ACL 损伤临床治疗

对于前交叉韧带部分断裂者，可采用石膏外固定 3～4 周；对于新鲜前交叉韧带完全断裂者，可采用手术重建，宜在 2 周内进行；对于陈旧性断裂者，可采取关节镜下自体韧带重建术。

2. ACL 损伤康复治疗

(1) 炎症反应期（术后 0~2 周）。

康复目的：减轻疼痛及关节肿胀；早期进行肌力和关节活动度练习，以防治粘连及肌肉萎缩。

①术后当天。麻醉消退后，患者可以开始活动足趾、踝关节；如疼痛不明显，可尝试等长收缩股四头肌训练，即大腿前侧肌肉绷劲及放松。功能练习早期，因肌力水平较低，组织存在较为明显的炎性反应，且重建的 ACL 较为脆弱，因此以肌肉等长收缩练习为主，逐渐过渡到小负荷耐力练习（完成 30 次动作即感疲劳的负荷量），30 次/组，组间休息 30 秒，2～4 组/天，至疲劳为止。此期切忌不能以行走作为练习方法，否则易引发膝关节肿胀和积液，影响功能恢复及组织愈合。

②术后第 1 天。正确体位摆放，患腿抬高放于枕头上，足尖向正上方，不能歪向一边，膝关节下方应空出，不得用枕头将腿垫成微弯位置。如患者疼痛不可忍受，则在医生指导下摆放于舒适体位。在床上进行踝泵训练，用力、缓慢、全范围屈伸踝关节；同时，开展股四头肌和腘绳肌等长收缩练习，对于促进循环、消退肿胀、防止深静脉血栓具有重要意义。术后第 1 天患者可扶双拐下患脚不着地行走。对于股薄肌、半腱肌重建 ACL 患者，开始尝试直抬腿练习，伸膝后直腿抬高至足跟离床 15cm处，10 次/组，2～3 组/日。

③术后第 2 天。拔除引流。继续上述练习，踝泵训练改为抗重力练习。开始侧抬腿练习，30 次/组，2～4 组/日，组间休息 30 秒。开始后抬腿练习，俯卧位下患腿伸直向后抬起至足尖离床面 5cm，30 次/组，2～4 组/日，组间休息 30 秒。

④术后第 3 天。继续上述练习。开始负重及平衡训练，保护下双足分离，在微痛范围内左右交替移动重心，争取达到单腿完全负重站立，5 分/次，2 次/日；保护下双足前后分离，移动重心，争取可达到单腿完全负重站立。应在康复医师或经骨科医师许可后，开始被动屈膝活动，练习后即刻冰敷 20 分左右，如平时有关节内明显发热、发胀，冰敷 2～3 次/日。开始主动伸膝练习，在足跟处垫枕，使患腿完全离开床面，放松肌肉使膝关节自然伸展，30 分/次，1～2 次/日，需与屈膝练习间隔时间尽可能远。

⑤术后第 4 天。继续上述练习。加强负重及平衡练习，逐渐可由患腿单足站立，如能轻松完成，则开始使用单拐行走。被动屈膝活动范围 0°～60°。

⑥术后第 5 天。继续上述练习。被动屈膝活动范围 0°～80°，并可开始主动轻微屈伸膝关节练习。

⑦术后第 1～2 周。被动屈膝活动范围大于 90°。根据膝关节稳定程度，调节

夹板 0°～50°范围内屈伸膝关节活动。

（2）早期（术后 2～4 周）。

康复目的：加强膝关节活动度及肌力练习；提高关节控制能力及稳定性；逐步改善平衡和步态。

①术后第 2～3 周。被动屈膝活动范围 90°～100°。强化肌力练习，直抬腿时可在大腿一侧加重物负荷。如可单足站立 1 分钟，即可用单拐行走，并于室内可脱拐行走。伸膝可达到与健侧基本相同。开始在指导下自行练习屈曲，调整夹板至 0°～70°范围屈伸练习，如调整后行走及负重时关节不稳明显，则减小回调整前角度。

②术后第 3～4 周。被动屈膝活动范围 110°～120°。强化肌力练习。调整夹板至 0°～110°范围屈伸练习。开始前后、侧向跨步练习，30 次/组，3 组/日。开始静蹲练习，背靠墙，双脚与肩同宽，脚尖及膝关节正向前，不得“内外八字”，逐渐增加下蹲的角度，但要小于 90°，2 分/次，间隔 5 秒，5～10 次连续/组，2～3 组/日。以正常步态行走。

（3）中期（术后 5 周～3 个月）。

康复目的：患膝关节活动度与健侧相同，提高患者膝关节肌力及关节稳定性，提高患者日常生活活动能力。

①术后第 5～8 周。

被动屈膝活动范围 120°～130°。以膝关节力量训练为主，选用中等负荷量（完成 20 次动作即感疲劳），20 次/组，2～4 组连续练习，组间休息 60 秒，至疲劳为止。功率自行车练习，无负荷至轻负荷，30 分/次，2 次/日。

②术后第 8～10 周：被动屈膝活动范围与健侧相同。开始在保护下全蹲练习。抗阻肌力训练。

③术后第 10 周～3 个月：开始患腿 45°位半蹲屈伸膝关节练习，患侧单腿站立，躯干直立，缓慢下蹲至屈膝 45°处，再缓慢蹬直至完全伸直膝关节，要求动作缓慢，20～30 次/组，组间间隔 30 秒，2～4 次/日。

（4）后期（术后 4 月～6 月）。

康复目的：增强关节稳定性及肌力，改善平衡和步态，提高日常生活活动能力及社会参与能力，逐步恢复体育运动。在上述膝关节训练基础上，增加垂直跳跃、侧向跨跳、游泳（早期禁止蛙泳）、跳绳及慢跑等训练。必要时佩戴护膝保护。

（5）恢复运动期（术后 7 月～1 年）。

康复目的：强化肌力及跑跳等运动中膝关节稳定性。逐渐恢复专项体育训练。

三、总结

运动损伤康复是一个多学科协作的综合康复过程，在骨骼、肌肉、肌腱、韧带、关节囊等解剖结构基础上，结合外科手术愈合过程与注意事项，开展早期的、科学的、有效的康复训练，促进运动损伤组织早期治愈，防治关节功能障碍和并发症。随着再生康复医学技术的发展，富血小板血浆等技术为运动损伤康复提供新的医疗康复手段。

（王谦）

参考文献

[1] 陆芸. 骨科术后康复指南［M］. 天津：天津科技翻译出版公司，2009.
[2] 于长隆. 骨科康复学［M］. 北京：人民卫生出版社，2010.
[3] 关骅，张光铂. 中国骨科康复学［M］. 北京：人民军医出版社，2011.
[4] 卓大宏. 中国康复医学［M］. 北京：华夏出版社，2007.
[5] 陆廷仁. 骨科康复学［M］. 北京：人民卫生出版社，2007.

第五节　骨质疏松康复

一、概论

（一）背景和历史

骨质疏松症（Osteoporosis，OP）是由世界卫生组织（World Health Organization，WHO）于1994年提出的对社会影响很大的一种广泛的骨疾病。在全球范围内，随着人类预期寿命的增加，骨质疏松症带来的骨折风险也在增加。骨质疏松症流行的主要原因是，在骨重建过程中，随着年龄增高，特别是在女性患者绝经后，激素、钙、维生素D代谢等的变化导致骨强度、骨量和骨质量下降。骨质疏松症最严重的并发症是股骨颈骨折和脊柱骨折，需要长期住院，可导致骨折后第一年患者死亡率增加10%～20%。骨折最常见的原因是跌倒，其中80%见于女性患者，90%见于年龄在50岁以上。

在某些情况下，骨质疏松症的临床特征有很大程度的不同。例如，骨质疏松症可能是无症状的，常常通过射线检查意外发现。大多数患者在体育锻炼、长时间坐或站立时腰背疼痛变得更加频繁，躺下或休息时可缓解频繁背部疼痛时寻求医疗诊治。又如，患者的症状还可表现为快速运动后出现的剧烈疼痛，最常见的是在上背部及腰部，向前辐射到腹部或下肢，也可由神经根刺激引起的椎旁肌肉反射性痉挛。有时脊柱触诊可发现疼痛是由微骨折引起的，多为椎体压缩性骨折，其常导致椎体畸形，包括椎骨和下终板（鱼椎骨）的凹陷。这些变化导致胸椎后凸、颈椎功能不全和腰椎前曲度增加，造成患者身高降低等。

骨质疏松症通常在轻度骨折后被发现。最令人担忧的骨折是股骨颈、脊柱、肱骨和腕部骨折。在老年人中，股骨颈骨折常伴有严重危及生命的并发症，使患者骨折后1年内的死亡率增加20%。其中，至少20%的患者死于尿路感染、压疮或顽固性肺炎。不仅手术和随后的住院费用昂贵，而且对康复过程中患者及家属的耐心、耐力和康复照顾都提出一定要求。临床症状可表现为长时间站立、上下楼梯、转移和穿衣服、修饰困难。在老年人中，骨质疏松症和脊柱退变的组合使疾病复杂化，也使根据患者病历记录得出正确诊疗结论变得更加困难。因此，记录完整和详细的病史是重要的，包括胸部和腰部椎骨的X光片。

（二）概念

自1994年以来，骨质疏松症被定义为进行性系统性骨骼疾病，其特征在于骨组织的低骨量和骨微结构改变，骨脆性增加和易骨折。美国国立卫生研究院（National Institutes of Health，NIH）于2001年将其定义为以骨强度降低和骨折风险增加为特征的骨骼疾病，提出骨量减少是骨质疏松性骨折的主要危险因素，但还有其他危险因素。骨质疏松症可发生在任何年龄段，但在绝经后妇女和老年男性中更常见。

骨质疏松症已逐渐从组织学标准发展的概念发展到骨折的发生，然后到骨量的评估，再到个体评估骨折风险，包括某人的骨折病史、骨折的临床危险因素。可以通过测量骨密度（Bone Mineral Desnity，BMD）的非侵入性技术来评估骨质疏松症的变化，如双能X射线吸收法。骨密度占骨组织极限强度总变异的75%~85%，并且与外骨骼的承重能力有很好的相关性。有研究表明，脆性骨折的风险随着骨密度的降低而增加。骨密度诊断产生的主要优点是可以在骨折之前进行早期干预。这种方法已被世界卫生组织定义为诊断骨质疏松症的“金标准”。腰椎、股骨和颈骨矿物质含量的平均值低于−2.5SD，或低于年轻和健康的绝经前妇女的平均值，可诊断为骨质疏松症，分为以下类别：

①正常：BMD比年轻成年人平均值低1SD以内；

②骨量减少或低骨量：BMD低于年轻成年人平均值−2.5~−1 SD；

③骨质疏松症：BMD低于年轻成年人平均值−2.5SD或以下；

④确定的（或严重的）骨质疏松症：骨密度低于年轻成年人平均值−2.5SD以下，并存在一处或多处脆性骨折。

（三）分类

骨质疏松症的发病机理各不相同，有多种原因，包含继发性骨质疏松症和原发性骨质疏松症。继发性骨质疏松症是指由任何影响骨代谢和其他特定原因的疾病和/或药物引起的骨质疏松。原发性骨质疏松症包括绝经后骨质疏松症、老年性骨质疏松症和特发性骨质疏松症（包括青少年）。

（四）病因和病机

骨骼在人的整个生活中都具有高度的代谢活性，是一种与活性代谢周转与重塑有关的组织。它控制血液中的钙含量，为骨髓创造空间并具有机械功能。骨吸收由破骨细胞诱导，基质细胞产生的骨膜保护素配体和成骨细胞与特定单核细胞受体（Receptor Activator of Nuclear factor Kappa，RANK）结合。这些活化的破骨细胞前体通过增加成骨细胞中细胞因子白细胞介素Ⅰ和肿瘤坏死因子的产生而发生反应。特别重要的是，成骨细胞、修饰的成骨细胞位于腔隙中，并通过小管和衬里细胞连接。一旦发现畸形，它们移动到衬在骨表面的细胞上，从而分裂为成骨细胞负责形成新骨。应该指出的是，在这方面，尽管与年轻人和成年人不同，骨代谢的周转率在老年仍然存在。这一过程中的病理学干预导致代谢性骨病。

在继发性骨质疏松症中，病因包括：内分泌疾病，如糖尿病、甲亢、性腺功能减退症、甲状旁腺功能亢进症、皮质醇增多症；遗传性疾病，如高胱氨酸尿症、成骨不全症；慢性疾病，如肝脏疾病、肿瘤；长期固定和医源性骨质疏松症。

绝经后骨质疏松症通常发生在绝经后5～10年内。老年性骨质疏松症一般是指65岁以后的骨质疏松症。特发性骨质疏松症主要发生在青少年，原因不明。退行性骨质疏松症发生于绝经后妇女和老年人。由于老年女性骨质疏松症可能会直接跟随绝经后的变化，所以这两个类型之间的分界线对于女性来说并不十分清楚。

老年性骨质疏松症，有时被称为退化性骨质疏松症，患者男女比例为2：1，骨丢失类型为小梁和皮质。骨折类型涉及轴和附肢骨骼，后者占优势，股骨近端骨折更常见。血清免疫反应性甲状旁腺激素增加，肠道对钙的吸收减少，维生素D的活性代谢物水平降低。老年性骨质疏松症与年龄相关的发病机制包括维生素D水平低、合成维生素D能力下降。到70岁时，合成维生素D的皮肤酶装置的活性比年轻人低10倍。随着年龄的增加，维生素D的羟基化减慢，靶组织对活性维生素D代谢物的抗性增加。低水平的活性维生素D代谢物可减少肠道对钙和低钙的吸收，并刺激副甲状腺激素（PTH）的甲状旁腺激素分泌；患者的免疫反应性PTH（继发性甲状旁腺功能亢进症）的水平呈上升趋势。骨重建不平衡发生在骨吸收中，吸收空洞明显增多，成骨细胞填充不足。缺乏维生素D及其活性代谢物也会导致肌力下降，如在股四头肌其下降可高达四倍。长骨的内皮吸收不能由骨膜骨的形成来补偿。在衰老过程中，骨骼也受骨合成代谢肽（如生长激素、胰岛素和胰岛素生长因子 I）和肾上腺类固醇（如脱氢表雄酮、雄烯二酮）产生的影响。

二、方法及技术

（一）骨质疏松的评定方法

骨质疏松的评定方法包括以下几类。

第一，疼痛评分。疼痛视觉模拟评分（Visual Analogue Scale，VAS）评分，即在纸上面划一条 10cm 的横线，横线的一端为 0，表示无痛；另一端为 10，表示剧痛；中间部分表示不同程度的疼痛。

第二，平衡功能评定。主要包括三维动态分析、Berg 平衡量表（Berg Balance Scale，BBS）、Tinnetti 行动能力评估（Performance-oriented Assessment of Mobility）。

第三，步态功能评定。主要包括 Tinnetti 行动能力评估（Performance-oriented Assessment of Mobility）、三维步态分析。

第四，跌倒风险评估。主要包括 Tinnetti 行动能力评估（Performance-oriented Assessment of Mobility）。

第五，骨折风险评估。主要包括一分钟快速骨折风险评估。

第六，心理功能评估。主要包括老年焦虑抑郁量表、焦虑自评量表（Self-Rating Anxiety Scale，SAS）、抑郁自评量表（Self-rating Depression Scale，SDS）。

第七，ADL 能力评估。主要包括日常生活活动（Activity of Daily Living，ADL）。

第八，参与能力评估。

（二）临床治疗

治疗退行性骨质疏松症比预防骨质流失更有效。老年患者的治疗效果不及年轻患者。有关骨质疏松症治疗的文献报道相关数据几乎完全与年龄小于 75 岁的人相关。应当指出，皮质骨和骨小梁骨丢失的速度随着年龄的增加而变化，其对治疗的反应也不尽相同。小梁骨比皮质骨具有更多的代谢活动，因此它对治疗的反应是不同的。

骨强度是维持人体健康的关键，骨质疏松症可以增加骨质疏松性骨折的发病率或死亡率，因此，预防应该贯穿整个生命周期，骨质疏松症的预防和治疗同样重要。骨质疏松症治疗和预防的主要目标包括改善骨骼生长和发育、促进成年期的理想峰值骨量、保持骨量、防止骨质老化、避免跌倒和骨折。

骨质疏松症的防治基本措施主要包括药物干预和康复治疗。

1. 基本措施

基本措施包括保证骨骼健康的基本补充和调整生活方式。

（1）调整生活方式。

调整生活方式主要包括如下内容。①加强营养和饮食：建议钙丰富、低盐、中量蛋白质均衡的饮食，每天喝奶300毫升或摄入等量的牛奶产品。②充足的日照：建议在上午11点至下午3点之间尽可能将皮肤暴露于阳光下15～30分钟（取决于日照时间、纬度、季节等），一周两次，为促进体内维生素D的结合，尽量不要涂抹防晒霜，以免影响日照效果。但应注意避免强烈的阳光照射以防止皮肤灼伤。③经常运动：建议为骨骼健康进行体育锻炼和康复。锻炼可以提高身体的敏捷性、力量、平衡能力，保持康好姿势并降低跌倒的风险。锻炼还有助于增加骨密度。骨质疏松症患者的运动包括负重运动和抵抗运动。建议定期负重和肌肉力量练习，以减少跌倒和骨折的风险。肌肉力量练习包括重量训练，其他抵抗练习如散步、慢跑、太极拳、瑜伽、舞蹈和乒乓球。这些运动应该是循序渐进的。在开始新的运动训练之前，患有骨质疏松症的患者应咨询临床医师进行相关评估。④戒烟。⑤限制饮酒。⑥避免咖啡过量。⑦避免碳酸饮料过量。⑧尽量避免或尽量减少影响骨代谢药物的使用。

（2）保证骨骼健康的基本补充。基本骨骼保健品包括如下类型。①钙。充足的钙摄入量有利于实现最佳骨质量，减缓骨质流失，改善骨矿化，维持骨骼健康。2013年版中国居民参考膳食摄入量表明，推荐成人每日钙摄入量为800毫克（元素钙），50岁及以上的人每日推荐摄入钙量为1000～1200毫克。尽可能从饮食中摄入钙，并适当摄入钙的饮食补充剂。营养调查显示，我国居民每日摄钙量约为400毫克元素钙，因此每天还需要补充约500～600毫克的元素钙。钙的选择应考虑钙的含量、安全性和有效性。其中，碳酸钙的钙含量高，吸收率高，易溶于胃酸，但常见的反应是上腹不适和便秘。柠檬酸钙的钙含量低，但水溶性好，消化道不良反应低，单宁酸可减少肾结石的发生，适用于胃酸缺乏和肾结石风险的患者。给予钙补充剂要注意适量，大剂量补充钙可能增加肾结石和心血管疾病的风险。在预防和治疗骨质疏松症时，应将钙剂与其他药物联合使用。目前还没有充分的证据表明纯钙可以替代其他抗骨质疏松药物。②维生素D。充足的维生素D可增加肠道钙吸收，促进骨骼矿化，维持肌肉力量，改善平衡并降低跌倒风险。缺乏维生素D可导致继发性甲状旁腺功能亢进，增加骨吸收，并引起或加重骨质疏松症。同时补充钙和维生素D可降低骨质疏松性骨折的风险。维生素D缺乏症也影响其他抗骨质疏松药物的功效。在中国，维生素D缺乏症的现状非常普遍。据调查结果显示，绝经后女性中维生素D缺乏率为61.0%。中国居民参考膳食摄入量建议成人应摄入400IU（10μg）/d维生素D。对于阳光暴露不足和老年人维生素D缺乏的高风险人群，建议适当测量血清25OHD水平以了解患者维生素D的营养状况，并指导补充维生素D。临床维生素D制剂应注意个体差异和安全性，定期监测血钙和尿钙浓度。不建议使用活性维生素D来纠正维生素D缺乏症。

2. 抗骨质疏松药物

抗骨质疏松症药物治疗的适应证包括：骨密度检查证实的骨质疏松症患者；在椎体和髋部有脆性骨折的患者；骨量减少、骨折风险高的患者。

抗骨质疏松药物可分为骨吸收抑制剂、骨形成促进剂、其他机制药物和中药。通常优选使用具有广谱抗骨折性的药物（如阿仑磷酸盐、唑来磷酸、利塞磷酸盐等）。口服药物是骨折风险较低或中等程度患者的首选（如年轻的绝经后妇女骨密度低但无骨折史）。对于口服不耐受、禁忌证、依从性差和骨折风险高的患者（如多发性椎骨骨折或髋部骨折的老年患者，以及骨密度很低的患者），可使用注射剂（如唑来膦酸、特立帕肽等）。对于仅有椎体骨折风险高，髋部和非椎骨骨折风险低的患者，可考虑使用雌激素或选择性雌激素受体调节剂(Selected Estrogen Receptor Modulators，SERMs)。新骨折和疼痛患者可考虑短期使用降钙素。中药具有改善临床症状的作用，但减少骨质疏松性骨折的证据仍不足。

（三）康复治疗

骨质疏松症康复的目标为：缓解疼痛、控制疾病发展、增加骨量、提高日常生活能力，预防和控制成本、提高生活质量。康复治疗骨质疏松症主要包括：运动疗法、物理因素疗法、职业疗法和康复工程。康复治疗主要起到缓解疼痛、消除局部炎症、改善循环和刺激局部肌肉的作用。

1. 运动疗法

运动疗法是一种简单实用的方法，不仅可以增强肌肉力量和肌肉耐力，还可以提高平衡、协调和行走能力。它还可以提高骨密度，保持骨骼结构，降低跌倒和脆性骨折的风险，并发挥综合性预防和控制作用。主要原则是：提高平衡能力和肌肉控制能力，防止跌倒性骨折；促进进食，增加钙的摄入和吸收；提高与激素相关的骨代谢水平。

运动疗法应遵循个性化、渐进和长期坚持的原则。治疗运动包括有氧运动（如慢跑、游泳）、阻力运动、冲击运动（如体操、跳绳）、振动练习（如全身振动训练）。中国传统健身方法，如太极拳，可以增加髋部和腰椎的骨密度，增加肌肉力量，改善韧带和肌肉功能，提高肌腱弹性，改善本体感受，增强平衡能力，降低跌倒的风险。锻炼时，应该注意减少躯干的弯曲和旋转。

在骨质疏松性骨折早期，应在保证骨折端（如关节屈伸等）稳定和对周围肌肉进行等长收缩训练的前提下，加强骨折近端关节的被动运动，防止肺部感染、关节挛缩、肌肉萎缩和废用性骨质疏松症；晚期应加强主动运动，渐进阻力运动和平衡协调主要与核心肌力训练有关。

作为锻炼计划，行走可以改善绝经后妇女的股骨 BMD，但不能改善脊柱 BMD。建议联合锻炼计划，以改善脊柱骨密度。尽管运动的影响被认为是对骨组织的兴奋剂，但肌肉力量、肌肉收缩的类型、运动的持续时间和强度等其他变量也是绝经后妇女骨代谢变化的决定因素。运动疗法强调不仅应该推荐骨骼练习，而且旨在发展肌肉力量和身体平衡，以及改善身体的活动，并防止跌倒和骨折。

许多不同的运动方式适用于绝经后妇女预防和治疗骨质疏松症，如举重、步行、跑步、跳跃、攀登、游泳等。建议这些运动中等强度、速度适宜、每周频率为 2～4 次。绝经后妇女应该采取一些预防措施进行锻炼，以降低受伤和骨折的风险。因此，建议患者在咨询医生、物理治疗师后，严格遵循规定的训练计划。

2. 物理因子治疗

物理因子治疗包括：通过脉冲电磁场（Pulsed Electromagnetic Fields，PEMFs）、体外冲击波、全身振动和紫外线等的采用增加骨量；通过超短波、微波、经皮电神经刺激和中频脉冲减轻疼痛；对于骨质疏松性骨折或延迟性骨折愈合可采用低强度脉冲超声、体外冲击波等治疗，以促进骨折愈合；通过神经肌肉电刺激、针灸等治疗可增加肌力，促进神经修复，改善肢体功能。需要根据患者的病情和自身耐受性选择联合治疗方案和治疗剂量。

（1）脉冲电磁场。

PEMFs 对骨质疏松症有治疗作用。基础研究表明，脉冲电磁场可以增加成骨细胞的数量和活性，促进骨形成，抑制成骨细胞凋亡。组织学水平研究表明，脉冲电磁场可用于通过调节细胞因子、细胞凋亡、骨生化指标和钙相关激素来促进骨形成和骨吸收，其主要表现在生物力学变化和 BMD 增加。

（2）振动疗法。

振动疗法是通过促进骨骼生长的机械振动对骨骼进行生物力学刺激。振动疗法可以增加骨矿物质密度并减少骨折。研究表明，人在直立位置下 70%的纵轴振动可以沿着下肢传递到脊柱。但目前人们对振动疗法的认识不足，因此加强对振动疗法的认识和普及是非常关键的。

（3）体外冲击波治疗。

体外冲击波疗法（Extracorporeal Shock Wave Therapy，ESWT）可影响骨髓基质细胞向骨原细胞的分化，并增加几种生长因子的表达。研究已经证明在 6 周 ESWT 后，可以观察到人体骨矿物质密度的增加。另外，ESWT 可以改善血液灌注，促进血管生成，改善骨质灌注并刺激成骨细胞。更重要的是，使用 ESWT 也可以在非病理性改变的骨中刺激骨生成。

（4）职业治疗。

职业疗法（Occupational Therapy，OT）着重于骨质疏松症患者的康复，包括指导患者保持正确的姿势，改变不良的生活习惯并提高安全性。职业治疗还可以分散病人的注意力，减少对疼痛的注意力，并减轻不愉快的情绪，如由骨质疏松症引起的焦虑和抑郁。

（5）康复工程。

行动不便的患者可能会使用辅助装置，如拐杖来提高他们移动和降低跌倒风险的能力。此外，还可以进行适当的环境改善，如将楼梯改为斜坡，在浴室添加扶手等，以提高移动时的安全性。患有骨质疏松性骨折的患者可以佩戴矫形器以减轻疼痛，纠正姿势并防止继发性骨折。

（四）康复护理

骨质疏松症患者的感觉、功能和日常生活能力都存在一定障碍。因此，康复护理对于患者疾病的处理和治疗也非常重要。

1. 心理护理

疼痛、驼背或骨折，会给骨质疏松症患者带来精神和生理压力。康复护理人员应根据不同患者的具体情况提供必要的安慰和耐心的解释，以减轻其身体疼痛引起的精神痛苦和焦虑，帮助患者正确面对疾病，并争取亲人之间的合作以增强治疗效果。

2. 饮食护理

（1）注意主食以米粉和粗粮为主，并注意量和品种相匹配，膳食中应该含有丰富的蛋白质和维生素 C，而低盐高蛋白饮食可以显著增加钙吸收。

（2）鼓励老年人经常食用含钙丰富的食物，食物中钙与磷的比例高于 2：1。

3. 疼痛护理

骨质疏松症起病和进展缓慢，早期无明显表现。在治疗骨质疏松症时，缓解疼痛尤为重要。要注意保暖，避免冷刺激，一般应使用温水，当天气变化时，注意增加或减少衣物，睡觉时要避免受凉，防止肌腱酸痛。此外，放松骨骼肌缓解疼痛。由于病情需要长时间处于相同位置，如平躺姿势，软枕可以缓冲在膝盖上，将患肢放置在膝关节的屈曲位置，并减小腰部压力。

另外，如果疼痛不能耐受，影响患者的生活和睡眠，可以适当使用镇痛药和/或镇静剂（使用这些药物需要监测不良反应）。

4. 安全护理

为老年患者提供安全的生活环境很重要，并注意维持或改善其视力、听力、平衡能力、行走能力和自我保护能力等。老年人应走平坦地面，注意保持地板干燥，改善照明，不要拿重物，穿舒适的鞋子，以减少跌倒的风险。

5. 药物管理

骨质疏松症患者应慎用激素药物，如雌激素替代疗法应在医生指导下进行。

膳食钙不足的骨质疏松症患者需要口服钙补充剂。患有严重疾病的患者应进行抗骨质疏松和其他药物的联合治疗。维生素 D 有利于钙的吸收，也可以使用活性维生素 D，对老年人有更好的效果。

6. 健康教育

防治骨质疏松症的最佳方法是加强营养、开展运动和防止跌倒等措施。医护人员应帮助患者了解骨质疏松症，建立克服疾病的信心，并强调预防骨质疏松症对提高生活质量的重要性。

三、小结

由骨质疏松症引起的骨折是一个重大的公共卫生问题。相关学科包括风湿病学、整形外科、内分泌学、代谢医学、老年病学和妇产科。为了解决与减少骨质疏松和骨折带来的问题，分级诊断和治疗，以及远程协作是很好的方法。分级诊断和治疗骨质疏松症，即由不同级别的医疗机构根据疾病的严重程度、缓解程度、敏锐度和治疗的便利性来照顾不同的疾病，可以实现基层医院治疗第一，双向转诊，以保证卫生资源的有效利用。

（刘思佳）

参考文献

[1] BlackD M, Delmas P D, Eastell R et al. HORIZON Pivotal Fracture Trial. Once Yearly Zoledronic Acid for Treatment of Postmenopausal Osteoporosis [J]. N Engl J Me. 2007, 356: 1809-1822.

[2] Boonen S, Reginster J Y, Kaufman J M, et al. FractureRisk and Zoledronic Acid Therapy in Men with Osteoporosis [J]. N Engl J Med. 2012, 367: 1714-1723.

[3] Reid D M, Devogelaer J P, Saag K et al. HORIZON Investigators. Zoledronic Acid and Risedronate in the Prevention and Treatment of Glucocorticoid-Induced Osteoporosis (HORIZON): A Multicentre, Double-Blind, Double-Dummy, Randomised Controlled Trial [J]. Lancet. 2009, 373 (9671): 1253-1263.

[4] Cummings S R, San Martin J, McClung M R et al. Denosumab for Prevention of Fractures in Postmenopausal Women with Osteoporosis [J]. NEJM. 2009, 361: 756-765.

[5] Langdahl B L, Teglbjaerg C S, Ho P R et al. A 24-month Study Evaluating the Efficacy and Safety of Denosumab for the Treatment of Men with Low Bone Mineral Density: Results from the ADAMO Trial [J]. J Clin Endocrinol Metab. 2015, 10: 1335-1342.

[6] Bone H G, Bolognese M A, Yuen C K et al. Effects of Denosumab Treatment and Discontinuation on Bone Mineral Density and Bone Turnover Markers in Postmenopausal Women with Low Bone Mass [J]. J Clin Endocrinol Metab. 2011, 96: 972-980.

[7] Popp A W, Zysset P K, Lippuner K. Rebound-associated Vertebral Fractures after Discontinuation of Denosumab-from Clinic and Biomechanics [J]. Osteoporos Int. 2016,

2：1917－1921.

[8] Aubry R B，Gonzalez R E，Stoll D，et al. Severe Spontaneous Vertebral Fractures after Denosumab Discontinuation：Three Case Reports [J]. Osteoporos Int，2016，27：1923－1925.

[9] Anastasilakis A D，Makras P. Multiple Clinical Vertebral Fractures Following Denosumab Discontinuation [J]. Osteoporos Int. 2016，27：1929－1930.

[10] Ettinger B，Black D M，Mitlak B H，et al. Reduction of Vertebral Fracture Risk in Postmenopausal Women with Osteoporosis Treated with Raloxifene：Results from a 3－Year Randomized Clinical Trial. Multiple Outcomes of Raloxifene Evaluation（MORE）Investigators [J]. JAMA，1999，282：637－645.

[11] Neer R M，Arnaud C D，Zanchetta J R et al. Effect of Parathyroid Hormone on Fractures and Bone Mineral Density in Postmenopausal with Osteoporosis [J]. N Engl J Med. 2001，344：1434－1441.

[12] Saag K G，Zanchetta J R，Devogelaer J P，et al. Effects of Teriparatide Versus Alendronate for Treating Glucocorticoid-induced Osteoporosis：Thirty-Six-Month Results of a Randomized，Double-Blind，Controlled Trial [J]. Arthritis Rheum. 2009，60：3346－3355.

[13] Gallagher J C，Goldgar D. Treatment of Postmenopausal Osteoporosis with High Doses of Synthetic Calcitriol. A Randomized Controlled Study [J]. Ann Intern Med. 1990，113：649－655.

[14] Rossouw JE，Anderson GL，Prentice R L，et al. Writing Group for the Women's Health Initiative Investigators. Risks and Benefits of Estrogen Plus Progestin in Healthy Postmenopausal Women：Principal Results from the women's Health Initiative Randomized Controlled Trial [J]. JAMA. 2002，288：321－333.

[15] National Collaborating Centre for Women's and Children's Health（UK）. Menopause：Full Guideline [M]. London：National Institute for Health and Care Excellence，2015.

[16] Petr Broulík. Senile Osteoporosis [M]. Springer International，2017.

第六节　骨关节炎康复

一、概论

（一）定义

骨关节炎（Osteoarthritis，OA）是最常见的关节疾病，是中老年人群慢性活动能力下降的主要原因之一。目前认为 OA 指由多种因素引起关节软骨纤维化、皲裂、溃疡、脱失而导致的关节疾病。骨关节炎病因尚不明确，一些研究提出 OA 的发生和发展不仅与关节透明软骨有密切关系，还和关节腔内外相关结构有一定联系，但详细发生机制还有待进一步研究。

1. 流行病学

文献显示，OA 的患病率为 12.3%～21.6%，并随着年龄的上升患病率增加。一般发生在患者 40～50 岁后，女性较男性更常见，发达国家的患病率高于发展中国家。根据 2010 年世界卫生组织（WHO）的全球疾病研究，症状性膝部 OA 的患病率估计值为 3.8%，症状性手部 OA 的患病率为 27%～80%，髋部 OA 较不常见，患病率为 0.85%。

2. 危险因素

OA 的危险因素可分为个人水平因素（如年龄、性别、肥胖、饮食）、遗传学因素，以及关节水平因素（如损伤、关节负荷异常）。膝关节畸形是进展为膝部 OA 的最显著预测因素。年龄可能是 OA 的一项主要危险因素。肌肉衰减征可能是膝部 OA 的独立危险因素，但也可能参与到疾病的进展。与男性相比，女性髋、膝和手部 OA 的患病率更高，并且发病率在更年期呈上升趋势，原因可能是软骨量降低、骨质疏松或缺乏肌肉力量。

肥胖（BMI>$30kg/m^2$）与膝部 OA 显著相关，而与超重（BMI>$25kg/m^2$）间的相关性较肥胖低，但仍显著相关。肥胖还与手部 OA 相关，因此肥胖的影响性不仅体现在生物力学方面，同时还具有代谢性和炎症性等系统性作用。

60%手部 OA 和 40%膝部 OA 的病因为遗传学因素。许多基因对疾病的发作起到重要影响，可作为未来药物治疗的靶向，如编码维生素 D 受体、胰岛素样生长因子 1 和 2 型胶原蛋白、生长分化因子 5 的基因。此外，数据提示重复性关节运动与 OA 进展相关。据观察，因职业而需要蹲坐和跪坐的人群膝部 OA 的发病率更高，而长时间搬运和站立同髋部 OA 发病率相关。工作需要灵巧手工的职业人群中，手部 OA 的发病率较高。

（二）临床表现和诊断

1. 症状体征

骨关节炎的最显著症状是疼痛，通常症状和体征局限于局部。

（1）疼痛。

最初感染关节轻度僵硬感，运动过量时会出现疼痛，休息后可缓解，从一个姿势变为另一个姿势，如从坐位到站起来走路时或刚开始活动时感到有轻微疼痛或酸胀感，活动一段时间后疼痛反而感到减轻，关节感到舒适，但如果过度活动或步行时间、距离较长，则感到关节疼痛及活动受限。上下楼梯、上下公交车时疼痛吃力，需要用手扶住扶手或其他辅助器具才能完成，休息后疼痛可减轻。关节炎晚期阶段时疼痛及肌肉痉挛加重，疼痛或不适感呈持续性，休息后不能迅速缓解。此期间夜间疼痛发作频繁。由于软骨组织缺乏血管和神经支配，对疼痛并不敏感，因此此时的疼痛主要来源于关节内外相关软组织炎性反应。由于软骨损伤后，关节腔内炎性因子、细胞因子水平失去稳定，刺激关节滑膜及关节周围组织，引起关节粘连，关节囊变厚及纤维化，导致滑膜挛缩，增加关节腔内压力，多方面刺激关节周围神经末梢，引发持续性疼痛。

（2）摩擦音。

早期关节活动时可触及轻度摩擦感，晚期则可触及明显的沙粒样摩擦感，同时伴有明显疼痛。

（3）关节积液。

关节滑液由滑膜细胞分泌，正常关节内均存在一定量的关节滑液，以润滑关节，缓解关节活动时对关节软骨、软骨下骨和关节周围软组织的压力。骨关节炎发生时，关节内环境失稳，炎性细胞聚集，关节内压力增加，导致滑膜通透性改变，关节腔内液体集聚，形成关节腔积液。

（4）活动受限。

早期活动无明显受限，长时间静止后再次活动时可出现关节稍僵硬，活动后缓解。晚期时随着疼痛加剧关节活动不同程度受限。

（5）关节畸形。

由于关节软骨内血管较少，一旦损伤难以依靠自身修复能力完成透明软骨再生，长期软骨损伤使得软骨层厚度降低，关节内环境改变，关节间隙缩窄，进一步摩擦软骨，严重时关节软骨缺失，活动时股骨远端和胫骨平台摩擦，使得股骨和胫腓骨力线异常，引起关节畸形。

（6）关节内游离体。

骨关节炎时关节内软骨和骨组织结构改变，关节腔内环境失稳，可能出现部分软骨组织或软骨下骨组织等关节腔内结构剥离，或关节液化学平衡紊乱，析出钙盐等晶体，形成关节游离体。当关节腔内游离体形成时，关节活动时发生交锁现象，尤其以膝关节最为显著。

2. 诊断方式

影像学检查是骨关节炎的主要诊断方式，影像学资料是诊断骨关节炎的基本证据。

（1）X 光摄影。

骨关节 X 光摄影是目前最经济有效的检查方式。通常为无负重关节位摄影；特殊负重情况或特殊位置 X 片可以让检查者获取骨关节更多信息。X 光摄影也是确定骨关节炎分期最重要的依据。

（2）CT 扫描检查。

较少应用于早期骨关节炎的检查和诊断，但有助于诊断髌骨关节和踝关节的结构异常。

（3）核磁共振检查（MRI）。

一般骨关节炎患者可不完成此检查，当患者的就诊方案指向手术治疗时，需要行关节 MRI 以明确关节软骨和其他关节腔内组织的情况，如半月板、韧带、关节积液等。

（4）关节超声。

目前关节超声尚未作为骨关节炎诊断的常规方法，但关节超声检查已被用于骨关节炎的评估，可动态监测关节软骨的退变情况，也可用于关节穿刺术的引导。

（5）骨扫描。

研究表明骨扫描可能有助于检测早期腕关节骨关节炎。骨扫描可用于鉴别诊断骨髓炎、骨转移和代谢性骨病。

（6）关节液检查。

关节液检查可用于鉴别退行性骨关节炎和其他引起关节疼痛的疾病。关节滑液培养可诊断化脓性关节炎，并指导抗生素及其他药物的使用。

二、康复评定

（一）评定方法

骨性关节炎的评定应针对关节的生物力学及其功能障碍对临近关节的影响，以及对患者的独立性和生活质量的影响进行评定。主要评定内容有：①股性关节炎的分类；②X 光摄影检查对关节解剖学结构的评定；③肌力评定；④疼痛评定，采用 VAS 疼痛评分量表；⑤关节活动度 ROM 的评定；⑥关节及关节周围压痛，可采用 Rithcie 关节指数；⑦15 分钟步行实验，适用于髋膝关节骨关节炎；⑧握力测定，能测定手和前臂肌群肌力，测定腕和手相关关节的疼痛程度；⑨畸形分析，测量关节生物力线确定偏差角度及负荷情况；⑩ADL 能力评定，直接测试患者的 ADL 情况，为进一步制定康复治疗计划做准备。

（二）临床治疗

1. 患者宣教

及时充分告之患者所患关节炎的诊断结果和种类，解释骨关节炎发生发展的原因和相关因素；解释各项检查的必要性并解释结果的意义；告之患者康复治疗计划。患者对自身疾病的认知和医患配合与治疗效果密切相关。

2. 疼痛处理

疼痛是骨关节炎的主要症状，因此及时有效缓解疼痛是医疗过程中重要的一环，需详细询问病史，采用适宜的口服 NSAIDs 等药物进行对症治疗。部分关节炎，如膝关节骨关节炎，还可采用关节腔内注射的有创治疗方式，控制关节疼痛的同时处理关节腔内环境紊乱的问题。

3. 运动与休息之间的平衡

一般股性关节炎患者无须严格卧床休息。卧床制动将给患者增加其他的并发症的风险，如DVT、肌肉失用性萎缩、骨质疏松等。当病变关节活动时，应根据患者实际情况制定适合的活动量，规划适宜的活动类型。骨关节炎急性期发作时，关节疼痛伴肿胀，应对相应关节制动，暂时固定，明确发作原因后及时对症处理。度过急性期后及时进入适宜活动阶段，勿使康复进程中断。

4. 物理治疗和作业治疗

运动疗法包括：等长练习，能增强肌力，防止废用性肌萎缩；耐力训练，可改善患者的有氧运动能力；保持关节最大活动度的运动，应鼓励患者主动进行。

物理因子治疗的主要作用是镇痛和控制局部炎症，消除肿胀。

完整的康复治疗通常需要采用运动治疗（被动、主动、抗阻等康复训练）和物理因子治疗（热疗、水疗、电疗等）结合的方式，规范制定康复治疗计划。必要时可使用辅助支具和器具（手杖、护膝等），达到稳定关节，控制负重的目的。

5. 关节松动术

关节松动术中缓解疼痛可以采用Ⅰ级和Ⅱ级手法松解，改善关节活动度可以采用Ⅲ级和Ⅳ级手法。

6. 本体感觉神经肌肉促进技术（PNF技术）

治疗关节炎导致的功能障碍以及肌群无力，可以采用PNF以获得较好恢复。

7. 关节保护

告之并帮助患者避免长时间维持同一个姿势，注意良性姿势体位的摆放，减轻关节异常压力，保持关节正常的生物力线，调整生活、工作中的关节使用强度，避免疼痛加剧，关节炎发作的急性期应正确处理。

8. 手术治疗

晚期骨关节炎患者应考虑采取手术治疗。目前的手术方式包括关节镜手术、截骨手术、关节置换术及关节融合术。

9. 预防

关节软骨组织与人体其他组织一样，衰老是其必经的过程。预防关节炎的发生需追溯到骨关节炎的致病因素和机制，但由于目前这些机制尚未明确，作为医师应从患者宣教出发，告之患者控制体重、科学饮食，选择合适的运动并维持一定运动量，了解更多运动过程中的注意事项，达到降低运动损伤风险的目的，定期体检，如感到不适尽快就诊。

三、重点总结

骨关节炎是目前最常见的骨关节疾病，有症状的和无症状（影像学提示）的

OA 发病率均较高。既往认为 OA 是关节软骨的退变，但目前的研究更倾向于 OA 的发生和整个关节内外相关解剖结构的异常有一定联系，包括滑膜、韧带、软骨下骨等。

OA 主要出现在负重关节，如膝关节、髋关节、颈腰椎和足踝，手部 OA 发病率较低。既往研究普遍认为 OA 的发生发展和关节的超长负荷或超量运动损耗有关，最新研究提出 OA 的发生发展和骨关节基础解剖结构的生物力学和炎症情况有关系。另外，运动创伤或者手术创伤也能导致或者加重 OA 的程度。因此，退变不是 OA 发生发展的唯一主要原因。由此可以推断，将 OA 分为原发和继发两类的分类方式也更容易理解。继发性 OA，可以认为是由于某些前驱因素导致的骨关节相关组织的病理性改变，继而引发 OA。但既往研究中对原发性 OA 的定义却不能完全解释 OA 是如何与年龄和衰老密切相关的，个别案例也发现 OA 受累的关节和已知的相关影响因素匹配。因此，OA 发生和发展的相关机制还有待更加深入和全面的研究，应从不同的角度和观点探究导致或影响 OA 产生和发展的各种相关因素。

骨关节炎的治疗是一个漫长的过程，骨关节炎的康复治疗是整个治疗的重中之重，为了保持患病骨关节的 ROM，维持或提升患者的生活质量，康复治疗是治疗骨关节炎的首先考虑方案。目前骨关节炎的康复治疗，主要针对疼痛和 ROM，合理制定康复治疗计划需要康复医师对 OA 疾病的发生发展机制有一定了解，才能明确患者 OA 的性质和阶段，进而制定具有针对性的、全面的康复治疗计划；需要康复医师不断学习更新对 OA 的理解，以及熟悉其他临床治疗方法，才能充分有效完成 OA 的康复治疗。

（余曦）

参考文献

［1］ Cheung E V，Adams R，Morrey B F. Primary Osteoarthritis of the Elbow：Current Treatment Options ［J］. J Am Acad Orthop Surg. 2008，16（2）：77－87.

［2］ Dagenais S，Garbedian S，Wai E K. Systematic Review of the Prevalence of Radiographic Primary Hip Osteoarthritis ［J］. Clin Orthop Relat Res. 2009，467（3）：623－637.

［3］ Felson D T，Zhang Y，Anthony J M，et al. Weight Loss Reduces the Risk for Symptomatic Knee Osteoarthritis in Women ［J］. The Framingham Study. Ann Intern Med. 1992，116（7）：535－539.

［4］ Hunter D J. Advanced Imaging in Osteoarthritis ［J］. Bull NYU Hosp Jt Dis. 2008. 66（3）：251－260.

［5］ Keen H I，Wakefield R J，Conaghan P G. A Systematic Review of Ultrasonography in Osteoarthritis ［J］. Ann Rheum Dis. 2009，68（5）：611－619.

［6］ Kellgren J H. Osteoarthritisin Patients and Populations ［J］. Br Med J. 1961（2）：1－6.

[7] Kirkley A, Birmingham T B, Litchfield R B, et al. A Randomized Trial of Arthroscopic Surgery for Osteoarthritis of the Knee [J]. N Engl J Med. 2008, 359 (11): 1097-1107.

[8] Kotlarz H, Gunnarsson C L, Fang H, et al. Insurer and Out-of-Pocket Costs of Osteoarthritis in the Us: Evidence from National Survey Data [J]. Arthritis Rheum, 2009 (12): 3546-3553.

[9] Kraeutler M J, Mitchell J J, Chahla J, et cl, Pascual-Garrido C. Intra-articular Implantation of Mesenchymal Stem Cells, Part1: A Review of the Literature for Prevention of Postmeniscectomy Osteoarthritis [J]. Orthop J Sports Med. 2017, 5 (1): 2325967116680815.

[10] Kraus V B, McDaniel G, Worrell T W, et al. Association of Bone Scintigraphic Abnormalities with Knee Malalignment and Pain [J]. Ann Rheum Dis. 2009, 68 (11): 1673-1679.

[11] Lee P, Rooney P J, Sturrock R D, Kennedy A C, Dick W C. The Etiology and Pathogenesis of Osteoarthrosis: A Review [J]. Semin Arthritis Rheum. 1974, 3 (3): 189-218.

[12] Loughlin J. The Genetic Epidemiology of Human Primary Osteoarthritis: Current Status. [J] Expert Rev Mol Med. 2005, 24.7 (9): 1-12.

[13] Mankin H J. The Reaction of Articular Cartilage to Injury and Osteoarthritis [J]. N Engl J Med. 1974, 291 (24): 1285-1292.

[14] Miller E J, Van der Korst J K, Sokoloff L. Collagen of Human Articular and Costal Cartilage. [J]. Arthritis Rheum. 1969 (1): 21-25.

[15] Murray R O. The Aetiology of Primary Osteoarthritis of the Hip [J]. Br J Radiol. 1965, 38 (455): 810-824.

[16] Osteoarthritis Fact Sheet. Centers for Disease Control and Prevention. Available at https: //www. cdc. gov/arthritis/basics/osteoarthritis. htm. , 2018, 14.

[17] Phadke K. Regulation of Metabolism of the Chondrocytes in Articular Cartilage: An Hypothesis [J]. J Rheumatol, 1983, 10 (6): 852-860.

[18] Radin E R, Paul IL, Rose R M. Pathogenesis of Primary Osteoarthritis [J]. Lancet, 1972 (7765): 1395-1396.

[19] Recht M P, Goodwin D W, Winalski C S, et al. MRI of Articular Cartilage: Revisiting Current Status and Future Directions [J]. AJR Am J Roentgenol. 2005, 185 (4): 899-914.

[20] Valderrabano V, Horisberger M, Russell I, et al. Etiology of Ankle Osteoarthritis [J]. Clin Orthop Relat Res, 2009, 467 (7): 1800-1806.

第七节 骨折康复

一、概述

骨折（Fracture）是指骨或骨小梁的完整性和连续性发生中断。骨折按照不同的标准有不同的分类：根据骨折处是否与外界相通，可分为闭合性骨折和开放性骨折；根据导致骨折的原因，可分为外伤性骨折、疲劳性骨折和病理性骨折；根据骨折的稳定性，可分为稳定性骨折和不稳定性骨折；根据骨折的程度，可分为不完全骨折（裂纹骨折、青枝骨折）和完全骨折（横骨折、斜骨折、螺旋骨折、粉碎骨折、嵌插骨折、压缩骨折、凹陷骨折、骨骺分离）。

（一）骨折的诊断

1. 症状

骨折发生后均有不同程度的疼痛，局部肿胀、瘀斑、畸形（成角、旋转、重叠等），肢体活动障碍。

2. 体征

局部压痛和叩击痛，异常活动及骨擦音。若骨折合并神经损伤时，往往出现运动功能障碍或感觉功能障碍。

3. 影像学检查

X线检查是确定骨折部位、程度及骨折类型的常规检查。

（二）骨折愈合过程

骨折愈合过程是通过血肿诱导，纤维血管性肉芽组织机化，软、硬骨痂形成乃至重建，以恢复骨的连续性及结构。一般将骨折的愈合分为四期，即肉芽修复期、原始骨痂期、成熟骨板期和塑型期。愈合过程中，各期之间是相互交织演变的。

（三）骨折的治疗原则

骨折的整复、固定和功能训练是骨折治疗的三大原则，也是康复治疗的基本原则。

1. 骨折的整复（复位）

在临床上分为解剖复位和功能复位，其复位方法分为手法复位（闭合复位）和切开复位两种。

2. 骨折的固定

骨折的固定分为外固定和内固定。常用的外固定方法主要有小夹板、石膏绷带、外展架、持续牵引和外固定器等。内固定主要用于切开复位后，采用金属内固定物，如接骨板、螺丝钉、髓内钉和加压钢板等，将骨折段于解剖复位处予以固定。

3. 功能训练

功能训练是骨折后康复治疗的主要手段，应鼓励患者早期进行功能训练，以促进骨折愈合，防止或减少后遗症、并发症的发生。

骨折稳定期康复治疗的具体措施包括：①保护：在有风险的活动下使用夹板或其他固定装置。②活动范围练习：在抗重力下进行主动、主动辅助和轻柔的被动 ROM 练习；肌肉收缩放松训练；生物反馈或神经肌肉电刺激治疗。③控制水肿：冷敷；逆行性按摩；弹力衣；等长肌肉收缩。④轻微的功能活动：恢复正常生活方式，鼓励患者进行正常生活行动；鼓励进行本体感受神经肌肉强化。

（3）骨折愈合期。

骨折愈合期康复治疗的目标包括：全功能活动范围；全功能性肌力和耐力；正常参加所有功能活动、工作和休闲。

每种骨折都有大致的愈合时间，但每个骨折都必须根据其愈合过程和征象来判断其是否完成了愈合。当骨折尚未愈合，而判断错误并去除固定，甚至过早地使用患肢，就会使本来位置良好的骨折变形，最终造成畸形愈合。这种情况多见于下肢，如股骨粗隆间骨折的髋内翻，股骨干骨折的成角畸形等。骨折从临床愈合到骨性愈合需相当长的时间，因此，功能训练的强度和时间需要一个循序渐进的过程。既不能超前，也不能滞后。要根据患者骨折的部位、程度、年龄以及整复、固定的方式做出科学的选择。

骨折愈合期康复治疗的具体治疗措施包括：①活动范围：对有组织挛缩及粘连严重，造成主动运动及助力运动无效者，可采用被动牵拉或关节松动技术，来松动僵硬的关节，但牵拉应平稳、轻柔，不应引起明显疼痛和肿胀。切忌暴力，以免造成新的组织损伤。②肌力和肌耐力：肌力训练采用抗阻训练，方法为渐进抗阻法，取较大负荷，重复次数可少些（10 次左右），2 次/天；耐力训练则取中等负荷（抗阻），多次重复（超过 20～30 次），每次 20 分钟左右，1 次/天；本体感觉神经肌肉强化法。③功能恢复：鼓励患者进行日常生活活动、工作和娱乐活动；活动分析。④夹板和矫形器的应用：当关节挛缩严重时，为保持治疗效果，可在治疗间歇期内，用夹板或矫形器固定患肢，以减少纤维组织的弹性回缩。随着关节 ROM 的改善，夹板和矫形器也应做相应的更换。⑤物理因子治疗：局部紫外线照射，可促进钙盐沉积及镇痛；蜡疗、红外线、短波、热敷能促进血液循环，软化纤维瘢痕组织，改善关节活动度，可作为手法治疗前的辅助治疗；超声波疗法、音频电疗、超声－中频电疗、碘离子导入能软化瘢痕，松解粘连等。根据病情，可灵活选用之。

对于骨折延迟愈合和骨折不愈合的治疗，除上述治疗外，再强调一下以下三种疗法：

第一，直流电阴极电刺激治疗。将直流电阴极（用不锈钢、铂、铂－铱、金、钛等制成），经皮穿刺或植入骨折部位，是一种侵入性法。据文献报道用此法治疗一组 258 例骨折不愈合，总有效率为 78%。第二，超声刺激治疗。Duarte 和 Xavier 首先指出在兔皮质骨缺损和腓骨截骨术模型，应用低强度脉冲超声刺激 30mW/cm^2 可促进骨生长和新鲜骨折愈合。临床上用于治疗难愈性骨折不愈合，70%患者获得愈合。研究证明，低强度脉冲超声刺激可增加骨矿质含量和骨密度，提高骨的生物力学性能（峰值扭矩和刚度），加速整个软骨内化骨过程。第三，体外震动波治疗。Schaden 等对采用该疗法治疗 115 例骨折延迟愈合和骨折不愈合患者，随访 3～8 个月，治愈率 75.7%。他认为该方法简单、安全、易操作且有效，是治疗骨折不愈合的首选方法。Rampe 等使用该疗法治疗骨折不愈合的有效率为 82.9%。

三、常见四肢骨折的康复要点

（一）髋部骨折

股骨颈骨折和粗隆间骨折为老年人常见的骨折，尤以女性及骨质疏松者多见。目前多主张积极手术治疗，以减少因长期卧床引起的各种并发症。手术种类可概括为复位内固定术和人工髋关节置换术两大类。髋部骨折后，继发的功能障碍通常包括：肌力下降，功能性活动耐力下降，平衡及协调能力下降，步行速度减慢，日常生活活动能力下降。康复的目标包括：增强肌力、耐力及平衡协调能力，提高转移、步行、爬楼以及其他日常生活活动能力。早期重点应放在控制疼痛、消除肿胀、肌肉再训练，以及未受累肌群的肌力训练。下肢肌肉的控制主要通过股四头肌和臀肌的等长练习。骨折愈合期应加入平衡及协调性训练。根据 Blount 的论述，存在肌肉不平衡的情况下，患者不能终止使用手杖，否则会导致不对称步态。

（二）肘部骨折

除尺桡骨骨折治疗需恢复肢体长度、对位和轴线外，如果要达到良好旋前旋后 ROM，必须取得正常旋转对线。肘关节由 3 关节组成：尺骨－肱骨、桡骨－肱骨小头、近端尺桡关节。关节囊薄弱，呈半透明状，对损伤反应极度敏感。因肘关节和谐性高，关节联结多，关节囊与韧带肌肉关系密切，所以肘部特别容易挛缩和僵硬。在安全范围下的 ROM 锻炼宜尽早开始，以防止僵硬产生。

（三）桡骨远端骨折

桡骨远端骨折是前臂骨折中最常见的一种形式。康复重点是帮助患者重获手及上肢的运动功能。肩关节及手部僵硬是桡骨远端骨折常见的并发症。关节僵硬常是由于制动、创伤和患肢肌力所致。医护人员应鼓励患者进行轻微的功能活动以预防僵硬。当桡骨远端骨折应用外固定时，应特别注重拇指和其余四指的练习，同时应进行肌腱活动练习。恢复活动度最佳时机是第二阶段。

（刘珂）

参考文献

[1] Auais M A, Eilayyan O, Mayo N E. Extended Exercise Rehabilitation after Hip Fracture Improves Patients Physical Function: a Systematic Review and Meta-Analysis [J]. Phys Ther, 2012, 92: 1437.

[2] Beck B R, Matheson G O, Bergman G, et al. Do Capacitively Coupled Electric Fields Accelerate Tibial Stress Fracture Healing? A Randomized Controlled Trial [J]. Am J Sports Med, 2008, 36: 545.

[3] Blokhuis T J, De Bruine JH, Bramer JA, et al. The Reliability of Plain Radiography in Experimental Fracture Healing [J]. Skeletal Radiol, 2001, 30: 151.

[4] Chudyk A M, Jutai J W, Petrella R J, et al. Systematic Review of Hip Fracture Rehabilitation Practices in the Elderly [J]. Arch Phys Med Rehabil, 2009, 90: 246.

[5] Claes L, Grass R, Schmickal T, et al. Monitoring and Healing Analysis of 100 Tibial Shaft Fractures [J]. Langenbecks Arch Surg, 2002, 387: 146.

[6] Gan T Y, Kuah D E, Graham K S. Low-Intensity Pulsed Ultrasound in Lower Limb Bone Stress Injuries: A Randomized Controlled Trial [J]. Clin J Sport Med, 2014, 24: 457.

[7] Latham N K, Harris B A, Bean J F, et al. Effect of a Home-Based Exercise Program on Functional Recovery Following Rehabilitation after Hip Fracture: a Randomized Clinical Trial [J]. JAMA, 2014, 311: 700.

[8] Lin CW, Donkers N A, Refshauge KM, et al. Rehabilitation for Ankle Fractures in Adults [J]. Cochrane Database Syst Rev, 2012, 11: CD005595.

[9] Mcclelland D, Thomas PB, Bancroft G, et al. Fracture Healing Assessment Comparing Stiffness Measurements Using Radiographs [J]. Clin Orthop Relat Res, 2007, 457: 214.

[10] Rue J P, Armstrong D W 3rd, Frassica F J, et al. The Effect of Pulsed Ultrasound in the Treatment of Tibial Stress Fractures [J]. Orthopedics, 2004, 27: 1192.

[11] VidÁN M, Serra J A, Moreno C, et al. Efficacy of a Comprehensive Geriatric Intervention in Older Patients Hospitalized for Hip Fracture: a Randomized, Controlled Trial [J]. J Am Geriatr Soc, 2005, 53: 1476.

[12] Yadav, Y. Roleof Ultrasound Therapy in the Treatment of Stress Fracture [J]. Med J Armed Forces India, 2000, 56: 95.

[13] 贾凤荣，周谋望. 肘关节骨折术后康复的研究 [J]. 中国康复医学杂志，2005 (10): 26—28.

第八节　颈椎疾患康复

一、概论

（一）颈椎病概念

颈椎病又被称为颈椎综合征，是颈椎骨关节炎、增生性颈椎炎、颈神经根综合征、颈椎间盘脱出症的总称，是一种以退行性病理改变为基础的疾患，主要由于颈椎间盘退变、突出、颈椎骨质增生等退行性病变刺激或压迫其周围的神经、血管、脊髓引起一系列症状。

（二）颈椎病分型

颈椎病可分为：颈型颈椎病、神经根型颈椎病、脊髓型颈椎病、椎动脉型颈椎病、交感神经型颈椎病、混合型颈椎病。颈椎病分型如下：

1. 颈型

颈型颈椎病以颈肩部症状为主，有颈部不适、疼痛、僵硬、活动受限、反复落枕，可有一过性上肢麻、痛、感觉异常。颈型颈椎病最常见，多见于青壮年，预后好。

2. 神经根型

神经根型颈椎病颈由椎间盘向后外侧突出或椎体后外缘骨质增生，因而压迫或刺激颈神经根所致。神经根型颈椎病发病率最高，约占颈椎病的50%～60%。有颈部僵直，活动受限，颈部肌肉痉挛，受累节段棘突压痛。颈肩臂痛，向前臂或手指放射，手麻，手或臂无力感，持物不稳或失落。症状和相应神经根支配区有对应关系。X线片显示：退变在神经根出口处，CT、MR显示：神经根受压，和症状相关。肌电图有时可显示神经肌肉表现。

3. 椎动脉型

椎动脉型颈椎病为椎动脉受到骨刺压迫或受到刺激而发生痉挛，造成瞬间或长期血管腔变窄，因而供血不足所致。由两侧锁骨下动脉发出两侧联合成为基底动脉，其末端分为两条大脑后动脉，供应半球的后2/5椎－基底动脉，在颅内发出分支至小脑、脑桥、耳，供应小脑及脑干。椎动脉受压，椎－基底动脉供血不足，转头时眩晕、恶心呕吐，四肢无力，共济失调，甚至倾倒，但意识清醒。X线片显示：退变在椎动脉孔。CT、MR显示：椎动脉受压；严重者脑干或小脑缺血萎缩（有相关症状）。头颅多普勒显示：基底动脉供血不足。

4. 脊髓型

脊髓型颈椎病多由颈椎间盘突出或椎体后缘骨赘压迫脊髓所致，亦可因各种原因造成的椎管狭窄使脊髓受到反复磨损或发生脊髓血供障碍而发病。脊髓受压表现包括：手足麻木、僵硬；握持不稳；行走不稳；可有大小便症状。肌力下降同时张力增高，不完全性损害，节段不定，左右不定，上下肢不定。X线片显示：颈椎退变。CT、MR显示：椎间盘突出、黄韧带肥厚或骨质增生压迫脊髓。

5. 交感型

交感型颈椎病为颈部交感神经受到激惹所致，可表现为交感神经兴奋症状或抑制症状，而且涉及多系统、多器官。交感神经受累导致交感神经功能紊乱，40

岁左右女性，伏案工作，主观症状多，客观体征少，头昏、面麻、出汗或无汗、眼涩、心律不齐、情绪不稳等。X线片显示：颈椎退变。CT、MR显示：颈椎退变。

6. 混合型

具有上述2组以上症状者，通常是以某型为主，伴有其他型的部分表现。

（三）颈椎病的病因

颈椎病发病率约10%～20%，中老年龄段高发，从事伏案工作者发病率最高，性别间无差异。长期从事财会、写作、打字、办公室等职业的工作人员，由于长期低头伏案工作，使颈椎长时间处于屈曲位或某些特定体位，不仅使颈椎间盘内的压力增高，而且也使颈部肌肉长期处于非协调受力状态，颈后部肌肉和韧带易受牵拉劳损，椎体前缘相互磨损、增生，再加上扭转、侧屈过度，更进一步导致损伤，易于发生颈椎病。颈椎病好发部位依次为L5～6、L6～7、L7～T1。

二、方法及技术

（一）评定方法

1. 临床评定

临床诊断，需要依靠病史、临床体格查体，及X片、CT、MRI。病史需采集：发病原因、职业、爱好、

2. 功能评定

（1）疼痛的评定。

疼痛是一种令人不快的感觉和情绪上的感受，伴有实质上的或潜在的组织损伤，是一种主观感受。常见的评定方法如下。

①视觉模拟测法（Visual Analogue Scale，VAS）由0～100mm的直线组成，左端0表示无痛，右端100表示剧烈疼痛无法忍受，患者根据自己疼痛的强度，标识在线段上，从0到标识处之间的距离，即为患者的疼痛强度。此法简单、快速、准确、精确易操作，临床上应用广泛。

②数字疼痛评分法（Numerical Pain Rating Scale，NPRS）用数字来计数疼痛强度。数字范围为0～10这11个数字来描述疼痛强度。0代表无痛，10代表最痛，患者选择一个数字表示他自我疼痛的程度。

③口述分级评分法（Verbal Rating Scales，VRSs）是用简单的形容疼痛的字词组成1～4级或5级，如无痛、轻微疼痛、中等疼痛、剧烈疼痛。最轻程度疼痛描述常为0，每增加1级即增加1分。

④多因素疼痛调查表评分法，由感觉、情绪和评价等因素构成，为将这三种因素分开并使其数量化，临床上使用了一些定量调查方法，如McGill问卷表（MPQ）。

（2）关节活动度的评定。

关节活动度又被称为关节活动范围，是指关节运动时所通过的运动弧。关节活动度包括：①主动关节活动度（Active Range of Motion，AROM），指被评定者依自己的力量所能达到的关节活动范围；②被动关节活动度（Passive Range of Motion，PROM），指靠外界力量能达到的关节活动范围。

颈椎的屈伸活动主要由第二至第七颈椎完成。前屈后伸左右侧屈各为45°，主要依靠对侧的关节囊及韧带限制过度侧屈，侧屈主要由中段颈椎完成。左右旋转各为75°，主要由寰枢关节来完成。

（3）肌力的评定。

肌力指肌肉收缩的力量。肌力评定是通过手法或者器械来评定相关肌肉或者肌群收缩的力量的大小或水平。徒手肌力评定标准详见表4－4.

表4－4 徒手肌力评定（MMT）

分级	表现
5	能对抗的阻力与正常相应肌肉的相同，且能做全范围的活动
5－	能对抗的阻力与5级相同，但活动范围小于100％而大于50％
4＋	在活动的初、中期能对抗的阻力与4级相同，但在末期能对抗5级的阻力
4	能对抗阻力，但其大小达不到5级的水平
4－	能对抗的阻力与4级相同，但活动范围小于100％而大于50％
3＋	能抗重力做全关节活动范围的活动，并能在运动末期对抗一定的阻力
3	能抗重力运动，且能完成100％的范围，但不能对抗任何阻力
3－	能做抗重力运动，但活动范围小于100％而大于50％
2＋	能抗重力运动，但活动范围小于50％
2	不能抗重力，但在消除重力影响后能做全关节活动范围的活动
2－	在消除重力影响下能活动，但活动范围小于100％而大于50％
1	触诊能发现有肌肉收缩，但不能引起任何关节活动
0	无任何肌肉收缩迹象

（4）肌张力的评定。

正常状态下，无论是休息还是各种运动中，肌肉会处于不同程度的紧张状态，肌肉的这种紧张度被称为肌张力。改良Ashworth分级法属于痉挛手法评定方法之一。改良Ashworth分级法标准详见表4－5。

3. 物理因子治疗

(1) 高频电疗。

常用超短波疗法，电极并置颈后双侧或颈后与患肢前臂，微热量，每次 10～15 分钟，每日 1～2 次，10 次为 1 疗程。

(2) 中频电疗。

颈后双侧并置，每次 20 分钟，每日 1～2 次，10 次为 1 疗程。中频电疗法止痛效果较好。

(3) 低频电疗。

经皮神经电刺激（TENS），绝大多数疼痛治疗的临床指南中推荐 TENS 作为骨骼肌肉疼痛物理因子治疗的方案。TENS 可有效缓解患者的疼痛。

(4) 光疗法。

光疗法主要采用红外线、偏振红外光局部照射，每日 1～2 次，10 次为 1 疗程。

(5) 声疗法。

超声波治疗，于颈后及患侧肩背部，用接触移动法；剂量为 0.8～1.5W/cm^2，每次 10～15 分钟，每日 1～2 次，10 次 1 疗程。

4. 运动疗法

(1) 手法治疗主要采用按摩推拿，对消除肌肉紧张痉挛，改善血液循环，松解局部硬结，作用显著。可采用推摩、揉捏等手法，并配合穴位按摩。

(2) 牵伸训练可以有效缓解肌肉痉挛，改善软组织长度和柔韧性。

(3) 核心肌群训练包括：获得稳定性的稳定性训练；以扩展关节的可动区域为目的，进而提升肌肉柔软度的可动性训练；让稳定性与可动性能够相互连动作用的联动性训练。

(4) 关节松动技术是治疗者在关节活动可动范围内完成的一种针对性很强的手法操作技术，属被动运动范畴，其操作速度比推拿速度慢，在应用时常选择关节的生理运动和附属运动作为治疗手段，主要治疗因力学因素（非神经性）引起的关节功能障碍。

5. 康复宣教

重视保持日常生活和工作等活动的姿势，如坐姿端正，要注意双肩后展、脊柱正直、目光平视。看书、写字、使用计算机、开车等持续时间不宜太长，避免颈部过屈过伸。患病期间某些活动应暂停。

6. 药物治疗

急性期可以给非甾体抗炎药消炎止痛，可用肌肉松弛剂缓解肌肉痉挛，可以用睡眠药物改善睡眠等。

三、总结

颈椎病是发病率很高的一种疾病，其诱因很多，与人们日常不良习惯、不良姿势有关。因此，平时只要稍加注意，是可以对颈椎病进行预防的。

（郭华）

参考文献

[1] 何成奇. 康复医学（第1版）[M]. 北京：人民卫生出版社，2010.
[2] 励建安. 康复医学（第2版）[M]. 北京：科学出版社，2008.
[3] 熊恩富. 骨科康复学（第1版）[M]. 北京：人民卫生出版社，2008.
[4] 燕铁斌. 物理治疗学（第1版）[M]. 北京：人民卫生出版社，2008.

第九节　腰椎疾患康复

一、概论

（一）腰椎病概念

腰椎病是指因脊柱及脊柱周围软组织急慢性损伤或腰椎间盘退变、腰椎骨质增生等原因引起，在临床上表现为以腰痛、腰部活动受限和腰腿痛为主要症状的疾病。医学上所讲的腰椎病，涵盖了腰部软组织劳损、腰部肌筋膜炎、腰椎退行性骨关节病、腰三横突综合征、腰椎间盘突出症、急性腰扭伤、梨状肌综合征、腰椎结核等疾患。

（二）常见腰椎病

1. 腰椎间盘突出症

腰椎间盘突出症是较为常见的疾患之一，主要是因为腰椎间盘各部分（髓核、纤维环及软骨板），尤其是髓核，有不同程度的退行性改变后，在外力因素的作用下，椎间盘的纤维环被破裂，髓核组织从破裂之处突出（或脱出）于后方或椎管内，导致相邻脊神经根遭受刺激或压迫，从而产生腰部疼痛，一侧下肢或双下肢麻木、疼痛等一系列临床症状。腰椎间盘突出症以L4～5、L5～S1发病率最高，约占95%。

2. 腰椎退行性骨关节病

退行性骨关节病又被称为骨关节炎、退行性关节炎、老年性关节炎、肥大性关节炎，是一种退行性病变，系由于增龄、肥胖、劳损、创伤、关节先天性异常、关节畸形等诸多因素引起的关节软骨退化损伤、关节边缘和软骨下骨反应性增生。本病多见于中老年人群，好发于负重关节及活动量较多的关节，如颈椎、腰椎、膝关节、髋关节等。过度负重或过度使用这些关节，均可促进退行性变化的发生。临床表现为缓慢发展的关节疼痛、压痛、僵硬、关节肿胀、活动受限和关节畸形等。

3. 腰肌筋膜炎

腰背肌筋膜炎是指因寒冷、潮湿、慢性劳损使腰背部肌筋膜及肌组织发生水肿、渗出及纤维变性而出现的一系列临床症状。病理机制为腰部筋膜的劳损、变性纤维化，产生条索状硬结，压迫末梢血管，使局部组织代谢发生障碍，组织胺及激肽类物质增高而出现疼痛。

4. 腰三横突综合征

L3 横突综合征（Third Lumbar Transverse Process Syndrome）是因 L3 横突尖端的急慢性损伤而引起的腰痛或腰骶部疼痛。L3 是腰椎前凸的顶点和腰椎活动的中心，成为腰部活动杠杆的支点，承受压力最大，而 L3 横突最长、最宽，尖端肥厚；附着在 L3 横突的胸腰筋膜前层也最多，成束状。

二、方法及技术

（一）评定方法

1. 临床评定

临床诊断，需要依靠病史、临床体格查体、X 片、CT、MRI。病史需采集：发病的原因、职业、爱好等信息。

2. 功能评定

（1）疼痛的评定。

疼痛是一种令人不快的感觉和情绪上的感受，伴有实质上的或潜在的组织损伤，是一种主观感受。

常见的评定方法包括：

①视觉模拟测法（Visual Analogue Scale，VAS）。由 0～100mm 的直线组成，左端 0 表示无痛，右端 100 表示剧烈疼痛无法忍受，患者根据自己疼痛的强度，标识在线段上，从 0 到标识处之间的距离 mm 数，即为患者的疼痛强度。此法简单、快速、准确、精确易操作，临床上广泛应用。

②数字疼痛评分法（Numerical Pain Rating Scale，NPRS）。用数字来计数疼痛的强度。数字范围为 0～10 这 11 个数字来描述疼痛强度。0 代表无痛，10 代表最痛，患者选择一个数字表示他疼痛的程度。

③口述分级评分法（Verbal Rating Scales，VRSs）。此法是用简单的形容疼痛的字词组成 1～4 级或 5 级评分，如无痛、轻微疼痛、中等疼痛、剧烈疼痛。

最轻程度疼痛描述常为0，每增加1级即增加1分。

④多因素疼痛调查表评分法。由感觉、情绪和评价等因素构成，为将这三种因素分开并使其数量化，临床上使用了一些定量调查方法，如McGill问卷表（MPQ）。

（2）关节活动度的评定。

关节活动度又被称为关节活动范围，是指关节运动时所通过的运动弧。①主动关节活动度（Active Range of Motion，AROM）指被评定者依自己的力量所能达到的关节活动范围。②被动关节活动度（Passive Range of Motion，PROM）靠外界力量能达到的关节活动范围。

腰部活动度的检查是对腰部进行活动性的检查，用于确诊脊柱是否存在异常。腰椎正常下前屈可达90°，向后及向左、向右可达30°。

（3）肌力的评定。

肌力指肌肉收缩的力量。肌力评定是通过手法或者器械来评定相关肌肉或者肌群收缩的力量的大小或水平。

徒手肌力评定标准详见表（见颈椎疾患康复）。

（4）肌张力的评定。

正常状态下，无论是休息还是各种运动中，肌肉会处于不同程度的紧张状态，肌肉的这种紧张度称为肌张力。改良Ashworth分级法属于痉挛手法评定方法之一。改良Ashworth分级法标准详见表4-5（见颈椎疾患康复）。

（5）腰椎病治疗成绩评分表。

腰椎病治疗成绩评分表见表4-7。

表4-7　腰椎病治疗成绩评分表

1. 自觉症状（最高分9分）	评分	3. 日常生活动作（最高分14分）	评分
（1）腰痛		（1）睡觉翻身	
无	3	容易	2
偶有或常有轻度腰痛	2	困难	1
常有严重腰痛	1	非常困难	0
常有剧烈腰痛	0	（2）站立	
（2）下肢痛和/或麻木		容易	2
无	3	困难	1
偶有或常有轻度下肢痛和/或麻木	2	非常困难	0
常有严重下肢痛和/或麻木	1	（3）洗漱	

关节的可动区域为目的，进而提升肌肉柔软度的可动性训练；让稳定性与可动性能够相互连动作用的联动性训练。

（4）关节松动技术。关节松动技术是治疗者在关节活动可动范围内完成的一种针对性很强的手法操作技术，属被动运动范畴，其操作速度比推拿速度慢，在应用时常选择关节的生理运动和附属运动作为治疗手段，主要治疗因力学因素（非神经性）引起的关节功能障碍。

5. 康复宣教

日常生活活动和工作中注意坐姿端正、双肩后展、脊柱正直、目光平视。看书、写字、使用计算机、开车等持续时间不宜太长，避免腰部过屈过伸。患病期间某些活动应暂停，避免久站久坐。

6. 药物治疗

急性期可以给非甾体抗炎药消炎止痛，可用肌肉松弛剂缓解肌肉痉挛，可以用睡眠药物改善睡眠等。

三、总结

腰椎病是发病率很高的一种疾病，其诱因很多，与人们日常不良习惯、不良姿势有关。平时只要稍加注意，是可以对腰椎病进行预防的。

（郭华）

参考文献

[1] 励建安. 康复医学（第 2 版）[M]. 北京：科学出版社，2008.
[2] 何成奇. 康复医学（第 1 版）[M]. 北京：人民卫生出版社，2010.
[3] 熊恩富. 骨科康复学（第 1 版）[M]. 北京：人民卫生出版社，2008.
[4] 燕铁斌. 物理治疗学（第 1 版）[M]. 北京：人民卫生出版社，2008.

第十节 脊柱侧凸康复

一、概论

（一）定义

脊柱侧凸（Scoliosis）是一种复杂的脊柱的三维畸形，其特征为：在冠状面上脊柱的一个或数个节段偏离身体中线向侧方弯曲，形成一个带有弧度的脊柱畸形，通常伴有水平面上椎体的旋转和矢状面上脊柱正常生理曲度的增加或减少。国际脊柱侧凸研究学会（Scoliosis Research Society，SRS）定义脊柱侧凸为：站立正位X线片示，Cobb法测得脊柱侧凸的角度大于10°。

（二）病因

脊柱侧凸的发病原因很多，如特发性脊柱侧凸、先天性脊柱侧凸、神经肌肉性脊柱侧凸，以及结缔组织性脊柱侧凸等。其中，特发性脊柱侧凸（Idiopathic Scoliosis，IS）是最常见的一种类型，约占总体脊柱侧凸患者的80%左右。目前，IS发病原因尚未研究清楚，可能与遗传因素、生长发育不平衡、激素/代谢障碍、结缔组织异常、神经系统异常、基因多态性等有关。先天性脊柱侧凸常由于楔形椎、半椎体、椎体半侧融合、分节不良等先天性畸形所致。神经肌肉性脊柱侧凸则由神经肌肉性疾患、神经纤维瘤病或间质细胞形成障碍等疾病引起。

（三）分型

特发性脊柱侧凸可发生在生长期的任何阶段，其发生发展各具不同特点。根据发病年龄，IS可以分为四型：婴儿型（0～3岁）；少儿型（4～10岁）；青少年型（11～18岁）；成年型（18岁以后）。青少年特发性脊柱侧凸（Adolescent Idiopathic Scoliosis，AIS）是IS中最常见的类型，发生于青春发育期前后。流行病学调查发现，国际上AIS的发病率为0.47%～5.2%，男女比例为1.5∶1～3∶1；当侧凸角度大于40°时，男女比例为1∶7.2。

（四）脊柱侧凸的临床表现

AIS不仅影响青少年患者的体型发育，限制日常生活活动能力，而且因外貌引起自卑、抑郁等心理问题。当侧弯角度逐渐增大时，可导致疼痛、继发心肺功能受限，严重影响患者的生活质量。骨骼发育未成熟，侧凸角度Cobb大于25°～30°的AIS患者为脊柱侧凸进行性加重的高危人群，应采取积极的干预措施。有关AIS自然史研究指出，68%AIS患者的Cobb角在骨骼发育成熟后仍会进行性加重，脊柱侧凸的Cobb角大于50°的AIS患者脊柱侧凸角度以每年0.75°～1°增加；而脊柱侧凸的Cobb角小于30°的患者脊柱侧凸角度无明显进行性加重。

二、方法及技术

（一）诊断评估

1. AIS评估方法

AIS的诊断与评估方法主要包括：病史、体检和影像学检查。其中，影像学检查对AIS的诊断与治疗具有十分重要的意义。影像学检查不仅能够显示脊柱侧凸的解剖结构，评估侧凸的严重程度，预测病情进展与加重的可能性，而且为康复治疗和手术治疗提供参考依据。

目前，常用的影像学诊断与评估技术包括：放射性 X 线（Radiography，X-ray）技术、计算机断层扫描技术（Computer Tomography，CT）、核磁共振扫描技术（Magnetic Resonance Imaging，MRI）、表面形貌学技（Surface Topography）、三维立体放射技术（Stereoradiography）和三维超声技术（3-D Ultrasound）。

放射性 X 线检查是 AIS 诊断与评估的最基本方法，可评估 AIS 侧凸角度，确定关键椎和主弯部位，监测 AIS 侧凸的进展，评价脊柱柔韧性及其骨成熟度。CT 成像技术能够清楚显示 AIS 椎体横断面的结构，如椎体形态、椎弓根宽度和椎管内有无纵行骨嵴等。MRI 成像技术可评估椎管内脊髓的解剖和病理改变，如脊髓纵裂和脊髓肿瘤，为术前鉴别诊断和手术治疗提供有效信息；同时全脊柱 MRI 成像技术能够从三维的角度评估 AIS 椎体侧凸和旋转程度。表面形貌学技术，如云纹图像等，可评估 AIS 胸部及肋骨的隆凸畸形、剃刀背、腰凹及髂嵴的不对称情况。随着图像三维重建技术的开展，三维立体透射技术和三维超声技术，脊柱侧凸评估从二维图像发展到三维图像，更好地反映出脊柱侧凸的三维畸形特征。

2. AIS 评估参数

（1）脊柱侧凸角度。

在正位 X 线片上，脊柱侧凸角度的测量方法包括：Ferguson 方法、Cobb 方法、Greenspan 指数法、Diab 方法、几何中心法等。根据国际脊柱侧凸研究学会（Scoliosis Research Society，SRS）规定 Cobb 方法作为测量标准，由侧凸上端椎的上终板平行线和下端椎的下终板平行线之间构成的夹角称为 Cobb 角，其角度大于 10°是脊柱侧凸的诊断标准；对于同一个椎体侧凸角度，连续测量 Cobb 角之间，如差异大于 5°，被认为是椎体侧凸角度变化的标准或测量本身存在误差。

（2）脊椎旋转角度。

脊椎旋转角度是反映胸廓畸形及肋骨隆起程度，评估脊柱侧凸进展风险及治疗效果的一项重要评价参数。在正位 X 线片上，根据棘突、椎弓根投射在椎体上的位置和比例粗略估算椎骨旋转角度，如 Nash-Moe 方法。在此基础上，Perdriolle 方法采用特制的量角器，量化椎骨旋转角度的具体大小，但其精确度的最小变化为 5°。

（3）脊柱柔韧性。

脊柱柔韧性（Curve Flexibility）是评估脊柱侧凸可矫正程度的重要参数，能够判断结构性和非结构性侧凸，预测康复运动、矫形器或手术治疗的矫正效果。通过比较 X 线成像在站立位与其他体位下 Cobb 角的变化，评估脊柱侧凸患者的脊柱柔韧性，如仰卧侧屈位 X 线成像、俯卧加压位 X 线成像、牵引位 X 线成像、支点侧曲位 X 线成像。

（4）胸椎后凸/腰椎前凸角度。

胸椎后凸/腰椎前凸角度是反映脊柱侧凸在矢状面上平衡的重要参数。Cobb 方法通过计算 T1 至 T12 两个椎体终板之间的倾斜程度反映胸椎后凸角度；计算 L1 至 L5 两个椎体终板之间的倾斜程度反映腰椎前凸角度。

（5）骨成熟度。

骨成熟度反映青少年生长发育程度，是选择脊柱侧凸手术治疗或矫形器干预的重要依据。在骨盆正位 X 线片上，通过髂骨翼的骨骺骨化范围，即 Risser 征，确定骨成熟度。髂骨骨骺从侧方向中间生长，发育成熟的患者髂骨骨骺全部出现，并且和髂骨融合，即 Risser 征 5 级。如果一个患者处于生长发育高峰期，即髂骨的骨骺还处于开放阶段，可以判定该患者脊柱侧凸加重的风险较大，宜选择积极的方法治疗。

（二）康复技术

1. AIS 治疗原则

AIS 的治疗选择包括密切观察、康复治疗和手术治疗。治疗方式的选择依据患者脊柱侧凸角度是否会继续进展，而脊柱侧凸角度是否进展主要取决于两个因素：患儿的发育程度和脊柱侧凸角度的严重程度。青少年的发育程度可由骨骼成熟度判断，Risser 征是评价骨骼成熟度的常用方法。Risser 征从 0 级至 5 级共分 6 个等级，代表髂骨翼的骨骺融合情况，级别越大，骨骼成熟度越高。目前，根据 Cobb 角度大小和 Risser 征，AIS 临床治疗指征如下：

（1）密切观察。

Cobb 角度小于 25°；或 Cobb 角度 25°～30°、Risser 征在 2～5 级的患者。

（2）康复治疗。

Cobb 角度 25°～45°、Risser 征为 0～1 级；或 Cobb 角度为 30°～40°、Risser 征为 2～5 级。

（3）手术治疗。

Cobb 角度大于 45°；或者骨骼成熟后，Cobb 角度进展 10°以上；或合并其他并发症，如明显疼痛、心肺功能障碍等。

2. AIS 康复治疗

AIS 患者治疗的目的为阻止侧凸畸形的进展，防止与畸形相关的继发性症状的出现。国际脊柱侧凸矫形和康复治疗学会（SOSORT）于 2005 年、2011 年分别对 AIS 的康复治疗方法进行系统综述，将其分为脊柱矫形器治疗和物理治疗两大类。物理治疗包括运动疗法、手法治疗、电刺激、被动牵伸等。脊柱矫形器根据矫正侧凸的位置不同分为两大类：颈胸腰骶矫形器（Cervico-Thoraco-

冠心病的整个发生发展过程，对危险因素进行积极干预及倡导健康的生活方式。预防策略应从幼年时代开始，通过健康教育、环境干预或立法减少有害健康行为而使人群总体受益，以促进危险因素的转变。

三、总结

第一，心脏康复的定义与适应证、禁忌证。
第二，心脏康复的分期。
第三，心脏康复各期的治疗重点。
第四，健康教育的意义。

（谢薇）

第十三节　风湿疾病康复

一、概述

类风湿性关节炎是一种累及周围小关节为主的多系统炎症性的自身免疫性疾病。其特征性的症状为对称性、周围性多个关节的慢性炎症。类风湿性关节炎多见于成人，在任何年龄均可发病，高发年龄为35～50岁，占80%，成年女性的发病率大约为男性的3倍。在我国，患病率为0.32%～0.36%，欧美白人患病率为1%左右。类风湿性关节炎的病因目前尚不明确，一般认为与某些病毒、支原体、细菌感染后引起的自身免疫有关，但尚未证实确切的感染因子。同时，该疾病表现出一定的遗传倾向。类风湿性关节炎的病理基础改变是滑膜炎。在急性期，滑膜表现为渗出性和细胞浸润性；在慢性期，滑膜表现为增生肥厚，形成许多绒毛样突起，突向关节腔内或侵入到软骨和软骨下的骨质。

类风湿性关节炎发病多迟缓，关节症状出现之前，患者可能会有乏力、低热、食欲减退、手足发冷等不典型的前驱症状。

类风湿性关节炎的临床症状表现分为关节症状和非关节症状两大类。关节症状主要是受累关节的晨僵、疼痛、肿胀、关节畸形和关节功能障碍，非关节症状表现为类风湿结节、类风湿性血管炎，类风湿性心、肺、肾病变等。

二、方法及技术

（一）评定方法

类风湿性关节炎的评定包括生理功能评定、心理功能评定、ADL评定、生存质量评定。

1. 生理功能评定

（1）临床活动性的评定。

类风湿性关节炎是否在活动期，可参照以下指标：晨僵持续1小时以上；6个关节以上有压痛或活动时有疼痛；3个以上关节有肿胀；发热1周以上，体温高于37.5℃；握力，男<25kPa，女<19kPa；血沉>27mm/h；类风湿因子测定1∶40以上（免疫乳胶法）。以上指标中，前5项中有3项及后2项中1项为阳性可确定为活动期。

（2）疾病分期与功能分类。

类风湿性关节炎分为四期，如下表4－8所述。

表4－8　类风湿性关节炎疾病分期

	X线片	功能活动
Ⅰ期（早期）	无骨破坏或有少量的骨质疏松	与健康人无区别，关节活动完全正常
Ⅱ期（中期）	①有骨质疏松和（或）轻度软骨破坏附近肌肉萎缩 ②无关节变形，可有关节外病变出现（结节、滑膜炎等）	关节活动受限少，可做一般活动
Ⅲ期（晚期）	①X线片可见骨质疏松，有软骨和骨的破坏 ②关节变形，但无纤维性或骨性强直 ③大范围的肌萎缩 ④有关节外的病变	患者的一般作业能力和生活能力都非常困难
Ⅳ期（末期）	①纤维或骨性强直 ②其他同Ⅲ期	生活几乎完全不能自理或卧床，需利用辅助器具帮助行走

（3）疼痛评定。

关节疼痛的评定可以采用VAS评分法（视觉分级评定法）来进行。0分为无痛，10分为最大程度的疼痛，患者自行评分。疼痛评定注意治疗前后的对比。评定时注意避免误导患者。

（4）关节活动度的测量。

关节活动度的测量是类风湿性关节炎功能评定的重要方面。类风湿性关节炎患者在疾病早期可因为关节疼痛、关节周围软组织痉挛或挛缩引起关节活动度受限，后期可因为关节的纤维性或骨性强直引起。关节活动度反映了关节挛缩、粘连、畸形的程度。

（5）肌力评定。

肌力反映受累关节周围肌肉的状态。类风湿性关节炎患者的肌力评定一般采用徒手肌力测定法。对手的肌力测定一般采用握力计法。测定时要注意规范化。

治疗前后的肌力测定最好由同一治疗师来进行。在关节有明显疼痛、肿胀或关节活动度明显受限、关节明显畸形时不进行肌力测定。

（6）步态评定

下肢关节受累的患者会出现异常步态，包括疼痛步态、肌无力步态、关节挛缩步态等。疼痛步态主要表现为患肢的支撑相缩短、健肢摆动速度加快、步长缩小。肌无力步态，如股四头肌无力时，患肢在支撑相不能充分伸膝，需以手扶膝帮助，同时身体前倾。关节活动受限步态，髋关节活动受限步态表现为步幅减小，步态拘谨。关节挛缩步态，如踝关节挛缩，患肢出现马蹄足。行走时患肢在摆动相过度屈髋、屈膝以替代屈踝不能或出现类似偏瘫患者的画圈步态。膝关节挛缩多为屈曲挛缩，患者步态表现为短肢步态。

2. 心理功能评定

RA 患者由于病情反复、功能受损重，常产生焦虑、无助、绝望、依赖等心理障碍，其心理评估可用相应心理量表进行。

3. ADL 评定

类风湿性关节炎患者功能障碍的评定可采用功能病损信号评定法（SOFI 评定法）、Fries 功能障碍调查表等方法。

（1）Fries 功能障碍调查表。

Fries 功能障碍调查表的 8 个大项目包括：穿衣打扮、起立、进食、步行、梳洗、上肢上举、手的功能、活动。每项里有若干小项目，患者能无困难完成为 0 分，有困难完成为 1 分，需要帮助为 2 分，不能完成为 3 分。分值越高，功能受限越严重。

（2）SOFI 评定表。

SOFI 评定表包括手功能、上肢功能、下肢功能测定 3 个大项，每项有 3～4 个具体完成活动，能完成为 0 分，部分完成为 1 分，不能完成为 2 分。总分越高，病损程度越重。

4. 生存质量评定

生存质量与社会参与的评定包括了生理、心理、社会生活 3 个方面，采用问卷形式进行，包括生存质量问卷、健康评价量表等。

（二）临床治疗

类风湿性关节炎是一种致残率高的慢性疾病，其治疗目标是镇痛、维持受累关节的正常功能、维持患部周围肌肉的正常肌力、保护关节免受进一步器质性破坏或畸形的外加损伤。治疗原则是解除疼痛、控制炎症、保持良好的全身状态、预防或改善功能障碍。在疾病的不同时期，康复的重点是不一样的。急性期康复治疗的重点是关节休息，尽可能使关节处于接近功能位的舒适位置上，以减轻疼痛、控制炎症、避免关节负重；亚急性期以维持关节活动度，进行适当的主动和被动运动，以不加重疼痛为度；慢性期以预防和矫正畸形为主，可以通过体力训练，增加关节活动度和增强肌力等手段来实现。康复治疗的方法包括物理治疗、作业治疗、心理治疗、康复工程等多方面。

1. 物理治疗

（1）温热疗法。

热疗能改善局部血液循环，加速炎症消退，缓解肌肉痉挛。温热疗法对类风湿性关节炎的晨起肢体僵硬也有效，可分为全身应用和局部应用。全身温热疗法主要方法有温泉浴、热水温浴、哈巴德水槽浴、全身热泥浴、全身或半身热泥湿布等。全身热疗传入的热度较大，对全身的影响也较大。对于衰弱、体温大于38℃、疾病急性期、出血倾向明显、贫血严重、非代偿性心脏病等病患慎用。

（2）冷疗。

冷疗可以镇痛、缓解肌肉痉挛、降低肌张力、减少炎性渗出、抑制滑膜中的胶原酶活性等。冷疗方式有冷泉、冷水浴、冰、冰袋、氯乙烷、液氮冷冻喷雾等。冷疗在急性期使用较多。

（3）电疗。

电疗包括直流电离子导入、低中频脉冲电治疗、高频脉冲电治疗。直流电离子导入适用于浅表的小关节。低中频脉冲电治疗可以提高痛阈，缓解疼痛，防治肌肉萎缩，包括经皮电刺激、干扰电治疗、正弦调制中频电治疗等。高频脉冲电治疗可以改善局部血液循环，消炎，镇痛，降低肌张力。

（4）光疗。

急性期可用紫外线照射，在穴位处应用激光照射治疗等。

（5）运动治疗。

运动治疗包括：关节被动活动、主动助力活动、关节主动活动、等长肌肉收缩、等张肌肉收缩、抗阻力活动、肌耐力训练、牵引训练等。在急性期，制动的关节周围肌肉应做等长肌肉收缩，防止肌萎缩。等长收缩的强度、频率随病情好转可逐步增加，但前提是不加重关节的疼痛。在慢性期，在关节炎症稳定后，为增加肌力，可进行等张肌力训练。可采用的运动治疗方法包括：高阻力低重复法（Delorme 法），即负荷逐渐增加至最大负荷量；恒定负荷重复法（Delateur 法），即采用恒定负荷量，重复训练，直至肌肉疲劳。

2. 作业治疗

类风湿性关节炎患者的在炎症稳定后，可开始进行作业训练，主要是进行维持日常生活活动的训练，包括进食、梳洗、更衣、写字、一些家务劳动等的训练。下肢作业应包括站立、行走、蹲下、上下阶梯等，上肢作业包括矫正和预防关节畸形的作业。在进行作业治疗时要避免任何可能加重关节畸形的作业。

在作业训练中，需要注意以下问题。

（1）减少用力。家居使用的器皿应轻便，如使用塑料餐具；应用购物车或小型推车搬运物品；避免长时间站立，在坐位进行较长时间的家务活动，如理菜等；避免蹲位大便，使用坐便器。

（2）避免一种姿势保持时间过长。一种姿势保持时间超过10分钟后，应变换姿势或做相应的牵伸活动。

（3）避免小关节用力，尽量使用较大的关节来替代小关节的活动。女性最好使用肩挎包而不是用手拎包；洗浴时用手将毛巾挤压而非拧干；使用开瓶器拧开瓶盖，避免手指扭动的动作；双手握住水杯喝水而非用一只手抓住水杯柄饮水；起身时，用手掌支撑体重。

3. 康复辅具

矫形器的使用对类风湿性关节炎患者是必要的。在急性期，矫形器的使用目的是固定病变关节于功能位；在慢性期，矫形器主要作用于畸形的预防和矫正。

4. 心理治疗

患者由于病情反复、功能受损重，患者常产生焦虑、无助、绝望等心理障碍。RA患者应进行适当的心理治疗。康复医师与治疗师在治疗患者时，应帮助患者树立信心，鼓励患者。

5. 其他治疗

（1）内科药物治疗。

治疗类风湿关节炎的药物大致有两大类。第一类为非特异性的对症治疗药，包括肾上腺糖皮质激素及非甾体类抗炎镇痛药，如吲哚美辛、丙酸衍生物（布洛芬、萘普生）、吡罗昔康等。第二类药为改变病情或慢作用药，包括金制剂、青霉胺、雷公藤、免疫抑制剂、左旋咪唑、氯喹等。药物治疗应及早与规范化用药。

（2）外科手术治疗。

对使用矫形器也无法矫正或功能明显受限的患者，可进行外科手术治疗，包括滑膜切除术、软组织松懈术、关节置换术等。

三、总结

第一，类风湿性关节炎是一种累及周围小关节，以对称性、周围性为特征的多系统炎症性的自身免疫性疾病。关节症状主要是受累关节的晨僵、疼痛、肿胀、关节畸形和关节功能障碍。

第二，类风湿性关节炎的评定包括生理功能评定、心理功能评定、ADL评定、生存质量评定。

第三，在疾病的不同时期，康复的重点是不一样的。

第四，康复治疗的方法包括物理治疗、作业治疗、心理治疗、康复工程等多方面。

（谢薇）

第十四节　糖尿病康复

一、概论

糖尿病（Diabetes Mellitus，DM）是由于胰岛素分泌或（和）作用缺陷引起的以血浆葡萄糖（简称血糖）水平升高为特征的代谢综合征。糖尿病的病因至今尚未完全阐明，与遗传、免疫和环境等多因素相关。病理生理机制是胰岛素分泌缺陷及（或）胰岛素作用缺陷。1999 年 WHO 将糖尿病分为四型，即 1 型糖尿病、2 型糖尿病、其他特殊类型糖尿病和妊娠期糖尿病。糖尿病是全球第三大非传染性疾病，威胁全球人类健康。根据国际糖尿病联盟（IDF）统计，2011 年全球糖尿病患者人数已达 3.7 亿。2007 至 2008 年中华医学会糖尿病学分会（CDS）在我国部分地区开展的糖尿病流行病学调查显示，在 20 岁以上的人群中，糖尿病患病率为 9.7%，糖尿病前期的比例为 15.5%。糖尿病患病率高，其并发症是糖尿病致死、致残的主要原因。糖尿病目前已成为严重危害人类健康的世界性公共卫生问题。

糖尿病临床表现以持续的血糖升高为特征，临床表现包括急性代谢紊乱和慢性并发症。糖尿病临床表现主要为“三多一少”（多饮、多食、多尿、体重减少），并发症包括急性并发症（酮症酸中毒、高渗性昏迷、感染）和慢性并发症（心、脑、眼、神经、血管病变及糖尿病足等）。

二、方法及技术

（一）评定方法

糖尿病的康复评定包括生理功能评定、心理功能评定、日常生活活动能力评定及社会参与能力的评定。

1. 生理功能评定

糖尿病生理评定包括胰岛功能评定、糖尿病慢性病变评定及糖尿病康复疗效评定三部分。

（1）胰岛功能评定。

胰岛功能评定主要是血糖和胰岛 β 细胞的评定。胰岛功能检查是分别于空腹、餐后 1 小时、餐后 2 小时、餐后 3 小时抽静脉血测定四个时间点的血糖，胰岛素释放，C-肽值。胰岛功能检查包括胰岛素释放试验、C 肽释放试验。

（2）糖尿病慢性病变评定。

糖尿病慢性病变评定包括糖尿病性视网膜病变的评定、糖尿病周围神经病变的评定、糖尿病足评定与糖尿病性肾病变的评定等。

关于糖尿病性视网膜病变的评定，根据眼底检查结果可将糖尿病性视网膜病变分为非增殖型、增殖型。非增殖型病变是早期改变，又分为轻、中、重度；增殖型病变是一种进展型改变；也可根据黄斑水肿有无和轻重程度来进行评定。

关于糖尿病周围神经病变的评定，周围神经病变包括感觉神经、运动神经和自主神经功能的病变，其评定包括受累神经的体格检查及电诊断评估。

关于糖尿病性肾病变的评定，尿常规检查可筛查有无糖尿病肾病，通过尿白蛋白排出率、尿液白蛋白与肌酐比值、尿液微量白蛋白、肾小球滤过率（eGFR）及肾脏穿刺病理检查，来评价慢性肾脏病的情况。

关于糖尿病足评定，糖尿病足的基本发病因素是神经病变、血管病变和感染，所以其评定也是围绕周围血管、神经病变和感染进行评定。血管病变检查主要包括触诊足背动脉和胫后动脉的搏动、血管超声或血管造影等检查。神经病变检查包括评定有无周围神经病变造成的感觉缺失（如检查震动觉、两点辨别觉、轻触觉、足跟反射等），定量评定可采用肌电图、神经传导速度及诱发电位等电生理检查。感染评定包括微生物培养、药敏试验、患肢的影像学检查等。

（3）糖尿病康复疗效评定。

糖尿病康复疗效的评价与临床治疗疗效评价是一致的。这对判断糖尿病康复治疗的疗效具有较好的参考价值。糖尿病的控制目标如表 4－9.

表 4－9　糖尿病的控制目标

指标	理想	良好	差
血糖（mmol/L） 空腹 非空腹	 4.4～6.1 4.4～8.0	 ≤7.0 ≤10.0	 ＞7.0 ＞10.0
糖化血红蛋白（HbA1c%）	＜6.5	6.5～7.5	＞7.5
血压（mmHg）	＜130/80	130/80～140/90	≥140/90
体重指数 BMI（kg/m2） 男性 女性	 ＜25 ＜24	 ＜27 ＜26	 ≥27 ≥26
血脂 TC（mmol/L） TG（mmol/L） HDL-C（mmol/L） LDL-C（mmol/L）	 ＜4.5 ＜1.5 ＞1.1 ＜2.6	 ≥4.5 1.5～2.2 1.1～0.9 2.6～3.3	 ≥6.0 ＞2.2 ＜0.9 ＞3.3

2. 心理功能评定

糖尿病患者的心理改变，主要是由对疾病的有关知识缺乏而产生的焦虑、抑郁、睡眠障碍等导致，一般选择相应的量表进行测试评定，如 Hamilton 焦虑量表（HAMA）、Hamilton 抑郁量表（HAMD）、简明精神病评定量表（BPRS）、症状自评量表（SCL-9）等。睡眠障碍测试可采用睡眠自测 AIS 量表。

3. 日常生活活动能力的评定

糖尿病患者躯体 ADL 评定可采用改良巴氏指数评定表，高级 ADL（包括认知和社会交流能力）的评定可采用功能独立性评定量表（FIM）。

4. 社会参与的评定

社会参与的评定主要包括生活质量评定、劳动力评定和职业评定。

（二）临床治疗

糖尿病是高致残率的慢性疾病，其治疗应该是维持终身的。糖尿病的康复治疗应遵循早期诊治、综合治疗、个体化方案及持之以恒的原则。其康复治疗目标主要包括：纠正代谢紊乱，控制高血糖，消除症状；防止或延缓并发症的发生与发展；维持良好的健康状态和劳动能力；保障儿童的正常生长发育以及延长寿命，降低死亡率。糖尿病治疗通常采用综合治疗方案，包括药物治疗、运动治疗、饮食治疗、血糖监测和健康教育五个方面。

1. 药物治疗

药物治疗包括胰岛素治疗和口服降糖药物治疗。胰岛素治疗应用在 1 型糖尿病患者及某些 2 型糖尿病患者（包括经服用降糖药未获良好控制，有糖尿病急性代谢紊乱，合并重症感染和消耗性疾病，伴有外科手术，妊娠期和分娩期及营养不良期的糖尿病患者）。

口服降糖药物适用于单用饮食治疗后不能获良好的血糖控制的非胰岛素依赖型糖尿病。口服药物分为磺脲类、双胍类和 α－葡萄糖苷酶抑制剂。

2. 运动治疗

运动治疗是糖尿病综合治疗方案中最重要的一个组成部分。其益处在于：①增强外周组织对胰岛素的敏感性，减轻胰岛素抵抗；②运动加速脂肪组织分解；③运动锻炼可维持和促进成年患者正常的体力和工作能力，保证儿童和青少年患者的正常生长和发育。

糖尿病运动治疗的适应证包括病情控制稳定的 2 型糖尿病（体重超重的 2 型糖尿病是最佳适应证）、稳定期的 1 型糖尿病和稳定期的妊娠糖尿病。禁忌证包括：合并各种急性感染；伴有心功能不全、心律失常，并且活动后加重；严重糖尿病肾病、糖尿病足、严重的眼底病变、新近发生的血栓、有明显酮症或酮症酸中毒以及血糖控制不佳。

糖尿病患者的运动强度不应剧烈，以中或中低强度、持续时间相对较长的有氧运动为宜，运动方式可根据患者的爱好和条件进行自由选择，如步行、慢跑、骑车等方式。运动应做到循序渐进，持之以恒，运动时间在餐后较好。运动前后监测血糖，预防低血糖发生。有严重高血压、冠心病、糖尿病并发症、消瘦及伴消耗性疾病者，不宜进行运动。

3. 饮食治疗

饮食治疗是综合治疗中重要的基础治疗，必须长期坚持进行，应在评估患者营养状况的情况下，控制总热量的摄入，合理、均衡分配各种营养素，达到患者的代谢控制目标，并尽可能满足个体饮食喜好。

理想体重（kg）=身高（cm）－105

控制原则：根据理想体重计算每日的生理所需热量。

控制目标：体重维持在理想体重的±5%左右。

热量标准：体重正常者，按不同的体力劳动强度给予（如表 4－10 所示）；儿童、孕妇、乳母、消瘦、营养不良及伴有消耗性疾病者可适当增加，肥胖者则应酌减。

表 4－10　成人糖尿病每天每 kg 标准体重所需热量

劳动强度	消瘦	正常	肥胖
轻体力劳动	147（35）	126（30）	84～105（20～25）
中体力劳动	160（38）	147（35）	126（30）
重体力劳动	160～210（38～50）	160（38）	147（35）

单位：kJ/（kg・d)；(kcal/（kg・d))

营养物质含量：碳水化合物占总热量的 50%～60%，脂肪量一般按每天每 kg 体重 0.6～1.0g 计算，热量不超过全天总热量的 30%；蛋白质不超过总热量的 15%，可按 0.8～1.2g/kg/天给予，儿童、孕妇、乳母、消瘦及伴有消耗性疾病增至 1.5～2.0g/kg/天，糖尿病肾病 0.8g/kg/天，血尿素氮升高者 0.6g/kg/天。饮食中还应该包含合适的纤维素。

热量的合理分配：根据患者的饮食习惯，按三餐 1/3、1/3、1/3 或者 1/5、2/5、2/5 来分配热量；或者按四餐 1/7、2/7、2/7、2/7 来分配。

4. 血糖监测

血糖监测可为患者和医护人员提供一种患者血糖的动态变化数据，为药物治疗提供依据。通常使用便携式血糖仪测定患者血糖水平。每周至少进行 1 次空腹血糖和餐后 2 小时血糖，每 2～3 月测定 1 次糖化血红蛋白。

5. 健康教育

糖尿病健康教育包括了知、信、行三个方面：知是掌握糖尿病知识，提高对疾病的认识；信是增强信心，坚信糖尿病通过科学合理的治疗是可以控制的；行则是将健康的生活方式落实到患者的日常生活活动中去。其主要内容包括：①帮助患者及家属掌握糖尿病的基本知识；②进行心理、饮食、运动、自我监测及自我保健；③低血糖防治教育，指导病人坚持合理的治疗；④养成良好的生活习惯，戒烟限酒，不吃零食；⑤注意个人卫生，预防各种感染。

三、总结

第一，糖尿病是由于胰岛素分泌或（和）作用缺陷引起的以血浆葡萄糖（简称血糖）水平升高为特征的代谢综合征。

第二，糖尿病生理评定包括胰岛功能评定、糖尿病慢性病变评定及糖尿病康复疗效评定三部分。

第三，糖尿病治疗通常采用综合治疗方案，包括药物治疗、运动治疗、饮食治疗、血糖监测和健康教育五个方面。

第四，运动治疗是糖尿病综合治疗方案中最重要的组成部分，饮食治疗是重要的基础部分。

（谢薇）

第十五节　脊髓损伤康复治疗技术

一、康复治疗及规范

1. 早期康复治疗

（1）康复护理。

康复护理包括：①床和床垫：脊椎稳定者可使用减压床或气垫床。②翻身：强调每 2 小时翻身一次，防止压疮。进入慢性期之后翻身的间隔时间可以逐渐延长。但是务必以皮肤无压迫缺血的迹象为前提。③体位：可以采用平卧位或侧卧位，要求身体与床接触的部位全部均匀地与床接触，避免局部压力过重，以免发生压疮。病情许可的前提下，逐步让患者由平卧位向半卧位和坐位过渡。④个人卫生活动：协助患者梳洗，注意采用中性肥皂。大小便及会阴护理注意避免局部潮湿，以减少发生压疮的可能性。大小便后软纸擦拭，避免皮肤擦伤。

（2）保证呼吸。

急性高位脊髓损伤后由于呼吸功能障碍，排痰能力下降，可造成肺炎等并发症。可以采用胸部轻叩击和体位引流的方法促进排痰，鼓励腹式呼吸。

（3）康复训练。

康复训练包括：关节保护和训练、直立适应性训练、膀胱和直肠训练、压疮处理。

（5）心理治疗。

2. 恢复期康复治疗

恢复期康复治疗包括：肌力训练、肌肉与关节牵张、坐位训练、转移训练、步行训练、轮椅训练。

二、并发症处理

1. 疼痛处理

脊髓损伤患者的疼痛既可以是躯体性，也可以是中枢性。躯体性疼痛的治疗包括：预防性措施、心理治疗、物理治疗、药物治疗、神经干注射。

2. 肌肉痉挛

肌肉痉挛一般在损伤后3～6周开始发生，6～12个月左右达到高峰。常见诱因是膀胱充盈或感染、结石、尿路阻塞、压疮，以及机体的其他感染或损伤等。治疗方法包括：去除诱发因素、牵张运动及放松训练、抗痉挛药物应用、神经阻滞治疗、手术治疗等。

3. 泌尿系统并发症

泌尿系统并发症包括：尿路感染、泌尿系统结石。

4. 性功能障碍

（1）男性性功能障碍。颈髓和胸髓损伤患者多数均可有勃起。具有勃起能力的患者76%在伤后6个月内恢复，其余均在1年内恢复。其中23%可以成功进行性交，10%可以射精，5%具有生育能力。恢复勃起的技术包括阴茎海绵体内注射血管活性物质、真空技术、阴茎假体等。

（2）女性性功能障碍。脊髓损伤对女性患者的生育无影响，月经一般在1年内恢复正常。女性患者在生殖器感觉丧失后，性敏感区趋向于转移到其他部位，仍然足以刺激产生性高潮。

5. 心血管问题

高位截瘫或四肢瘫的患者最常见的异常是低血压和心动过缓。

6. 其他问题

其他问题包括：体温调节障碍、异位骨化等。

第十六节 痉挛、压疮、感染康复

一、痉挛

（一）相关概念

1. 肌阵挛

肌阵挛的临床表现包括由肌肉收缩或抑制导致的以短暂、电击样的不自主运动的特征的一种临床表现。肌肉收缩引发正性肌阵挛，而肌肉抑制导致负性肌阵挛，即扑翼样震颤。患者通常会将肌阵挛描述为抽动、抖动、痉挛等。

2. 痉挛与肌张力障碍

痉挛状态是指肢体僵直状态（肌张力），或指肌肉持续收缩状态。肌张力障碍是一种运动障碍，特点为不自主、持续性肌肉收缩，引起扭曲和重复动作或异常姿势。

按照分布痉挛可以分类为：局灶性肌肉痉挛，如喉肌痉挛、面肌痉挛、血管痉挛等；全身性肌肉痉挛，如婴儿痉挛、脑瘫、脑血管意外后、脊髓损伤等。

肌张力障碍主要按照临床特征和病因进行分类。按照临床特征，主要通过发病年龄、身体分布部位、时间模式、伴随症状等进行分类。按照病因学，主要通过神经系统病理和遗传方式进行分类。

3. 挛缩

挛缩通常是指肌肉或关节长期处于痉挛状态或某种特定位置，致使肌纤维变短、关节囊粘连、关节变形和固定，进而造成肢体活动受限和产生局部疼痛。

（二）发生机制

目前较为公认的肌张力障碍的病理生理机制可能有：失抑制；感觉功能障碍；突触可塑性改变，如突触稳态可塑性破坏、突触抑制丧失、增强作用易化；多巴胺能和胆碱能神经递质系统的异常。

（三）评估与管理

1. 肌张力异常的评估

（1）量表评估肌张力。

评估多采用 Ashworth 量表进行评估，也可以选择脊髓损伤后痉挛状态评估工具（SCI-SET）、改良 Penn 痉挛频率（MPSS）量表、脊髓痉挛性反应评估工具（SCATS）量表等，都有良好的重测信度和测试者间信度。

常用的 Ashworth 评估量表如下：0 级，无肌张力增高；1 级，轻度增高，被动活动时有一过性停顿；2 级，较明显增高，活动未受限；3 级，明显增高，被动活动困难；4 级，肢体僵硬，被动活动不能。

（2）其他检查。

其他检查包括：摆动试验测试、电生理测试、等速肌力测试、多通道肌电图测试、肌骨超声肌肉结构成像（MAP）等。客观、准确的肌张力评估，需要患者良好的理解和配合，必要时需要对患者进行认知功能评估，同时检查者需要正确地掌握测评工具使用方法。

2. 综合管理

（1）痉挛的影响因素。

痉挛对个体的影响具有两面性。负面影响包括疼痛、活动力下降、挛缩和肌肉痉挛，这些均能影响患者的睡眠和日常生活活动。其正面影响包括：有助于一些功能性活动，包括站立和移动、促进静脉回流、减少深静脉血栓形成和体位性低血压。

（2）抗痉挛治疗。

①药物治疗。

常用口服药物主要以下几种。巴氯芬是一种 δ－氨基丁酸－B 受体激动剂。替扎尼定是一种作用于中枢 α2 肾上腺素能受体激动剂。地西泮是 δ－氨基丁酸－B 受体激动剂，常用于控制夜间痉挛。丹曲林钠是一种作用于外周抑制肌肉肌质网释放钙，更容易出现受累和未受累肌肉均受累的并发症，并可能影响肝功能。

常用注射治疗为鞘内注射巴氯芬，因为巴氯芬不能透过血脑屏障，鞘内注射的剂量为口服剂量的 1%，但输送到脊髓的巴氯芬量为口服的 4 倍。鞘内注射巴氯芬可减少全身用药的副作用，但是其并发症为脑脊液漏、出血、感染、导管脱落以及泵移位。此外，靶肌肉注射主要有肉毒素（神经肌肉接头）、苯酚、乙醇。

②康复护理。

康复护理包括：痉挛体位摆放、疼痛护理、泌尿系管理、肠道管理及并发症相关知识宣教、ADL 指导、心理护理等。

③现代康复治疗。

现代康复治疗包括：运动疗法，如被动活动、持续牵拉、旋转活动、站立训练、振动疗法、外骨骼、机器人辅助步态训练等；物理治疗，如水疗、热疗；功能性电刺激（FES），如直肠电刺激、肌电生物反馈疗法（TENS）；音乐疗法；康复工程，如偏瘫肩托、腕部矫形器、踝足矫形器、防旋鞋、截瘫行走支具等；作业治疗，如强制限制训练法、小组模式训练、治疗操等。

④其他治疗方法。

抗痉挛治疗的其他治疗方法还包括：外科治疗，如脊神经根切断术、脊髓切开术、脊髓索切断术和脊髓切断术等；传统康复，如使用中药熏蒸、药浴等；针灸，如针刺特异性穴位、艾灸、梅花针等；中成药治疗，如振瘫膏，穴位贴等；中医手法治疗，如局部振动疗法、节段性按摩，经络、穴位按摩等。

（二）压疮

1. 定义及影响因素

（1）定义。

美国压疮顾问小组（NPUAP）对压疮的定义为：局限在皮肤或皮下组织的损害，常位于骨骼突起部位，与压力、摩擦力或/和剪切力有关。

（2）影响因素。

长期卧床患者包括脊髓损伤、偏瘫患者、骨折恢复期患者等，压疮发生率很高，有研究显示在脊髓损伤3个月内发生压疮概率高达89%左右，主要分布在骶尾部和足跟，大部分能够通过保守治疗和综合护理痊愈。脑卒中患者压疮发生几率也很高，脑卒中患者压疮发生的危险因素包括营养不良、感觉功能障碍、潮湿环境、压力、摩擦力、剪切力。病人感知能力和服用镇静药、非甾体抗炎药是脑卒中病人发生压疮的独立危险因素。

通常情况下需要从局部和全身情况两方面考虑。①局部因素主要包括：局部皮肤变薄、血管分布减少、局部血液循环差；不合适的卧位所产生的剪切力，危害比垂直方向的压力更大；床铺不平整，搬动患者时方法不正确，推、拉、拽所产生摩擦力；局部卫生条件差，皮肤潮湿、不洁，也易引起压疮和感染。②全身因素主要包括：高龄、长期营养不良、低蛋白血症、糖尿病、长期服用皮质激素等。

2. 评估和预测

压疮评估可以选择的方法有：Braden 法、Gosnell 法、Norton 法、Waterlow 法。其中最常用的为 Braden 法，用于预测和判断压疮危险程度。

3. 临床分期

美国全国压疮顾问小组对压疮的临床分期如下。

（1）可疑的深部组织损伤皮下软组织受到压力或剪切力的损害，局部皮肤完整，但可出现颜色改变，如紫色或褐红色，或导致充血的水疱。与周围组织比较，这些受损区域的软组织可能有疼痛、硬块、黏糊状的渗出，潮湿、发热或冰冷。

（2）第一期（淤血红润期），表现为“红、肿、热、痛或麻木，持续30分钟不褪”，在骨隆突处的皮肤完整伴有压之不褪色的局限性红斑。深色皮肤可能无明显的苍白改变，但其颜色可能与周围组织不同。

（3）第二期（炎性浸润期），表现为“紫红、硬结、疼痛、水疱”，真皮部分缺失，表现为一个浅的开放性溃疡，伴有粉红色的伤口床（创面），无腐肉，也可能表现为一个完整的或破裂的血清性水疱。

（4）第三期（浅度溃疡期），表现为“表皮破损、溃疡形成”。典型特征为：全层皮肤组织缺失，可见皮下脂肪暴露，但骨头、肌腱、肌肉未外露，有腐肉存在，但组织缺失深度不明确，可能包含有潜行和隧道。

（5）第四期（坏死溃疡期），表现为“侵入真皮下层、肌肉层、骨面，感染扩展”。典型特征为：全层组织缺失，伴有骨、肌腱或肌肉外露，伤口床的某些部位有腐肉或焦痂，常常有潜行或隧道。

此外，无法分期的典型特征包括：全层组织缺失，溃疡底部有腐肉覆盖（黄色、黄褐色、灰色、绿色或褐色），或伤口床有焦痂附着（碳色、褐色或黑色）。

4. 压疮的治疗原则及分期处理方法

（1）治疗原则。

①全身支持治疗包括：潜在性疾病的治疗、营养的补充、抗感染措施。

②创面局部处理包括：改善局部血液供应状态，减压；选择合适的敷料（湿润的闭合性的环境，缓解组织受压情况）。

③外科手术治疗包括：手术清创、手术植皮或者皮瓣。

（2）分期处理。

①Ⅰ期：防止局部继续受压；增加翻身次数；局部皮肤用透明贴或泡沫减压贴保护；3～7天更换一次；局部使用润滑剂。

②Ⅱ期：保护皮肤，避免感染，避免局部继续受压；促进上皮组织修复。除继续加强上述措施外，对未破的小水疱应减少摩擦，防感染，可任其自行吸收，也可用无菌注射器抽出水疱内液体后覆盖水胶体敷料（透明贴、溃疡贴）。创面无破损或渗液少用水胶体敷料，创面渗液多用泡沫类敷料、藻酸盐敷料。2～5天更换一次。

③Ⅲ期、Ⅳ期：通常需要清创，创面过于干燥或有难以清除的坏死组织，可选择不同处理方法，可以配合使用紫外线治疗，必要时外科植皮修复。

5. 新型敷料

新型泡沫贴能够有效降低脑卒中患者压疮的发生。临床常用湿性愈合伤口敷料种类及其各自功效如下。

（1）水胶体类：保护伤口、刺激肉芽组织生长，用于Ⅱ期压疮及未感染的浅表Ⅲ期压疮；对于深度溃疡，可考虑在水胶体敷料下面使用填充敷料，填补伤口内死腔。

（2）水凝胶类：保湿、软化、自溶清创，用于浅表轻度渗出的压疮。

（3）藻酸盐类：吸收大量渗液、轻微止血消炎，用于中重度渗出的压疮。

（4）银离子类：抑菌抗感染、吸收渗液，用于高危感染的溃疡。

（5）泡沫类：吸收渗液、控制肉芽增殖，促进上皮化。

6. 封闭式负压引流技术

封闭式负压引流技术（Vacuum Sealing Draining，VSD）是一种利用负压吸引装置与特殊创面敷料连接，间歇或持续地使创面保持在负压状态，促进创面愈合的治疗方法。也有人选择间断 VSD 加局部氧疗来促进创面感染控制和创面愈合。

（三）感染

1. 定义及分类

病原微生物通过一定途径侵入机体，并生长繁殖，引起病理反应且对机体造成一定损害。

（1）内源性感染，又被称为自身感染，是指各种原因引起的患者在医院内遭受自身固有病原体侵袭而发生的院内感染。病原体通常为寄居在患者体内的正常菌群，当个体的免疫功能受损、健康状况不佳或抵抗力下降时则会成为条件致病菌发生感染，如疱疹病毒感染。

（2）外源性感染，又被称为交叉感染，是指各种原因引起的患者在医院内遭受非自身固有病原体侵袭而发生的感染。

2. 院感的影响因素

（1）侵入性诊治手段增多。据统计，美国每年因使用医疗器械而发生感染者占医院感染的 45%。侵入性诊治手段不仅可把外界的微生物导入体内，而且损伤了机体的防御屏障，使病原体容易侵入机体。

（2）使用免疫抑制剂或激素、接受化疗、放疗后，致使病人自身免疫机能下降。

（3）抗生素的欠合理应用，使病人体内正常菌群失调，耐药菌株增加，致使病程延长，感染机会增多。

（4）病原体的进化以及人类认知水平深入。近年发现变异病毒、超级细菌等逐年增多。

（5）健康关注度增加、生活水平改变、生活环境改变等。

3. 康复住院患者易感性分析

（1）肺部感染。

脊髓损伤（SCI）后肺部感染是早期患者死亡的重要原因之一，肺部感染发生率高达 90%，尤其是高颈段脊髓损伤。SCI 可造成不同程度的呼吸肌麻痹，患者出现咳嗽无力、不能有效排痰及气道阻塞、合并头部创伤引起意识水平的改变或使用镇静药物、限制膈肌运动并增加胃内容物误吸风险的肠麻痹、自主呼吸障碍、支气管黏液高分泌、误吸、合并肋骨骨折或者胸腹部手术等，均可引起肺部感染。偏瘫患者发生肺部感染的概率也很高，其主要危险因素有：高龄、吸烟病史、合并糖尿病、意识障碍、侵入性操作及住院时间长等。合并吞咽障碍的患者更容易出现误吸，继发肺部感染。

预防措施包括：胸部理疗、鼓励深呼吸、勤换体位、对分泌物进行体位引流，手动辅助咳嗽，使用机械性吹气－排气，体育活动与锻炼、吞咽功能训练及正确的喂食、避免误吸等。

（2）尿路感染

SCI患者通常伴有神经源性膀胱，病程中出现尿路感染的概率很大，统计显示约40%～50%患者会出现不同程度的尿路感染。神经源性膀胱管理不当后期甚至会出现泌尿系结石、输尿管返流及反复上尿路感染、肾功能受损。脊髓损伤程度、尿管留置时间、膀胱冲洗频率、尿路感染前抗菌药物使用、有低蛋白血症均是影响脊髓损伤住院患者康复期尿路感染的危险因素。

预防措施包括：保持适量而规律的饮水；早期全程间歇清洁导尿能够减少脊髓损伤患者尿路感染风险。

4. 院感的防控

针对易感人群患者个体，需注意以下问题：①抗生素的合理选择。②减少不必要的侵入性操作。③全面而充分的全身支持。

针对易感人群，采用科学的管理方式、严格控制以避免交叉感染、院感爆发、传染病播散等。

5. 康复治疗

电动起立床、振动排痰仪、超短波及咳嗽训练的多种物理治疗手段有机结合，可大大提高气管切开术后合并肺部感染患者的拔管率，可行性及安全性均较高。减少留置导尿时间、间歇清洁导尿、制定饮水排尿计划等，可减少尿路感染患者的发生率，定期膀胱尿道功能监测能够进一步保证膀胱功能安全，减少尿液反流引起上尿路感染及肾功能损害的风险。规范的伤口管理、新型辅料使用、局部物理治疗（紫外线照射）、局部药物应用，有利于减少压疮、手术伤口继发感染。

（潘红霞）

第十七节　疼痛康复

随着经济的飞速发展和人民生活水平的大幅提高，大众对医疗服务和生活质量的要求逐步提高，人口老龄化问题逐渐加剧，慢性疲劳导致人们健康状态不断恶化。这种现状引发了康复医学的快速发展与突破，在康复医学中疼痛康复亚学科的建设与发展同样也取得了许多重要成果和技术革新。但是，国内从事疼痛康复的医务工作者仍然分散在各个学科中，康复医学科中疼痛康复亚专业的建设呈现明显滞后，并且人才队伍紧缺，治疗技术和方法有待更新以迎合时代的发展。在临床医学飞速发展和多学科融合的今天，疼痛康复作为一个集多学科于一体的新兴学科，其标准化建设整合了中西医各类相关治疗技术手段，并且严格遵从相关治疗原则，充分考虑患者需求，以病人为中心，根据患者的病情和需要，为疼痛患者提供一站式的解决方案。因此，疼痛康复需要得到人们更多关注。

国际疼痛研究学会提出，疼痛是不愉快的感觉和情绪的感受，与现有或潜在的组织损伤有关。依据疼痛的多相模式可将疼痛体验分为：伤害刺激、痛觉、痛苦、疼痛行为四部分。伤害刺激是指破坏组织，引起神经纤维游离末梢兴奋的刺激。痛觉是神经系统的伤害性知觉。痛苦是疼痛引起的中枢的负性情绪反应，受焦虑、忧郁等心理因素影响。疼痛行为是痛苦的躯体表现，受强化因子影响而增强。

据不完全统计，目前世界疼痛的发病率大约为35%～45%，老年人的发病率约为75%～90%。近年来，用于缓解疼痛的医疗费用逐年上升，因疼痛造成的抑郁、焦虑、自杀的患者群体逐渐扩大。因此，疼痛康复不仅是一个世界范畴的医学问题，也是目前我国急需开展的公众健康服务之一。

一、疼痛康复的发展现状

疼痛指标是衡量一个国家医疗人文关怀状况的重要标尺，目前国际上已认识到疼痛诊疗的重要性，世界卫生组织于2000年就提出“疼痛是一类疾病”。在欧美发达国家，疼痛康复已成为康复医学的重要分支，形成综合医院康复（疼痛）科、专科康复（疼痛）中心、社区疼痛康复诊所三级医疗网络。由此可见，国外对疼痛康复已非常重视，且学科建设已相对完善，相对于其他单一疗法有更强的循证依据。但相对来说，疼痛康复医疗在我国医疗体系中点多面广，各具特色，但又缺乏严谨的行业监管，行业标准化、制度化水平亟待提高。

二、疼痛康复的概念

疼痛会导致身体残疾和社会心理问题，从而降低生活质量。运动、认知行为疗法、跨学科康复和患者教育的疼痛康复不仅改善主观疼痛感，而且改善疼痛相关功能障碍。疼痛康复的特点是基于以病人为中心的视角和病人的决策进行自我管理。疼痛康复为所有疼痛患者提供人性化治疗，攻克各种疼痛，创造无痛的轻松生活。疼痛康复是综合、协调的应用各种措施，以减轻患者疼痛，提高生活质量。谈及疼痛康复，得先谈疼痛诊疗。疼痛诊疗的意义在于安全、及时、有效和合理地诊断与控制疼痛，使患者恢复健康。引起疼痛的原因是多方面的，包括创伤、炎症、内脏的牵张、神经病变等。疼痛诊断技术包括传统诊断学技术和电生理学、影像学技术。

三、疼痛康复的治疗范围

疼痛康复为多学科交叉领域，涉及临床许多专科疾病，其治疗范围相对广泛，包括以下治疗范围。

第一类，急性疼痛和难治性（反复急性发作）疼痛。多为伤害性刺激所致的局部疼痛，如创伤痛，此类疼痛局部多有炎症反应，剧烈时伴有自主神经症状。随着伤害性刺激的消除，组织愈合进而疼痛消失，急性疼痛一般不超过 6 个月。难治性疼痛因由类风湿、癌症等难治性疾病引起，病程长，疼痛随原发性疾病病情变化而反复发作。

第二类，慢性疼痛。一般器质性病变已治愈，疼痛持续 6 个月以上，疼痛可表现在全身任何部位。慢性疼痛包括：顽固性疼痛，如颈源性头痛、偏头痛、外伤后疼痛、椎间盘突出症等；神经源性疼痛，虽伤害性刺激已消失，但神经障碍使疼痛持续存在，如带状疱疹后神经痛、反射性交感神经营养不良、中枢神经障碍的丘脑痛、脊髓损伤后疼痛、幻肢痛等，疼痛剧烈，疼痛部位与神经分布相一致。

第三类，特殊疼痛类。特殊疼痛包括血栓性脉管炎、顽固性心绞痛等。

四、疼痛康复的评估与目标

现如今人们越来越认识到疼痛是一种复杂的感知体验，受到广泛的心理、社会因素的影响，包括情绪、社会环境背景、社会文化背景、人的信仰、态度和期望，以及心理因素。持续数月和数年的慢性疼痛，将在各个方面影响一个人状况，包括其情绪、人际关系、职业关系和身体状况等方面。因此，成功治愈存在疼痛的患者不仅需要注意外在症状表现，还需要注意调节内在的疼痛感受和能够缓解疼痛的体验，以及注意相关导致残疾的因素范围。因此，对疼痛的评估显得尤为重要。

（一）评估

疼痛目前被认为是继心率、血压、脉搏、体温之后的第五个生命体征，是患者感知自我身体状况变化的一重要指征。前四个生命体征可以通过心率表、血压计、温度计等进行客观测量，但是由于疼痛是患者的主观感受，会受到情绪等心理因素的影响，难以获得精准数据。因此，对于疼痛的评估需要尽可能地使主观感受客观化。在疼痛评估的过程中，需要考虑疼痛的部位、性质、发展进程、缓解和加重疼痛的因素等。

1. 部位

在疼痛评估时，要确定疼痛的部位是局限于某一区域还是呈现放射性疼痛。

若是神经损伤引发的放射性疼痛，需确定疼痛区域是否与相应的神经损伤节段相一致。同时还需确定，是否存在牵涉痛。特别是在骨骼肌肉系统中的牵涉痛常常与肌筋膜疼痛的扳机点（Trigger Points）有关。

2. 性质

由于损伤的组织和部位不同，疼痛的性质并不完全相同，可表现为钝痛、酸痛、胀痛、闷痛、锐痛、刺痛、切割痛、灼烧痛、绞痛等。神经损伤通常表现为针刺样疼痛、麻木、灼烧痛，肌肉或骨骼的病变通常表现为刺痛、锐痛。身体表浅部的疼痛来源于皮肤和皮下组织，通常表现为刺痛或灼烧痛，身体深层的疼痛来源于肌肉、筋膜、韧带、血管等，通常表现为刺痛、闷痛、酸痛、锐痛等。

3. 程度

通过各种评价方法可了解患者主观的疼痛程度，包括：视觉模拟法（Visual Analogue Scale，VAS）、数字评分法（Numeric Rating Scale，NRS）、语言评分法（Verbal Rating Scale，VRS）、面部表情评分法（Faces Pain Scale，FPS）等。

4. 发展进程

在疼痛的评估中，需要对疼痛的发展进程进行了解，可通过问诊获得，如以下问题。

（1）症状为持续还是间断？

（2）疼痛是突然发生还是逐渐产生？

（3）疼痛持续的时间为多久？

（4）疼痛何时表现出来？是在活动前、活动中还是活动后产生？是否有晨起痛和夜间痛？以上信息的获得均可为疾病的诊断和评估提供依据。

5. 缓解和加重疼痛的因素

了解患者在何种体位、姿势下或者在某种动作和活动中会出现疼痛的缓解或加重，可以为疼痛的诊断和制定康复治疗计划提供依据。在制定康复治疗计划的过程中，应当尽量避免加重疼痛的因素。

6. 疼痛的其他相关因素

疼痛的其他相关因素包括患者的基本情况（年龄、性别、职业）、家族史、患病史（包括精神病史）、外科手术史、怀孕史、月经史、用药史（是否服用镇痛类药物）、吸烟饮酒史等。

（二）目标

疼痛康复的主要目标是帮助患者承担自身状况的自我管理责任。康复治疗计划通过指导患者进行治疗，促进自我管理和自我效能发挥，包括采用物理和心理学方法来做到这一点。康复治疗计划要求患者进行一系列生活方式改变，包括定期进行体育锻炼、练习和使用各种应对策略，也包括其他改变生活方式的方案，如减轻体重、戒烟等。某些患者在最初达到目标之后会经历明显复发。因此，努力找出那些倾向于排斥治疗和复发人群的特征，将为疼痛患者达到康复目标以及维持治疗效果产生积极影响。

疼痛康复的目标包括：①对可能潜在的疾病进行鉴别诊断和治疗；②停止使用不适当的药物（吗啡类）；③改善疼痛症状；④恢复身体功能；⑤恢复社会的、职业的技能，再参与社会活动和回归工作；⑥健康管理系统使用的减少；⑦心理功能的改善和促进。

疼痛康复在诊断和治疗上的共同点是：①重视康复治疗，包括物理因子疗法、运动疗法、关节活动度训练、肌力强化训练、日常生活动作训练、假肢、轮椅等自助器具的使用指导；②进行心理因素的评价和治疗；③接触患者家属；④对患者及其家属进行宣教；⑤避免进行对疼痛有强化影响的治疗。

五、浅谈疼痛康复相关疾病

腰椎间盘突出症（Lumbar Intervertebral Disc Herniation，LIDH）是因腰椎间盘退行性改变后，在外力的作用下纤维环部分或完全破裂，髓核突出，刺激或压迫窦椎神经、神经根、马尾神经所引起的腰腿痛为主要症状的一种病变。好发于青壮年，以 L4～5 和 L5～S1 间隙发病率较高。腰椎间盘突出症的病因可能是腰骶先天结构异常（腰椎骶化、骶椎腰化）、遗传易感因素、腰椎间盘退变、慢性劳损、妊娠。临床症状包括：腰痛、坐骨神经痛、股神经痛、骶神经痛（马尾综合征），体征包括：腰椎侧弯畸形、腰部活动受限、下肢皮肤感觉异常、下肢肌力下降、下肢反射异常。临床常用检查包括：腰椎 X 光、腰椎 CT 或腰椎 MRI，部分可结合超声、肌电图协助诊断或鉴别诊断。腰椎间盘突出症需要与以下疾症鉴别，包括：腰部慢性软组织损伤、腰椎管狭窄症、椎弓根狭部不连、脊柱滑脱症、腰椎结核、腰椎肿瘤。腰椎间盘突出症的治疗包括：非手术治疗和手术治疗。非手术治疗包括：理疗（蜡疗、中频、超短波、磁热疗法）、脊柱减压（牵引）、腰椎病手法治疗、针灸、药物治疗（非甾体抗炎药、肌肉松弛药、改善循环等）、局部药物注射。手术治疗包括：全椎板切除髓核拆除术、半椎板切除髓核拆除术和人工椎间盘置换术。

六、疼痛康复的责任与任务

疼痛康复的责任与任务包括：①为遭受急、慢性疼痛折磨的住院或门诊病人提供高水平的治疗。②通过疼痛医学的特殊临床知识及技能，帮助全身性痛性失调病人的康复。③获得疼痛专业技能的专科医生资质。④参与规划和/或评估政策制定、资质持续、技术分级、治疗标准和与疼痛医学相关的特殊设备研发。

⑤提供与质量控制和教育相关的辅助服务。⑥参与个体痛性失调相关的疼痛医学临床科学研究。⑦为复杂而严重的疼痛医学相关的临床问题提供专业的诊断和治疗措施，促进学科间的交流和合作。⑧为在非疼痛中心治疗痛性失调的患者提供医疗服务，提供随访调查和防止相关并发症的发生。⑨具有疼痛医学知识及技能的亚专科医生，开展住院医培训，并提高疼痛医学相关的教学质量。

七、展望

当前，我国已经把“健康中国”上升到前所未有的战略高度，鼓励积极发展健康服务业。疼痛康复这个学科领域必然通过多学科融合发展，以“互联网＋医疗”“互联网＋康复”“互联网＋养生”的方式，以人工智能、可穿戴式设备与物联网技术相融合的方式，以新兴材料开发带动疼痛康复医疗技术创新的方式，取得疼痛康复的新发展、新飞跃。

（周梅、林义钧、兰纯娜、何红晨）

第十八节　重症康复技术

一、定义

随着重症医学的发展，临床救治水平提升，危重患者的生存率显著提高，但致残率明显上升，生存者普遍存在着躯体、认知、精神等方面的功能障碍，患者功能恢复或改善从而成为重症医学关注的重点。因此，重症医学需要康复医学的介入，重症医学与康复医学的结合产生了重症康复医学，是患者在重症监护室（Intensive Care Unit，ICU）的救治过程中，通过康复措施减轻患者的功能障碍和减少并发症，使患者出 ICU 后其功能与生活能力能尽可能恢复到较高水平，重症康复强调预防康复，在早期介入。国内外的研究证实重症患者的早期、及时、合理的干预，对预防并发症和继发性残疾、改善预后及缩短病程具有重要意义。

二、重症康复患者的评估

重症监护室的危重患者常伴有多器官功能障碍，大多处于卧床制动状态，在完全卧床情况下易出现 ICU 获得性肌无力（ICU-Acquired Weakness，ICU-AW）、心肺功能减弱、关节挛缩、废用综合征等生理功能障碍，不同程度的意识功能障碍及心理功能障碍，以及营养不良、骨质疏松、肺部感染、深静脉血栓等并发症。这些改变均对预后不利，康复治疗的及早干预可减少并发症，改善患者功能预后。但由于此时患者病情并不稳定，因此康复介入前需对患者进行充分的评估以确保康复介入的安全性，并根据评估结果确定合适的康复目标，制定合理的康复治疗方案，进行针对性、个体化、规范化的康复治疗。

（一）神经系统疾病的康复介入评定

评定患者是否能够进行早期康复干预，需从患者意识水平、谵妄状态、颅内压等方面考虑，详细细则见表4－11，圆形（一般用绿色标示）、三角形（一般用黄色标示）、菱形（一般用红色标示）标志代表意义见表4－12。

表4－11　神经系统疾病康复介入评定

神经系统	床上活动	下床活动
意识水平		
患者昏昏欲睡或清醒平静或不安焦躁（如RASS评分－1～＋1）	●	●
患者轻度镇定或躁动焦虑（如RASS评分－2或＋2）	▲	▲
患者昏迷或深度镇静（如RASS评分＜－2）	▲	◆
患者非常暴躁或有攻击性（如RASS评分＞＋2）	◆	◆
谵妄		
谵妄，不需要输液	●	●
谵妄，需要输液，且能够听从简单指令	●	▲
谵妄，需要输液，不能听从指令	▲	▲
颅内压		
颅内压不处于合适的范围内，主动管理颅内高压	◆	◆
监测颅内压，不需要介入主动管理	●	▲
其他神经问题		
颅骨切除术	●	▲
开放性腰椎引流（未夹闭的）	●	◆
帽状腱膜下引流	●	◆
脊髓预防措施（预检或固定）	◆	◆
急性脊髓损伤	●	▲
蛛网膜下腔出血未夹闭动脉瘤	●	▲
动脉瘤夹闭后血管痉挛	●	▲
不可控的癫痫发作	◆	◆

表 4-12 各种形状（颜色）标志代表意义

●	圆形（一般用绿色标示）：不良事件发生低风险，按照常规 ICU 指南以及流程进行
▲	三角形（一般用黄色标示）：存在潜藏风险，不良事件发生率较绿色类高，但进行活动利大于弊，事先应明确每一个活动的注意事项及禁忌证
◆	菱形（一般用红色标示）：有明确的潜藏风险或不良事件的后果，应禁止患者进行主动活动，除非 ICU 医务人员与物理治疗师及高级护理人员共同讨论后特批

此表标志意义均适用于表 4-13、表 4-14、表 4-15。

（二）呼吸系统疾病的康复介入评定

在患者进行活动之前，首先医务人员需要确定患者是否有插管及插管的方式，插管是否固定，此外患者需要提供充足的氧气储备以预防可能无法预料的情况的发生。具体的细则参见表 4-13。

表 4-13 呼吸系统疾病康复介入评定

呼吸系统	床上活动	下床活动
插管		
气管插管	●	●
气管切开	●	●
呼吸参数		
吸入氧浓度		
≤0.6	●	●
>0.6	▲	▲
脉搏血氧饱和度		
≥90%	●	●
<90%	▲	◆
呼吸频率		
≤30bpm	●	●
>30bpm	▲	▲
通气		
高频振荡通气（HFOV）	▲	◆
呼气末正压通气（PEEP）		
≤10cmH_2O	●	●

续表

呼吸系统	床上活动	下床活动
>10cmH_2O	▲	▲
人机不同步	▲	▲
急救疗法		
一氧化氮	▲	▲
前列环素	▲	▲
俯卧位	◆	◆

（三）心血管系统疾病的康复介入评定

心血管系统疾病重症患者在实施运动康复训练前，应常规进行运动试验，客观定量地评价患者的心脏储备功能和运动耐力，准确地测量患者的心脏功能，以作为下一步制定运动处方的主要依据。心血管系统疾病康复介入评定如表 4-14 所示。

表 4-14　心血管系统疾病康复介入评定

心血管系统	床上活动	下床活动
血压		
高血压静脉注射紧急降压	◆	◆
平均动脉压（MAP）		
低于目标范围	▲	◆
进行支持后 MAP 仍低于目标范围	▲	◆
不进行支持或进行低水平支持，MAP 高于最低目标范围	●	●
进行中等水平支持，MAP 高于最低目标范围	▲	▲
进行高水平支持，MAP 高于最低目标范围	▲	◆
已知或待诊的严重肺高压	▲	▲
心律失常		
心动过缓		
需药物治疗（如去甲肾上腺素）或等待紧急起搏器植入	◆	◆
不需药物治疗或等待紧急起搏器植入	▲	▲

续表

心血管系统	床上活动	下床活动
经静脉或心外膜起搏器		
节律依赖	▲	◆
稳定的基础节律	●	●
任何稳定的快速性心律失常		
心室率>150 bpm	▲	◆
心室率 120～150bpm	▲	▲
任何快速性心律失常，伴心室率<120bpm	●	●
设备		
股动脉处插入主动脉内气囊泵	●	◆
ECMO		
股动脉或锁骨下（非单双腔套管）	●	◆
单双腔套管插入到中央静脉	●	▲
心室辅助装置	●	●
肺动脉导管或其他连续心输出量监测设备	●	▲
其他心血管系统问题		
任何原因引起的休克（乳酸>4mmol/L）	▲	▲
DVT/PE 确诊或待诊	▲	▲
严重主动脉瓣狭窄确诊或待诊	●	▲
心肌缺血（定义为持续的胸痛和/或动态心电图的变化）	▲	◆

注：IABP=主动脉内气囊泵；ECMO=体外膜肺氧合；bpm=每分钟节拍；MAP=平均动脉压；DVT=深静脉血栓；PE=肺栓塞物

第一，医疗组建议，如果血压在目标范围之内，针对床上活动这一项目，可属于黄色标记类。

第二，有经验的 ICU 医务人员通常具有判断心血管系统不稳定、低中高水平的血流动力学支持对患者影响水平的能力。然而，当医务人员缺乏经验或无法确定时，需要向经验丰富的 ICU 医务人员咨询，讨论患者是否可以进行活动。平均动脉压的目标范围由 ICU 治疗小组决定。

第三，当主动脉内气囊泵/体外膜肺氧合插入时，骑自行车以及髋屈曲的动作是禁忌证。

（四）其他常见疾病的早期康复评定

除上述所列情况外，临床中还存在其他疾病情况的发生，如手术、骨折等，具体安全性细则见表 4-15。

表 4-15　其他常见疾病的康复介入评定

其他情况	床上活动	下床活动
手术		
不稳定的承重骨骨折（骨盆、脊椎、下肢长骨）	▲	◆
大的开放性手术伤口（胸部、腹部）	●	◆
内科		
已知的不能控制的活动性出血	◆	◆
考虑活动性出血或出血风险增高	●	▲
尽管使用充分的物理降温或药物降温，但体温仍超过可接受上限	▲	▲
积极的降温处理	▲	▲
其他情况		
ICU 获得性肌无力	●	●
连续肾脏替代治疗	●	●
股静脉和动脉导管	●	●
股骨鞘	▲	◆
其他引流方式及安置物（鼻胃管、中央静脉导管、胸腔引流、创口引流、肋间导管、导尿管）	●	●

二、重症康复的原则

（一）早期原则

重症康复患者在生命体征平稳后根据康复评定结果要早期介入康复治疗，介入越早对患者预后越好。

（二）规范原则

重症康复患者的康复治疗方式需规范、正确。

（三）循序渐进

重症康复患者的康复治疗需根据患者病情循序渐进，不要急功近利。

三、重症康复的目标

第一，重症康复的总体目标是尽可能减少危重病后的功能障碍与并发症。

第二，在对患者开展康复治疗过程中首先确保患者安全。

第三，改善患者的功能障碍要分主次先后，意识不清的患者以预防压疮、静脉血栓、关节挛缩、肌肉萎缩等并发症为目标；意识清楚的患者以脱机、改善心肺功能，以坐位、站立为目标。

四、重症康复的质量控制

第一，实施前必须对患者实施系统的评估。第二，在患者康复治疗过程中需实时监测。第三，确立康复终止指标。第四，选择合适的康复治疗方式。

五、重症康复治疗技术

（一）姿势与体位

主要目的是预防并发症的发生，包括良肢位摆放、预防肢体痉挛、定时由专人翻身预防压疮、定时排痰预防肺炎。

（二）关节活动度训练

被动活动可预防肌肉萎缩和深静脉血栓的形成等。这类康复手段主要是通过设备来带动患者完成肢体的关节活动。该方法能量消耗低，不需要患者参与，是最安全的重症康复方法，适合于昏迷、气管切开，不能主动参与康复的重症患者。

（三）运动疗法（肌力、坐、站、步行）

在确保安全的前提下，患者适当地参与一些力所能及的活动，提高患者肢体肌肉力量，循序渐进地进行坐位、站立位及步行训练等，适合于清醒可以活动的重症患者。

（四）吞咽训练

通过吞咽训练可改善患者的吞咽功能。

（五）心肺功能的训练

改善患者心肺功能的方法包括排痰训练、体外膈肌起搏等。

出，脑膜刺激征阴性。坐位、站位平衡Ⅰ级不能维持。

【临床诊断】①脑血管病性偏瘫；②脑出血术后；③高血压病；④糖尿病；⑤高脂血症。

【鉴别诊断】①脑梗死：由于各种原因所致的脑动脉血流中断，导致局部脑组织缺氧缺血性坏死，而出现相应神经功能缺损综合征。又可将缺血性脑卒中分为：可逆性缺血性神经功能缺失，一般指神经症状和体征在3周内完全恢复；进展型缺血性脑卒中，相应的神经症状在起病6小时后逐渐加重；完全性缺血性脑卒中，起病6小时内症状即达到高峰。脑梗死发病24～48h后，脑CT扫描可见相应部位的低密度灶，边界欠清晰，可有一定的占位效应。脑MRI检查能较早期发现脑梗死，表现为加权图像上T1在病灶区呈低信号，T2呈高信号，MRI能发现较小的梗死病灶。②外伤性脑出血：常常继发于脑组织挫裂伤后。③蛛网膜下腔出血：一般起病急，伴有意识障碍，颈强直，克氏征阳性，颈阻阳性，可有动眼神经瘫痪，脑脊液压力增高，呈血性，造影检查多可见动脉瘤。④脑肿瘤：患者常常起病较缓慢，常伴有恶心、呕吐进行性加重等症状，查体可见视神经乳头水肿及局灶性神经体征。原发性脑肿瘤发病缓慢，脑转移肿瘤发病有时与急性脑血管病相似，应及时做头部CT扫描，如若不能鉴别，应结合头部MRI检查。

（二）康复专科评定结果

医师组专科评定：肩关节ROM受限：左肩关节被动前屈75°，被动后伸10°、被动外展60°时活动受限。左侧肢体肌肉萎缩。肌耐力评定（MR5）：左侧肢体肌耐力0级，右侧肢体肌耐力3级。协调性检查：患者左侧肢体无法完成。睡眠评估：睡眠障碍，患者入睡困难，夜间有觉醒，白天易感疲劳不适。

【PT脑卒中组评定结果】①痉挛评定（使用改良Ashworth）：左侧肱二头肌、腕屈肌1+级、肱三头肌1级，股四头肌2级，小腿三头肌、腘绳肌1级。②疼痛评估：左侧肩关节周围广泛压痛。③感觉功能评定：左下肢深浅感觉均减退。④Brunnstrom分期：左侧上肢、收、下肢Ⅱ期。⑤ROM：左肩关节被动前屈75°，被动后伸10°、被动外展60°时活动受限。⑥平衡功能评定（简易平衡评定）：坐位平衡、站立位平衡不能维持。⑦移动能力评定：患者得分13分，总分40分。

【PT疼痛治疗组】左侧方肩，左侧肩关节周围肌肉萎缩，左侧肱骨头脱位约半指。左肩关节被动前屈75°，被动后伸10°、被动外展60°时疼痛加重，VAS评分5分，左肩关节广泛压痛，左侧上肢及手均疼痛过敏。左肩搭肩试、肩关节回旋阳性。

【OT评定结果】ADL能力评定：患者得分30分，满分100分，其中大小便控制各 10 分，进食 5 分，洗漱 5 分，其余均为 0 分，属于日常生活活动能力重度依赖。MMSE 得分 29 分，满分 30 分，为正常。家居环境评估：患者家住 1 楼，职业农民，文化程度小学，与妻子儿子同住。洗澡为淋浴，步行途中有门槛阶梯，没有无障碍设施。

【ST 评定结果】患者洼田饮水试验Ⅱ级，无吞咽功能障碍，无认知功能障碍。

【CPT 评定】患者无法完成简易肺功能测定，胸廓活动度<1cm，听诊双肺有湿啰音，双肺呼吸音减弱。

【康复护理评估】跌倒/坠床风险评估 6 分为高位风险，压床风险评估 12 分为高度危险。华西心晴指数评估：患者得分 20 分，提示存在不良情绪。

二、病例分析

综上患者目前康复诊断如下：

（一）功能障碍

【功能障碍】①运动功能障碍：左侧肢体瘫痪，左侧肢体运动不能；②感觉功能障碍：左侧下肢深浅感觉减退；③平衡功能受限：坐位平衡Ⅰ级，站立位平衡不能维持；④心肺功能受限：患者肺部感染，咳嗽乏力，听诊双肺呼吸音减弱，双肺底可听及少量啰音，胸廓活动度<1cm；⑤心理功能受限。

（二）结构与参与

患者右侧颅骨缺失，头部 CT 见右侧颞骨局部骨质缺损，右侧颞叶脑膜脑膨出，内见斑片状低密度影，左侧基底节区出血。

（三）个体与环境

患者家住 1 楼，职业农民，文化程度小学，与妻子儿子同住。主要照顾者为妻子。家中洗澡为淋浴，步行途中有门槛阶梯，没有无障碍设施。

（四）活动与参与

【活动与参与】①ADL 能力受限。②社会参与能力受限：休闲、娱乐、户外活动受限。

（五）康复目标

【近期目标】诱发右侧肢体运动，抑制异常运动模式，缓解疼痛，提高平衡功能，提高 ADL 能力。

【远期目标】轮椅出院，回归家庭，社区内活动，提高生活质量。

（六）康复方案

【康复方案】①物理治疗：偏瘫/中风手法治疗、体适能训练、功能性电刺激、咨询与培训、超声波治疗、蜡疗、骨质疏松治疗。②作业治疗：脑损伤基础作业治疗、经颅磁刺激。③康复护理：一般专项护理：良姿位摆放，健康宣教。④高压氧舱治疗。⑤康复辅具：轮椅。⑥药物治疗。

【治疗目的】提高平衡功能，提高 ADL 能力。轮椅出院，回归家庭，社区内活动，提高生活质量。

【社会支持力】主要照顾者为妻子，儿子与女儿共同负担其住院费用。

（七）治疗经过

患者入院后，经康复评定并完善相关辅助检查，予以安排偏瘫/中风手法治疗、脑损伤作业基础治疗、电子生物反馈等康复治疗，经治疗，患者肢体运动功能有所改善，坐位平衡达Ⅰ级，Brunnstrom 分期：左侧上肢、下肢、手均为Ⅱ期。自述左侧膝关节疼痛不适，膝关节查体：左侧膝关节内侧压痛，VAS 评分 5 分，膝关节各方向活动度均正常，磨髌试验阳性，浮髌试验阴性。行膝关节平片提示左侧膝关节退行性变。予以患者佩戴肩托，口服塞来昔布止痛对症治疗，增加肩关节及膝关节超声波、中频等物理因子治疗后，患者疼痛有所缓解，VAS 评分 3 分。

经治疗一周后患者左侧肢体运动模式无明显改善，经过治疗小组讨论并文献检索发现：①建议根据脑卒中患者具体的功能障碍特点，综合应用上述多种理论和技术，制定个体化的治疗方案来提高康复治疗效果（Ⅱ级推荐，B 级证据）；②建议以具体任务为导向的训练手段，提高实际的功能和能力（Ⅱ级推荐，B 级证据）；③功能电刺激和常规训练相结合可以更好地改善上肢运动功能和步行能力（Ⅱ级推荐，B 级证据）。由此调整治疗方案，综合应用多种理论技术根据个人制定个体化康复治疗方案，调整增加功能性电刺激、高压氧治疗及水疗等方案。经治疗患者 Brunnstrom 分期左侧上肢Ⅱ期，手Ⅱ期，下肢Ⅲ期，坐位平衡Ⅱ级，站立位平衡Ⅰ级不能维持。

入院后 18 天，于下午 6：00 突发言语不清，无恶心呕吐、无头昏头痛、无新进阳性体征，测的血压为 180/90mmHg，予以急诊复查头部 CT 右侧颞骨局部骨质缺损，右侧颞叶脑膜脑膨出，内见斑片状低密度影；左侧基底节区血肿，最大截面 3.1＊1.4cm。经请神经外科会诊，考虑患者暂无性急诊手术指征，予以甘露醇 125ml，q8h 脱水降颅压、营养支持、维持电解质平衡等对症治疗，予以床旁康复，安排康复治疗项目包括被动关节活动度训练，主动等长肌肉收缩训练，辅助排痰。患者期间出现尿潴留，予以安置尿管，安置尿管后患者不慎将尿管拔出，小便内见大量鲜红色引流液，请泌尿外科会诊考虑尿路损伤，予以止血、持续膀胱冲洗两天后小便量逐渐清亮。患者卧床一周后患者复查头部CT见左侧基底节区血肿较前吸收，中线未见偏移，余同前。调整甘露醇脱水用了125ml，q12h，患者生命体征平稳，经治疗小组讨论后评估患者风险，可前往治疗室进行康复治疗。考虑患者卧床一周，其血栓风险较高，复查二聚体3.70mg/L，立即复查下肢静脉彩超见右侧头静脉属支及右侧贵要静脉血栓，双侧小腿肌间静脉血栓，左侧股总静脉远段及股深、股浅静脉汇入口处部分血栓。考虑为新发血栓，急请血管外科会诊，患者有行深静脉滤网植入器指征，患者行术前准备时出现发热，体温最高为39℃，行胸部CT见双肺胸膜下区间质性改变，双肺散在少许炎性改变，双肺肺气肿，双肺散在肺大泡。纵隔淋巴结稍增多，部分增大。再次请血管外科会诊，因患者发热行滤网植入术有增加感染风险，暂无法行手术治疗，经过与患者及家属充分沟通知情后，予以患者行保守治疗，调整治疗方案为：药物特治星抗感染治疗，氨溴索化痰，维持水电解质平衡。康复治疗：继续床旁康复治疗，健侧主动肌力训练，心肺康复治疗。

患者在入院后第25天，清晨自诉腹部不适，解柏油样黑色大便，呕吐暗红色胃内容物一次，急送大便及胃内容物隐血，结果回示隐血阳性。立即予以患者禁饮、禁食，安置胃管行胃肠减压，急查血常规：血红蛋白HGB 90g/L。诊断为上消化道出血。予以质子泵抑制剂静滴，维持液体及电解质平衡。追溯病史，患者家属述既往患者曾行胃镜检查提示慢性胃炎，未进行正规治疗。安排全腹部CT检查未见确切占位，并完善肿瘤标记物检查，无特殊。患者经治疗后胃肠引流未见血性胃内容物后，逐渐进食。

患者经康复治疗后，其Brunnstrom分期：左侧上肢、手Ⅱ期、下肢Ⅲ期，坐位平衡Ⅱ级，站立位平衡无法维持，患者轮椅出院，进行社区康复治疗。

【第一周康复评定结果】①痉挛评定：左侧肱二头肌、腕屈肌1+级、肱三头肌1级，股四头肌2级，小腿三头肌、腘绳肌1级；②疼痛评估：左侧肩关节疼痛，VAS评分3分；③感觉功能评定：左下肢深浅感觉均减退，左上肢及手感觉过敏；④Brunnstrom分期：左侧上肢、手Ⅱ期、下肢Ⅲ期；⑤ROM：肩关节活动度疼痛受限；⑥平衡功能评定：坐位平衡Ⅱ级，站立位平衡不能维持；⑦移动能力评定：患者得分13分，总分40分。⑧ADL能力评定：患者得分35分，满分100分，其中大小便控制各10分，进食5分，洗漱5分，其余均为0分，属于日常生活活动能力重度依赖。MMSE得分29分，满分30分，为正常。

【第三周康复评定结果】①Brunnstrom分期：左侧上肢、手Ⅱ期、下肢Ⅱ期。②疼痛评估：左侧肩关节疼痛，VAS评分3分。③感觉评估：左侧下肢深浅感觉均减退，左侧上肢及手感觉过敏。④ROM：肩关节活动受限。⑤平衡功能评定：坐位、站位平衡无法评估。⑥ADL能力评定，患者得分45分，属于日常生活活动能力中度依赖。⑦胸廓活动度<1cm，双肺听诊双肺呼吸音降低，双

肺底可听诊少许湿啰音。咳痰有力。

（八）临床思路

第一，影响患者达到轮椅出院、生活部分自理、社区内活动的康复目的因素如下：①患者参与康复治疗的时间，患者于发病后 3 月进行正规康复治疗。②患者性格特点，患者家属述发病前患者易怒。③患者小学文化，农民。④患者老年男性发病，其运动再学习能力较青年人较差。⑤原发病：患者高血压、糖尿病、高血脂均为脑卒中发病中的高危因素。⑥并发症：患者于住院期间多次发生并发症，影响其治疗进度。⑦社会支持力。⑧功能障碍类型：患者左侧肢体偏瘫，经过康复治疗后其运动模式较前有改善。

第二，影响患者下肢行走因素如下：患者进入康复治疗时间为发病后 3 月，患者为老年患者其学习能力较差，患者存在不良情绪，其康复训练过程中无法集中注意力。另患者于治疗期间出现并发症，影响其治疗进度。

（九）治疗思路

以患者为中心，首先根据治疗目的，以及功能障碍制定适应的康复治疗计划，并根据其不同需求，制定适应其个人的个体化康复治疗方案。并根据其在康复治疗过程中所表现出的功能需求，实时调整治疗方案。立足于康复诊断，针对其功能障碍，以现有的治疗技术为中心，为患者更快重返社会，重返工作岗位或调整工作岗位进行康复治疗。

三、疑难及问题

1. 患者存在哪些康复功能障碍？
2. 患者再发出血，卧床后发生深静脉血栓，患者治疗方案存在的矛盾，其治疗方案的选择有哪些？
3. 长期卧床患者可能出现哪些并发症？
4. 长期卧床患者其静脉血栓发生的机制及治疗方法是什么？
5. 患者长期卧床期间，作为康复医师可以安排哪些康复治疗方案？
6. 脑卒中相关疾病的鉴别及其发病特点有哪些？
7. 对于卒中患者其常用的运动评分量表有哪些？
8. 脑卒中后偏瘫患者，出现肩痛可能相关的原因有哪些？
9. 针对患者肩痛及膝关节分析其病因，可以选用的治疗方案有哪些？
10. 脑卒中患者，其三级预防的内容是什么？
11. 患者再次出现脑出血后，其相关预后的判断是什么？
12. 患者因出现深静脉血栓，需绝对制动，在其卧床期间可采用哪些康复治疗方案？

13. 脑卒中发病的诱因，而该患者发生脑卒中的原因可能有哪些，针对该患者应做哪些干预，如何进行健康指导？

14. 针对该患者病因进行哪些康复指导，脑卒中患者中康复护理干预的意义是什么？

15. 对于该患者想要获得好的康复治疗效果，除了需要做康复训练外，还应该加强哪些方面的护理？

16. 该患者出现意识障碍其可能的原因有哪些？

17. 该患者于病情突发变化过程期间，应注意哪些方面的平衡？

18. 经评定后患者肌张力为1+级，在康复治疗过程中可选择哪些降低肌张力的方法。

19. 针对治疗效果欠佳的患者，作为康复医师应如何调整治疗方案？

20. 对于脑卒中患者在康复过程中与，应如何选用合适的康复辅具？

21. 在脑卒中患者中废用综合征、误用综合征、过用综合征有哪些不同？

（任玲）

参考文献

[1] Aziz A F, Aziz N A, Nordin N A, et al. What is Next after Transfer of Care from Hospital to Home for Stroke Patients Evaluation of A Community Stroke Care Service based in a Primary Care Clinic [J]. J Neurosci Rural Pract, 2013, 4 (4): 413－420.

[2] 郭辉，纪树荣．运动再学习疗法对偏瘫患者下肢运动功能的疗效观察［J］．中华物理医学与康复杂志，2002，24（5）：300－303.

[3] 何成奇．康复医学（第1版）［M］．北京：人民卫生出版社，2010.

[4] 胡永善．中国脑血管病后三级康复治疗的研究［J］．中国临床康复，2002，6：935.

[5] 盛晗．脑卒中患者康复锻炼依从性动态变化的研究［J］．中国护理杂志，2016，51（6）：712－715.

[6] 唐颖，石跃林．脑卒中偏瘫患者早期康复训练依从性相关因素分析［J］．中国康复理论与实践，2007，13（1）：69－70.

[7] 张通．中国脑卒中康复治疗指南（2011）［J］．中国康复理论与实践，2012，18（4）：301－317.

[8] 中华医学会神经内科分会脑血管病学组急性缺血性脑卒中诊治指南撰写组．中国急性缺血性脑卒中诊治指南2010［J］．中华神经内科杂志，2010，43（2）：1－8.

第三节　颅脑外伤康复教学病例及分析

一、病史回顾

（一）现病史、既往史、治疗经过

【现病史】患者王某某，男，29 岁，因“车祸伤后左侧肢体活动不利 1+年”入院。患者于 1+年前（2017 年 2 月 1 日）骑车时不慎与货车相撞发生车祸，当时意识不清，呼之无反应，头部出血，无大小便失禁，立即被家属送往绵阳市富临医院，头部 CT 检查见右侧额颞叶脑出血，急诊行“颅内血肿清除术，骨瓣去除术”，术后患者昏迷，出现氧饱下降至 85%，2017 年 2 月 4 日转入绵阳市中心医院重症监护室，行气管切开，给予完善检查，脱水降颅压，营养脑细胞，抗癫痫等治疗。2017 年 2 月 9 日，患者意识逐渐好转，双侧肢体可部分抬离床面，转入脑外科普通病房继续治疗。骨盆 CT 示：双侧髋臼粉碎行骨折，折线累及双侧髋关节面。2017 年 2 月 14 日转骨科行双侧髋臼骨折切开复位钢板螺钉内固定手术治疗。诊断“创伤性湿肺、继发性癫痫、肺部感染、肝功异常、贫血、低蛋白血症”。给予预防血栓、改善骨代谢、营养神经、抗感染、针灸、高压氧等治疗。患者术后出现高热，最高体温达 39.5℃，且意识逐渐加重，开始出现嗜睡，四肢肌力较前减弱，手术伤口愈合可，未见渗血及渗液。血常规：白细胞 12×10^9/L，中性粒细胞比 89%，血沉 35mm/L。经相关科室会诊，行腰穿，脑脊液见细胞数增多，压力不高。考虑患者颅内感染可能性大，予以美罗培南抗感染治疗。经规律抗感染治疗后，患者意识逐步恢复，患者四肢活动障碍，肢体僵硬，言语不能。患者为求进一步正规康复治疗，于 2017 年 3 月 28 日入院康复科行康复理疗，经偏瘫/中风手法治疗、针灸、功能性电刺激等康复治疗后患者左侧肢体功能较前好转，言语仍不清，右侧额颞部凹陷严重。出院后于 2017 年 8 月 18 日全麻下在成都上锦南府医院神经外科行右侧额颞顶部颅骨修补术。现患者左侧肢体活动障碍，肌张力高，运动性失语，认知障碍，计算力、理解力障碍，为行进一步康复治疗，特来我科就诊，门诊以“创伤性脑疝”收住。患者入院以来，神志清，精神差，饮食正常，二便可控制，体重无明显改变减轻。

【入院查体】T：36℃，P：82 次/分，R：19 次/分，BP：117/80mmHg。神志清楚，慢性病容，皮肤巩膜无黄染，全身浅表淋巴结未扪及肿大。颈静脉正常。心界正常，心律齐，各瓣膜区未闻及杂音。胸廓正常，双肺叩诊呈清音。双肺呼吸音清，未闻及干湿啰音及胸膜摩擦音。腹部外形正常，全腹柔软，无压痛及反跳痛，腹部未触及包块，肝脏肋下未触及，脾脏肋下未触及，肾脏未触及。

双下肢无水肿。专科查体：认知功能障碍，言语含混，时间、空间定向力因言语不清无法测，查体配合欠佳，双侧瞳孔瞪大、等圆，对光反射灵敏，直径为2.5mm，左侧鼻唇沟变浅，示齿右偏。左侧耸肩无力，转颈无力，右侧肢体肌张力正常。肌张力增高：左侧指浅屈肌3级，肱三头肌3级，股四头肌3肌。右侧肢体肌力4级，左侧肌力3级。Brunnstrom分期：左侧上肢Ⅱ期，左侧下肢Ⅰ期，左手Ⅲ期。右侧肢体正常。指鼻试验、跟膝胫试验无法完成。左侧肱二头肌、肱三头肌、桡骨膜反射活跃，左侧膝跳反射活跃，左侧踝阵挛阳性，髌阵挛阳性。右侧腱反射正常，双侧病理征阳性。

【目前诊断】①偏瘫；②脑外伤后遗症；③颅骨修补术后；④髋臼骨折术后；⑤继发性癫痫。

【鉴别诊断】原发性脑损伤：主要是神经组织和血管的损伤，表现为神经纤维的断裂和传出功能障碍，不同类型的神经细胞功能障碍甚至细胞死亡。

（二）康复专科评定结果

【PT脑卒中组评定结果】首次康复评定结果：①痉挛评定（改良Ashworth）：左侧指浅屈肌3级，肱三头肌3级，股四头肌3级。②疼痛评定：无。③感觉评定：无法评估。④Brunnstrom分期：左侧上肢Ⅱ期，左侧下肢Ⅰ期，左手Ⅲ期。⑤ROM：屈肘受限，踝背屈、伸膝受限。⑥平衡功能评定：坐位及站位平衡Ⅰ级均无法维持。

【OT评定结果】ADL评定：患者得分25分，满分100分，其中大小便控制各10分，进食5分，其余均为0分，属于日常生活活动能力重度依赖。

【ST评定结果】洼田饮水试验Ⅳ级，患者存在中等的口腔期吞咽困难，轻微的咽腔期吞咽困难。失语商55分。

【康复护理评估】跌倒/坠床风险评估6分，为高位风险；压床风险评估12分，为高度危险。因患者存在认知功能障碍，无法完成华西心晴指数评估。

二、病例分析

（一）功能障碍

【功能障碍】①运动功能障碍：左侧肢体瘫痪。②吞咽功能障碍。③言语功能障碍。④认知功能障碍。⑤平衡功能障碍：坐位及站位平衡均不能维持。

（二）结构异常

右侧额颞顶叶及左侧额颞叶、基底节区见片状低密度影，邻近脑室扩张。

（三）个体与环境

患者职业为律师，学历硕士，家住3楼，与父母同住，洗澡为淋浴，地板为木地板，有电梯，有无障碍设施。

（四）活动与参与

【活动与参与】①ADL 能力受限。②社会参与能力受限：休闲娱乐、室外活动受限。

（五）康复目标

【近期目标】提高躯干控制能力，改善吞咽、言语功能，提高平衡功能，提高 ADL 能力。

【远期目标】轮椅出院，回归家庭。

（六）康复方案

【康复方案】①物理治疗：偏瘫/中风手法治疗、认知功能训练、言语功能训练、吞咽功能训练、慢性小脑电刺激治疗。②作业治疗：脑损伤作业基础治疗、音乐疗法、简易电脑游戏。③康复护理：一般专项护理，良姿位摆放。④康复辅具：轮椅。⑤药物治疗。

（七）治疗经过

患者入院后经康复评定制定康复治疗计划，针对其运动功能障碍行偏瘫/中风手法治疗，针对其平衡减退安排其行坐位及立位平衡训练，脑损伤基础作业治疗，认知功能训练，吞咽障碍训练，言语训练。患者入院后第 5 日，于病房内突发双眼凝视，口角抽搐，双上肢强直，呼之无反应，考虑癫痫发作，立即予以患者平卧，吸氧，地西泮 10mg 肌注。住院期间，多次出现上述表现，予以调整抗癫痫药物治疗，患者未再发作。患者因言语不清，据家属描述、观察，患者情绪欠佳，偶有治疗过程中不配合治疗，或出现打人等攻击性行为。根据上述情况，查阅相关资料考虑患者脑外伤后情绪障碍，在患者的全面评价中应涵盖心理史，包括患者病前性格特点、心理疾病、病前社会地位及相关社会支持情况（Ⅰ级推荐）。出现卒中后抑郁或情绪不稳的患者可以使用选择性 5－羟色胺再摄取抑制剂等抗抑郁药物治疗或心理治疗（Ⅰ级推荐，A 级证据），调整患者用药加用阿米替林缓解攻击性行为。并行心理行为辅导及训练，其内容包括：①精神和心理正面引导；②规律的生活作息制度，训练患者对规律生活的依从性，鼓励患者多活动。

因患者存在肌张力增高，经药物治疗及手法牵伸降张力治疗，效果欠佳，明显影响康复训练，经查阅相关文献且经过讨论，A 型肉毒毒素注射治疗患者的上肢痉挛，可以降低肌张力，扩大被动关节活动度，改善上肢的主动关节活动范围。A 型肉毒毒素局部注射能有效缓解下肢肌张力，缓解膝关节僵硬和屈曲受限，从而改善步行能力予以患者肉毒素运动点神经阻滞治疗。经神经阻滞治疗后，患者肌张力降至 2 级，部分治疗过程中可通过手法牵伸后可达到治疗目的。

经过治疗 3 周后，患者运动模式 Brunnstrom 分期：左侧上肢Ⅲ期，左侧下肢Ⅳ期，左手Ⅲ期。坐位及站位平衡Ⅰ级不能维持，无法行步行训练，经治疗小组讨论后考虑患者功能障碍与共济失调相关，安排进行协调性体操训练。患者认知能力较前无明显改善，经讨论及查阅资料后，高压氧舱治疗对其认知功能恢复有积极有效作用，予以患者增加高压氧治疗，采用氧压0.2～0.25MPa，每日一次，每 10 次为一疗程。并安排增加经颅磁刺激、感觉刺激（包括音乐刺激、声光刺激、活动刺激及穴位刺激）。安排其行注意力训练，包括删除作业练习，时间感训练。

患者存在口腔期及口咽期吞咽障碍，考虑其吞咽障碍治疗与管理最终目的是使患者能够达到安全、充分、独立摄取足够的营养及水分。制定了个体化的，可能涉及代偿性的方法，包括改变姿势，提高感觉输入，调整吞咽动作，制定主动练习计划或者调整食谱，还包括非经口进食、心理支持、护理干预等。

患者入院后，家属述其尿频每 2 小时需解小便一次，每次小便量约 200ml，夜间常有漏尿情况，影响其睡眠。行尿流动力学检查提示患者于小便量约 300ml 时，膀胱压力急剧上升且出现漏尿情况，停止膀胱灌注后无法自行解出小便。考虑为神经源性膀胱，予以患者每日清洁 2 次（在其自解小便后）。同时辅以行为训练：行为训练主要包括定时排尿和提示性排尿。定时排尿是指在规定的时间间隔内排尿，主要适用于由于认知或运动障碍导致尿失禁的患者，同时也是针对大容量感觉减退膀胱的首选训练方法（如糖尿病周围神经病变导致的糖尿病性膀胱）。另予以患者家属充分告知及沟通，患者可采用外科手术治疗，神经电刺激植入，但其费用昂贵。患者家属表示暂时行保守治疗。

护理方面的干预：予以患者康复指导，心理疏导，包括对于患者的照顾者的心理疏导。

患者经康复治疗六周后，其运动模式 Brunnstrom 分期：左侧上肢Ⅲ期，左侧下肢Ⅳ期，左手Ⅲ期，坐位平衡可达Ⅰ级，站立位平衡Ⅰ级不能维持。针对患者情况，予以患者调整治疗方案，增加其平衡功能训练，针对其肢体肌张力增加安排其进行水疗治疗。利用水的浮力，减轻部分体重，再配以涡流，以达到提高肌力，增加其关节灵活性目的。

经上述治疗后，患者肢体运动模式较前改善，认知功能有所提高，已出院行社区康复治疗。

【第一周康复评定结果】①痉挛评定（改良 Ashworth）：左侧指浅屈肌 3 级，肱三头肌 3 级，股四头肌 3 级。②疼痛评定：无。③感觉评定：无法评估。④Brunnstrom分期：左侧上肢Ⅱ期，左侧下肢Ⅰ期，左手Ⅲ期。⑤ROM：屈肘受限，踝背屈、伸膝受限。⑥平衡功能评定（简易平衡评定）：坐位及站位平衡Ⅰ级均无法维持。

【OT 评定结果】ADL 评定：患者得分 25 分，满分 100 分，其中大小便控制各 10 分，进食 5 分，其余均为 0 分，属于日常生活活动能力重度依赖。

【ST 评定结果】洼田饮水试验Ⅳ级，患者存在中等的口腔期吞咽困难，轻微的咽腔期吞咽困难。失语商 55 分（<93.8 分即为失语）。

【第三周康复评定结果】①痉挛评定：左侧指浅屈肌 3 级，肱三头肌 3 级，股四头肌 3 级。②疼痛评定：无。③感觉评定：无法评估。④Brunnstrom 分期：左侧上肢Ⅲ期，左侧下肢Ⅳ期，左手Ⅲ期。⑤ROM：屈肘受限，踝背屈、伸膝受限。⑥平衡功能评定：坐位及站位平衡Ⅰ级均无法维持。

【OT 评定结果】ADL 评定：患者得分 25 分，满分 100 分，其中大小便控制各 10 分，进食 5 分，其余均为 0 分，属于日常生活活动能力重度依赖。

【第六周康复评定结果】①痉挛评定：左侧指浅屈肌 2 级，肱三头肌 2 级，股四头肌 2 级。②疼痛评定：无。③感觉评定：无法评估。④Brunnstrom 分期：左侧上肢Ⅲ期，左侧下肢Ⅳ期，左手Ⅲ期。⑤ROM：屈肘受限，踝背屈、伸膝受限。⑥平衡功能评定：坐位Ⅰ级，站位平衡Ⅰ级不能维持。

【OT 评定结果】ADL 得分 51 分，满分 100 分，属于日常生活能力中度依赖。

（八）临床思路

考虑功能影响患者认知功能障碍、吞咽功能障碍及下肢步行康复目的因素为以下几类：①患者参与康复治疗的时间，患者于发病后因意识障碍，无法进行康复治疗，其真正进行正规康复治疗较晚。②患者创伤中，且昏迷时间较长。③创伤中，脑外伤患者中其致残率较高。④颅脑损伤患者所知的残疾不仅仅存在身体伤的功能障碍，同时还可表现为精神、心理和智能障碍，且常留下永久性残疾。大脑皮质受损导致的认知和行为障碍为脑外伤患者较为常见且极其突出的问题，同时也是严重影响其脑外伤后的康复治疗。

（九）治疗思路

以患者为中心，首先根据治疗目的，以及功能障碍制订适应的康复治疗计划，并根据其不同需求，制订适应其个人的个体化康复治疗方案。并根据其在康复治疗过程中所表现出的功能需求，时事调整治疗方案。立足于康复诊断，针对其功能障碍，以现有的治疗技术为中心，为患者更快的重返社会，重返工作岗位或调整工作岗位进行康复治疗。

三、疑难及问题

1. 针对脑外伤患者，可能需要完成哪些康复评定？
2. 针对认知功能障碍的患者，其认知功能评定量表有哪些？
3. 该患者存在哪些生理功能障碍，存在哪些能力受限？
4. 针对患者昏迷阶段，作为康复医师您可以做哪些促醒治疗？
5. 该患者目前康复目标是什么？
6. 该患者恢复期 1～2 年（社区康复）的康复目标是什么？
7. 患者于恢复期可以选择的康复治疗方案有哪些？
8. 脑外伤患者出现意识加重，可能是哪些原因？
9. 脑外伤患者的流行病学特点是什么？
10. 患者合并骨折，其治疗初期骨折方面的治疗方案应有哪些？
11. 影响脑外伤患者预后可能的原因有哪些？
12. 对于该患者目前康复治疗方案是什么？
13. 针对该脑外伤患者的康复原则有哪些？
14. 脑外伤后患者可能存在的行为障碍可能有哪些？
15. 对于脑外伤患者，康复护理应做哪些指导？
16. 患者在住院期间出现意识加重，作为康复医师应考虑哪些方面的原因？
17. 患者存在情感障碍，在治疗过程中可以采用哪些治疗方案？
18. 患者于康复期间其康复工程的选择有哪些？
19. 针对神经源性膀胱，其可采用的治疗方案有哪些？

（任玲）

参考文献

[1] Mc C P，Turner S L，Baguley I J，et al. Botulinum Toxin a for treatment of Upper Limb Spasticity Following Stroke：a Multi-centre Randomized Placebo-controlled Study of the Effects on Quality of Life and Other Person-centred Outcomes [J]. JRehabil Med，2009，41 (7)：536－544.
[2] 何成奇. 康复医学（第 1 版）[M]. 北京：人民卫生出版社，2010.
[3] 励建安. 脑外伤康复的现状与未来发展趋势 [J]. 中国康复医学杂，2011，26 (12)，1095－1097.
[4] 邱戈. 早期颅骨修补术对脑外伤术后患者致残情况及脑动力学的影响 [J]. 贵州医科大学学报，2018，43 (3)：340－344.
[5] 徐春江，韩扬. 高压氧治疗脑外伤认知障碍的临床应用 [J]. 中国医药导报，2013，10 (17)：28－30.
[6] 张通. 中国脑卒中康复治疗指南（2011） [J]. 中国康复理论与实践，2012，18 (4)：301－317.

第四节　骨质疏松康复教学病例及分析

一、病史回顾

（一）现病史、既往史

【现病史】患者，张某，女，53岁，因“反复下肢无力、抽搐3+年，腰背痛2+年，加重2月”于2017年5月就诊于华西医院康复医学中心。3+年前，患者无明显诱因出现双下肢无力、抽搐，行走时多次出现双膝及小腿无力致跌倒，夜间抽搐加重。就诊于当地诊所，予药物治疗，具体不详，症状无缓解。2+年前，患者无明显诱因出现腰背部疼痛，劳累后、夜间感疼痛加重，平卧休息可缓解。院外行CT示：T10、L1压缩变扁，胸椎后凸，腰椎退行性改变，椎管无狭窄。并于当地医院住院治疗，给予补钙、缓解疼痛、改善循环等药物治疗；予热疗、针灸、敷药等传统医学治疗。经治疗，患者疼痛稍有缓解，双下肢仍无力及抽搐。1+年前，患者摔伤致左肱骨上段骨折，于外院行“钢板内固定术”。5月前，于院外行左肱骨上段“钢板内固定取出术”。2月前，患者上述症状加重，就诊于我院康复科门诊，予双能X线骨密度检测、全脊柱正侧位X线片、25OHD、PTH、ALP、CTX、生化（血钙、血磷、电解质）检查，诊断为重度骨质疏松伴病理性骨折。为进一步诊治，门诊以“重度骨质疏松伴病理性骨折”收入我院。

【内科查体】问诊：无阵发心悸、胸闷、胸痛、阵发眩晕、晕厥、明显消瘦、大便异形、黑便血便、腹泻、干咳、咳血、烦躁易怒、尿频、尿急、尿痛、低烧。一般检查：发育体型正常、营养状态正常、语调语态正常、面容表情正常、皮肤毛发正常，双踝部无水肿。呼吸系统：胸部音响、肺肝界、呼吸频率正常，无干湿性啰音及胸膜摩擦音。心脏检查：心界大小正常、心率齐、无心脏及血管杂音、无心包摩擦音。消化系统：腹部无压痛，肝脾无肿大、无包块及移动性浊音、肠鸣音正常。神经系统：意识状态清晰、语言流利，脑神经系统检查、肌力、肌张力、生理反射是正常、无病理征。

【专科查体】视诊：患者拄拐入病房，步行缓慢，脊柱后凸呈“圆背”畸形。触诊：脊柱棘突、棘间广泛压痛、叩痛，棘旁肌无明显压、扣痛，双膝关节内、外侧压痛。动量：腰椎前屈、后伸、侧弯及旋转均受限，双侧屈髋受限。四肢肌张力正常，肌力4+级。双下肢轻触觉减弱、针刺觉正常。骨盆挤压试验（+）、骨盆分离试验（+）、“4”字征（+）、双侧支腿抬高试验（－）、加强（－）、内外侧翻应力试验（±）、麦氏征（－）、抽屉试验（－）。生理反射减弱、病理症（－）。

【目前诊断】①重度骨质疏松伴病理性骨折；②左肱骨上段陈旧性骨折；③T10、L1压缩性骨折；④胸椎后凸；⑤腰椎退行性改变；⑥骨关节炎。

【既往史】①患者2001年于院外行子宫及左侧卵巢切除术。②2016年于院外行左肱骨上段“钢板内固定术”，2017年于院外行左肱骨上段“钢板内固定取出术”。③否认高血压、糖尿病病史，否认吸烟、饮酒史。

【家族史】母亲曾因跌倒致右侧股骨颈骨折，诊断为重度骨质疏松症。

【疾病史】无特殊。

【药物史】无特殊。

（二）康复专科评定结果

【评定结果】①疼痛评估：VAS评分：加重时7分，缓解时3分。②骨质疏松评估：骨折风险为高危。③平衡功能评估：坐位平衡三级，站位平衡二级。④步行功能评估：步态评估中度受限。⑤ADL评估：满分100分，患者得分63分。⑥心理功能评估：轻度抑郁。

二、病例分析

（一）功能障碍

【功能障碍】①感觉功能受限：腰背部疼痛。②运动功能受限：双下肢无力，转移、步行功能下降。③平衡功能受限：站位平衡受限。④心理功能受限：患者有焦虑、抑郁情绪。⑤ADL能力受限：患者上下楼梯、步行、大便、穿衣、洗澡功能受限。⑥社会参与能力受限：社交娱乐与户外活动能力下降。

（二）康复目标

【近期目标】缓解疼痛，改善平衡、转移功能，提高步行能力。

【远期目标】疏导患者情绪，改善ADL能力，提高社会参与能力，使患者回归家庭及社会。

（三）康复计划

【药物治疗】该患者诊断为重度骨质疏松伴病理性骨折，需三联抗骨质疏松治疗。疼痛明显者，若肝功能、肾功能正常，可肌肉注射降钙素缓解肌肉骨骼疼痛。①基础治疗：钙剂（钙尔奇D600mg口服1天1次）。②抗骨质疏松治疗：阿法骨化醇（0.25ug口服1天2次），二磷酸盐类（70mg口服1周1次）。

【康复治疗】①物理因子治疗：脉冲电磁场（骨质疏松治疗）、超短波、聚焦超声波、磁热疗法、微波疗法。②运动疗法：步行、平衡、核心肌力训练。③日常生活活动训练、感觉作业治疗、运动作业治疗、功能作业治疗、作业治疗器具制作及使用训练、环境干预、作业宣教和咨询。④水疗、蜡疗：利用温热、压力、水流漩涡力改善循环，缓解疼痛。⑤康复工程：拐杖、助行器、轮椅。⑥心理干预及社会支持：及时安排了本院心理卫生中心的心理医师进驻到各病房，对伤病员进行心理干预。⑦传统治疗：针灸、推拿等康复治疗。

【康复护理】①防跌倒。②良肢位摆放。③预防压疮：翻身、气垫床、褥疮垫、翻身床。④个人卫生护理：头发、皮肤、指甲等。⑤小便管理：尿管护理、清洁间歇性导尿。⑥大便管理：定时排便，必要时清洁灌肠。

三、疑难及问题

1. 患者的诊疗过程是否合理？
2. 患者的康复诊疗方案是否全面？有无补充？
3. 骨质疏松康复的要点是什么？
4. 骨质疏松康复未来的前景？

（刘思佳）

第五节　骨折康复教学病例及分析

一、病例回顾

（一）现病史、既往史

【现病史】患者，文某，男，71岁，因“左踝关节骨折内固定术后，伴活动障碍1+月”于2014年8月16日入院。患者1+月前，爬扶梯时不慎从2米高处摔下，致左小腿剧烈疼痛、流血，伴活动障碍，左小腿下段内侧一长约12cm的皮肤挫裂口，伴骨外露。昏迷，无头昏头痛，无呼吸困难，无血尿，无腹痛等不适。急诊仁寿县骨科医院，行X线片检查示胫腓骨下段粉碎性骨折。予行左踝部清创缝合、跟骨骨牵引术。转入我院骨科，我院X片示左侧胫腓骨远端粉碎性骨折，累及左踝关节；左踝、左小腿软组织肿胀。入科后于2014年7月9日行左侧开放性粉碎性Pilon骨折跨踝外支架固定术、左侧腓骨髓内针固定术，2014年7月25日行左侧Pilon骨折切开复位内固定，DBM人工骨植骨术。现为进一步康复治疗入我科。患病来，患者精神、食欲、睡眠、大小便尚可。体重无明显变化。

【既往史】无肝炎、结核或其他传染病史，否认过敏史，自述慢支炎病史5年，30年前因阑尾炎于外院行阑尾切除术。

【专科查体】左小腿下段内外侧各一长约10cm瘢痕，愈合可。左踝部及小腿肿胀，全身其他部位皮肤完整，脊柱外形未见明显异常。触：左小腿下段、左踝关节压痛，四肢感觉未见明显异常，鞍区感觉存在。动量：左踝屈伸活动明显受限，左膝关节活动受限，余肢体关节活动未见明显异常。左髋膝关节主动活动存在，肌力 5 级，左踝因活动受限明显肌力无法准确检查。骨盆挤压试验阴性，四肢腱反射存在，病理征未引出。

【辅助检查】2014 年 7 月 6 日我院 X 片示：左侧胫腓骨远端粉碎性骨折，累及左踝关节；左踝、左小腿软组织肿胀。腹部 B 超示：胆道、胰腺、脾脏及肾脏未见明显异常，左肝囊肿。2014 年 8 月 19 日我院 X 片示：左踝骨折术后表现，内固定未见松动、脱落。

（二）康复专科评定结果

该患者评定内容包括功能、结构、活动、参与四个方面。评定结果如下。

【功能评定】疼痛采用 VAS 评分法，左踝静息时得分 3 分，运动时得分 6 分；左踝关节主动活动屈 30°、伸 15°，左膝主动伸 0°、屈 80°；肌力评定采用 MMT 评分法，左髋屈伸肌肋 5 级，左伸膝肌力 5－级，左踝因活动受限明显肌力无法准确评定。左踝周径 22cm，右踝周径 25cm；左上 5cm 周径 38cm，右膝上 5cm 周径 41cm。心肺功能评定示：有轻度呼吸困难，排痰能力下降。坐位平衡三级，站立平衡、步态分析因左下肢未负重暂未评定；心理功能评定采用汉密尔顿焦虑量表，表现为轻度焦虑。

【结构评定】左小腿手术瘢痕，愈合可。2014 年 7 月 6 日我院 X 片示：左侧胫腓骨远端粉碎性骨折，累及左踝关节；左踝、左小腿软组织肿胀。腹部 B 超示：胆道、胰腺、脾脏及肾脏未见明显异常，左肝囊肿。2014 年 8 月 19 日我院 X 片示：左踝骨折术后表现，内固定未见松动、脱落。

【活动评定】采用 Barthel 指数，得分 60 分。主要表现在转移、行走、上下楼梯等活动受限。

【参与评定】患者已经退休 10 余年，疾病对职业无影响，现因左踝骨折术后无法正常社会交往，未发病时喜欢散步、打太极拳，也停止下来。

二、病例分析

（一）功能障碍

基于上述评定，该患者康复诊断如下：

【功能障碍】①感觉功能障碍：左踝疼痛。②运动功能障碍：左踝膝关节活动范围受限，左踝屈伸肌力下降。左踝关节肿胀。③平衡功能障碍：坐位平衡三级，站立平衡、步态分析因左下肢未负重暂未评定。④心肺功能：有轻度呼吸困难，排痰能力下降。⑤心理功能：焦虑情绪。

【结构异常】左小腿手术瘢痕，愈合可。2014 年 7 月 6 日我院 X 片示：左侧胫腓骨远端粉碎性骨折，累及左踝关节；左踝、左小腿软组织肿胀。腹部 B 超示：胆道、胰腺、脾脏及肾脏未见明显异常，左肝囊肿。2014 年 8 月 19 日我院 X 片示：左踝骨折术后表现，内固定未见松动、脱落。

【活动受限】基础性日常生活活动中度依赖。

【参与受限】职业受限无；社会交往受限：有；休闲娱乐受限：有；生存质量下降：有。

（二）康复目标

【近期目标】消炎消肿止痛，恢复肌力，促进骨折愈合，改善关节活动度，改善平衡功能，提高转移、步行、上下楼梯能力。

【远期目标】改善参与能力，回归社会，防跌倒骨折，提高生活质量为主。康复宣教预防创伤性骨关节炎发生。

（三）康复计划

【康复计划】①物理治疗。运动疗法，肌力增强训练，每天 2 次；关节松动术，每天 2 次；其他推拿，每天 2 次；冷疗，每天 2 次，在关节松动术结束后进行。超声波疗法，每天 2 次；低频脉冲电磁场，每天二次；低能量激光疗法，每天 2 次；经皮神经电刺激（TENS），每天 2 次；双下肢气压循环治疗（超声排除静脉血栓后），每天 2 次；CPM 治疗，每天 2 次；左下肢减重支持训练，每天 2 次（从体重 10/1 始）。②作业治疗。在消除或减轻重力的体位或者使用合适的辅助具的前提下进行平地行走训练，每天 2 次；ADL 训练，每天 2 次。从左下肢完全免负荷到部分载荷到完全负荷，教会平地行走、上下楼、入浴、如厕方法。③心肺康复。呼吸训练，每天 1 次；有氧训练，每天 1 次；排痰训练，每天 1 次。④康复辅具。左踝关节踝足矫形器，晚上睡眠时穿戴；在左下肢免负荷及部分载荷步行训练时使用助行器。⑤传统康复治疗。⑥康复护理。⑦药物治疗。

三、疑难及问题

1. 为了明确患者目前并存的基础疾病，该患者还应该做哪些检查？
2. 如何预防骨折后长期卧床患者并发症？
3. Pilon 骨折临床关键点是什么？

（雷中杰）

第六节　颈腰椎疾患康复教学病例及分析

第一部分：颈椎疾患

一、病例回顾

（一）现病史、既往史

【现病史】患者，男，47岁2月，因“左侧肩颈部疼痛伴左上肢麻木20天”入院。患者20天前无明显诱因出现左侧肩颈部疼痛，呈酸痛、胀痛，伴偶发性左上肢麻木，以颈椎后伸并左侧屈时疼痛麻木加重，曾在我院就诊考虑“颈椎病”，予以“弥可保、欣可来、雪山金罗汉”及“物理治疗、颈椎牵引”等治疗后无明显好转，于2018年03月07日在我院做颈椎MRI检查示“颈椎轻微骨质增生，C3～4、C4～5、C5～6及C6～7椎间盘轻微突出，颈段脊髓未见明显异常”，继续以上方案治疗，左侧肩颈部疼痛无好转，左上肢麻木逐渐加重，偶发头昏。为进一步诊治，今就诊我院，门诊以“神经根型颈椎病”收住我科。

【既往史】2016年2月因摔伤致左踝关节骨折，经我院骨科住院手术治疗而愈。

（二）康复专科评定结果

【PT评定结果】①疼痛：左侧颈肩部疼痛，静态VAS：3～5/10分，动态6～8/分，偶尔影响睡眠，颈椎后伸并左侧屈时疼痛加重。②左上肢麻木，颈椎后伸并左侧屈时麻木加重。③运动：颈椎后伸并左侧屈活动受限。④颈椎治疗成绩评分：19/29分。

【OT评定结果】MBI：患者得分100/100分，IADL能力：患者得分24/27分，ODI：8%，轻度。

二、病例分析

（一）康复诊断

【康复诊断】①感觉功能受限：左侧颈肩部疼痛，偶尔影响睡眠，颈椎后伸并左侧屈时疼痛加重。左上肢麻木，颈椎后伸并左侧屈时麻木加重。②运动功能受限：颈椎活动疼痛伴轻度受限。③心理功能受限：因为疼痛，影响患者工作，有点焦虑。

（二）结构异常

X 片显示：颈椎生理曲度变直，颈椎退行性变，C3～4、C4～5 椎间孔变窄。如图 5－2。

MRI 检查示：颈椎轻微骨质增生，C3～4、C4～5、C5～6 及 C6～7 椎间盘轻微突出，颈段脊髓未见明显异常。如图 5－3 所示。

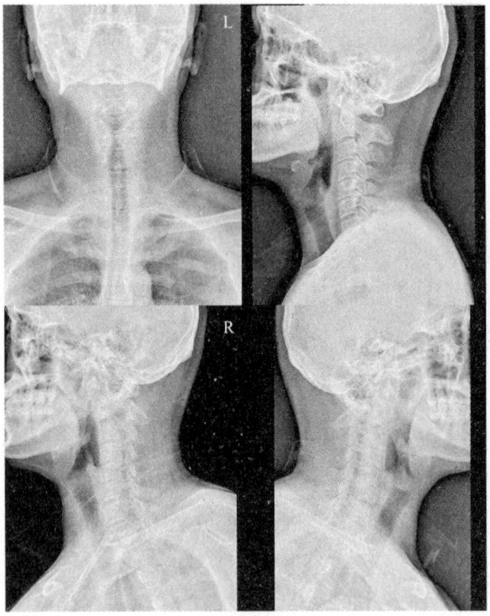

图 5－2　患者颈椎 X 片

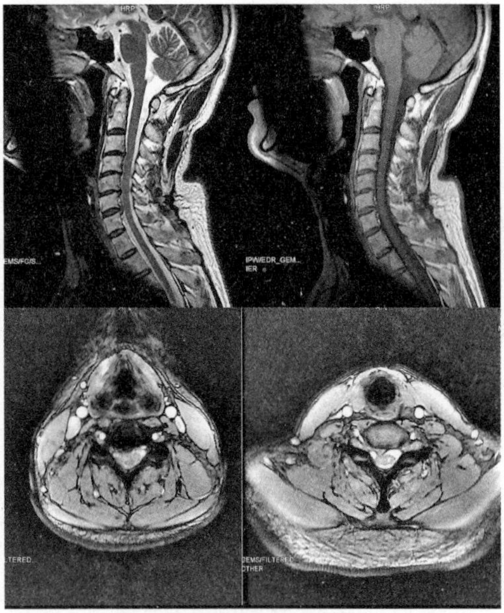

图 5－3　患者 MRI 检查影像

【活动受限】工具性活动稍受限。

【参与受限】职业受限、休闲娱乐受限。

（三）康复目标

【近期目标】消炎止痛，改善麻木，改善颈椎关节活动度，增加颈椎稳定性，促进颈椎间盘突出还纳，防止进一步突出加重。

【远期目标】回归家庭，回归工作，回归社会。

（四）康复计划

【康复计划】①物理治疗：牵引、超短波疗法、中频电疗、经皮神经电刺激、红外线、超声波疗法等。②运动疗法：颈椎核心肌群肌力训练、维持关节活动度训练等。③作业疗法：关节活动训练、肌力训练、颈椎病生活工作宣教。④康复辅具：必要时使用颈托。⑤康复护理：良姿位、低枕、颈背肌锻炼指导。⑥药物治疗：消炎止痛药、改善循环药物、营养神经药物等。⑦其他治疗：针灸等。

三、疑难及问题

1. 疑难点

（1）物理治疗：牵引角度、牵引重量、牵引的时间。

（2）运动疗法：颈椎核心肌群肌力训练，在治疗过程中如何控制患者的疼痛。

（3）作业疗法：颈椎病生活工作宣教是个长期过程，如何增加患者依从性。

（4）康复辅具：颈托的佩戴与锻炼的调整，减少颈托的依赖。

（5）康复护理：如何坚持长期的颈背肌锻炼。

2. 问题

（1）需要采集哪些病史？

（2）需要做哪些影像学检查？

（3）在未诊断之前可以做那些治疗？

第二部分：腰椎疾患

一、病例回顾

（一）现病史、既往史

【现病史】患者，男，32岁，因“腰部疼痛半年，加重伴右下肢放射痛1月”入院。入院前约半年，无明显诱因出现腰部疼痛。院外未行特殊处理，自行到当地医院诊治，被诊断为“腰椎间盘突出”，对症处理（具体不详），症状缓解。但腰痛反复发作，多次在当地医院诊治后缓解（具体治疗不详）。1月前腰痛再次复发，在外行按摩后反而加重，伴右下肢放射痛，行走困难，疼痛在站立行走后加重，休息后可减轻。在当地医院诊治无明显缓解，2周前至我院门诊，行腰椎MRI检查提示：腰椎退行性变，L4～5椎间盘向后突出，致椎管变窄，双侧椎间孔变窄，请结合临床。建议患者住院治疗，患者因春节将至，自行回家休息，症状无缓解，今再至我院，门诊以“腰腿痛，腰椎间盘突出，椎管狭窄”收入住院。

【既往史】无特殊。

（二）康复专科评定结果

腰段轻叩压痛。腰部前屈、右侧侧弯部分受限。腰部压痛伴右下肢放射痛，右小腿外侧及足背轻微麻木感。直腿抬高试验阳性（50°），加强试验阳性。骨盆挤压征阴性，

【PT评定结果】①疼痛：腰段轻叩压痛。静态VAS：2～3/10分，动态4～

6/分，腰前屈并右侧屈时疼痛加重；②右小腿外侧麻木，腰前屈并右侧屈时麻木加重；③运动：腰前屈右侧屈活动受限。④腰椎治疗成绩评分：18/29 分。

【OT 评定结果】MBI：患者得分 100/100 分，IADL 能力：患者得分 24/27 分，ODI：8%，轻度。

二、病例分析

（一）康复诊断

【康复诊断】①感觉功能受限：腰段轻叩压痛，腰前屈并右侧屈时疼痛加重，右小腿外侧麻木，腰前屈并右侧屈时麻木加重；②运动功能受限：腰椎活动疼痛伴轻度受限。③心理功能受限：因为疼痛，影响患者工作，有点焦虑。

（二）结构异常

【腰椎 MRI 检查】腰椎退行性变，L4～5 椎间盘向后突出，致椎管变窄，双侧椎间孔变窄，如图 5-4，请结合临床。

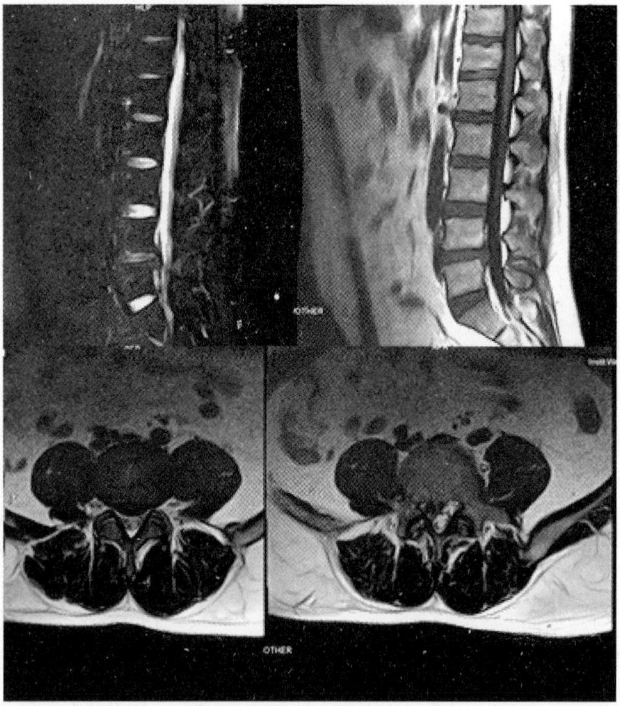

图 5-4　患者 MRI 检查影像

【活动受限】工具性活动稍受限。

【参与受限】职业受限、休闲娱乐受限。

（三）康复目标

【近期目标】消炎止痛，改善麻木，改善腰椎关节活动度，增加腰椎稳定性，促进腰椎间盘突出还纳，防止进一步突出加重。

【远期目标】回归家庭，回归工作，回归社会。

（四）康复计划

【康复计划】①物理治疗：牵引、超短波疗法、中频电疗、经皮神经电刺激、红外线、超声波疗法等。②运动疗法：腰椎核心肌群肌力训练、维持关节活动度训练等。③作业疗法：关节活动训练、肌力训练、腰椎病生活工作宣教。④康复辅具：必要时使用腰围。⑤康复护理：良姿位、卧硬板床、起身翻身姿势、腰背肌锻炼指导等。⑥药物治疗：消炎止痛药、改善循环药物、营养神经药物等。⑦其他治疗：针灸等。

三、疑难及问题

1. 疑难点

（1）物理治疗：牵引角度、牵引重量、牵引的时间。

（2）运动疗法：腰椎核心肌群肌力训练，在治疗过程中如何控制患者的疼痛。

（3）作业疗法：腰椎病生活工作宣教是个长期过程，如何增加患者依从性。

（4）康复辅具：腰围佩戴与锻炼的调整，减少腰围的依赖。

（5）康复护理：如何坚持长期的腰背肌锻炼。

2. 问题

（1）需要采集哪些病史？

（2）需要做哪些影像学检查？

（3）在未诊断之前可以做那些治疗？

（郭华）

第七节　心肺康复教学病例及分析

一、病例回顾

（一）病史

【现病史】患者王某，男性，63岁，发热、咳嗽咳痰4天。患者5天前受凉后出现发热，最高体温达39.2℃，自服阿莫西林3天疗效欠佳，自服退热药物后体温可降至37.4℃，但次日体温仍会升高。近两日患者体温最高可达40℃。发热时伴畏寒、寒颤、咳嗽，咳黄色黏痰，量少，伴恶心、气促。来我院就诊以急诊入院，诊断为社区获得性肺炎。患者咳嗽咳痰，给予抗感染治疗及分泌物引流3天，第4天患者痰液减少，出现呼吸逐渐急促，烦躁，转至ICU病房。

【既往史】患有胃一食管返流性疾病，双膝退行性骨关节炎。

【用药史】目前自服质子泵抑制剂、非甾体类抗炎药物。

【个人史】与配偶同住。可独立自我照顾，但出门远距离行走会有气促感。10年吸烟史，每日30～40支。

【入院查体】体温：39.7℃，血压85/40mmHg，脉搏117次/分，呼吸频率36次/分。躁动，自主体位，查体欠合作；巩膜无黄染，颈静脉无明显充盈怒张，气管居中，甲状腺无肿大；双肺叩诊呈浊音，右肺呼吸音低、左肺呼吸音粗，中部及肺底可闻及湿啰音；心前区无隆起，心尖搏动无弥散，未触及震颤，心界扩大，心率117次/分，律齐，各瓣膜听诊区未闻及病理性杂音；腹平软，全腹无压痛，肝脾肋下未触及，肝颈静脉反流征（－），移动浊音（－）；双下肢无明显凹性水肿。

【辅助检查】血常规：WBC2.2×10^9/L，N89%，L5%。胸部DR：双肺斑片影，右侧有“白片状影”，双肺下段渗出影，肺门纹理增粗。血气分析：PH7.32，PO27.39KPa，$PaCO_2$4.92KPa。痰培养：金黄色葡萄球菌

（二）康复专科评定结果

【评定结果】①肺功能检查，如表1－1所示。②气促的VAS评分：安静时气促的VAS评分4分，轻微活动时8分。③肺部听诊：右肺呼吸音低，双肺呼吸音粗，双肺中部及肺底可闻及湿啰音。④6分钟步行试验：患者不能完成。⑤心理功能评定：患者明显焦虑，因呼吸困难有濒死感。⑥结构评定：胸部前后径增大、剑突下胸骨下角（腹上角）增宽，桶状胸表现，未见杵状指。胸部X线可查见双肺斑片影，右侧有“白片状影”，双肺下段渗出影，肺门纹理增粗。⑦ADL评定：由于呼吸困难和体能下降，患者日常生活活动受到限制，表现为ADL活动能力减退，日常生活活动能力为4级。⑧社会参与能力评定：患者的社会参与能力明显受限。

表1－1 患者主要的肺功能检测值

项目	实测值	预测值
FVC（1）	2.76	2.90
FEV1	1.04	2.30

续表

项目	实测值	预测值
FEV1/FVC	33.00	77.00
FRC	4.67	2.62
RV	3.24	1.96
TLC	6.16	5.02

二、病例分析

（一）功能障碍

【生理功能障碍】①呼吸功能障碍：主要表现为呼吸困难（气短、气促，以呼气困难为特征的异常呼吸模式），和病理性呼吸模式形成。②运动功能障碍：主要表现为心肺运动耐量降低。③心理功能障碍：主要表现为恐慌、焦虑。

【结构异常】主要表现为桶状胸，肺纹理增加，肺透亮度增加，肋间隙增宽，膈肌低平等。

【活动受限】主要表现为基础性日常生活活动受限、工具性日常生活活动受限。

（二）社会参与受限

主要表现为生活质量下降、社交活动、职业活动参与受限。

（三）康复目标

【近期目标】有效控制感染，改善通气功能、改善提高急性心肺功能障碍的氧转运、预防卧床带来的并发症、避免院内获得性感染。以预防各系统并发症为主，如有气管切开或插管，应争取早日脱机。

【远期目标】回归家庭、回归社会为目标。

（四）康复计划

【康复计划】①氧疗：给予持续低流量吸氧。②运动治疗：视患者个人情况，逐渐增加体力活动，包括上肢无支撑训练，膈肌的训练可增加呼吸道廓清能力等。患者生命体征平稳后，可将床摇起进行坐位练习，增加胸腔容积。③物理治疗。物理因子治疗：超短波。胸部物理治疗：气道廓清技术和气道分泌物排除技术一体位引流，及叩击、振动等。④康复护理。⑤药物治疗。⑥康复教育。⑦营养支持。

三、疑难及问题

1. 运动疗法的禁忌证有哪些?
2. 对该患者设计合理的运动治疗方法?
3. 该患者的健康教育主要包括哪些?

（谢薇）